Hartmut Göbel

# Erfolgreich gegen Kopfschmerzen und Migräne

# Springer

*Berlin*
*Heidelberg*
*New York*
*Hongkong*
*London*
*Paris*
*Tokio*

Hartmut Göbel

# Erfolgreich gegen Kopfschmerzen und Migräne

Mit 99 Abbildungen

4. aktualisierte und ergänzte Auflage

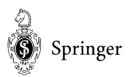 Springer

**Prof. Dr. med. Dipl. Psych. Hartmut Göbel**
Migräne- und Kopfschmerzzentrum Kiel
Telefon: 0700-56737246
E-mail: hg@kopfschmerzzentrum.de
Internet: www.kopfschmerzzentrum.de

ISBN 3-540-40777-4 Springer-Verlag Berlin Heidelberg New York
4. Auflage

ISBN 3-540-42504-7  3. Auflage Springer-Verlag Berlin Heidelberg New York

Bibliographische Information der Deutschen Bibliothek
Die Deutsche Bibliothek verzeichnet diese Publikation in der Deutschen
Nationalbibliografie, detaillierte bibliografische Daten sind im Internet über
<http://dnb.ddb.de> abrufbar

Springer-Verlag ist ein Unternehmen von Springer Science+Business Media
© Springer-Verlag Berlin Heidelberg 1994, 1998, 2002, 2004
springer.de

Printed in Germany

Lektoratsplanung: Ulrike Hartmann, Heidelberg
Umschlaggestaltung: deblik, Berlin
Satz: Fotosatz-Service Köhler GmbH, Würzburg

106/3130/ML – 5 4 3 2 1 0 – Gedruckt auf säurefreiem Papier

## Vorwort zur 4. Auflage

Die wissenschaftliche Entwicklung in der Diagnostik und in
der Behandlung von Migräne und anderen Kopfschmerzen ist
erneut schnell vorangeschritten. Seit Erscheinen der letzten
Auflage haben sich viele wesentliche Neuerungen ergeben.
So hat die Internationale Kopfschmerzgesellschaft eine neue
Klassifikation der Kopfschmerzerkrankungen herausgege-
ben. Neue Migräneformen und andere Kopfschmerztypen
sind dabei erstmalig beschrieben worden. Ein Beispiel dafür
ist die chronische Migräne, die an mehr als 15 Tagen pro Monat auftreten kann und so zu einem besonders starken Leidensdruck führt. Aber auch andere Kopfschmerzformen sind
berücksichtigt, die heute speziell diagnostiziert und behandelt
werden können. Neue Erkenntnisse zur Entstehung, zur Aufrechterhaltung und zur Behandlung von Kopfschmerzen
wurden ebenso eingefügt. Ich wünsche allen Leserinnen und
Lesern Freude bei der Lektüre und viel Erfolg bei der wir-
kungsvollen Bewältigung ihrer Kopfschmerzen.

Kiel, im Januar 2004                    Prof. Dr. Hartmut Göbel

## Vorwort zur 1. Auflage

Wenn die Medizin allzu aufwendige Apparate einsetzt, um die Leiden der Menschen zu ergründen, kann es geschehen, dass vor lauter Achten auf das Außergewöhnliche und das Seltene die Erkrankungen des Alltages übersehen werden. So ist es vielen Generationen vor uns mit ihren Zahnschmerzen ergangen, für die sich die Medizin wegen deren Gewöhnlichkeit nicht zuständig fühlte und man die Betroffenen lieber zum örtlichen Schmied verwies. Auch heute sind hochverdiente Gelehrte, die ihr wissenschaftliches Leben manchen Detailproblemen seltener Erkrankungen widmen, felsenfest und scheinbar wohlbegründet überzeugt, dass man mit einem so alltäglichen Thema wie Kopfschmerz als Hochschulwissenschaftler nichts zu tun haben sollte. In Deutschland gibt es zwar für alle möglichen Spezialaspekte von Erkrankungen Professuren, aber nicht eine einzige für Kopfschmerzforschung. In der Ausbildung von Medizinstudenten wurde das Thema bisher fast vollständig übergangen. Wer das Leiden und das Kranksein durch Kopfschmerz aus eigener Erfahrung oder auch nur aus der seiner Mitmenschen kennt, wird hier mehr an einen Fehlschluss als an ein angemessenes Urteil glauben. So haben mich viele Gründe bewogen, dieses Buch zu schreiben. Kopfschmerzerkrankungen gehören zu den großen Gesundheitsproblemen unserer Zeit. Kopfschmerzen treten in der Bevölkerung häufiger auf als Erkältungskrankheiten. Es leiden mehr junge Menschen an Kopfschmerzen als ältere Personen. Kopfschmerzerkrankungen können heute sehr genau diagnostiziert werden. Die häufigsten Kopfschmerzleiden sind eigenständige Erkrankungen und können spezifisch behandelt werden. Forschungsergebnisse der letzten Zeit haben faszinierende Fortschritte und neue Einsichten zur Entstehung und Behandlung von Kopfschmerzerkrankungen erbracht. Kopfschmerzen muss heute niemand mehr einfach hinnehmen.

Ich möchte mit diesem Buch dem Leser das Interessante und für einen Naturforscher auch Faszinierende über die Entstehung und Behandlung von Kopfschmerzen übermitteln. Dies soll ohne den Ballast des Trachtens nach Vollständigkeit und ohne die Beschwerung mit Zahlenkolonnen und Belegen erfolgen. Aber auch vereinfachende Oberflächlichkeit und platte Ratschläge sollen vermieden werden. Die Einsicht in die Welt der Kopfschmerzen wird von praktischen Hinweisen zur Selbsthilfe begleitet.

Kiel, im Juni 1994                                  Hartmut Göbel

## Danksagung

Das Buch basiert auf jahrelanger Erfahrung in der Behandlung von Kopfschmerzpatienten an der Klinik für Neurologie der Universität Kiel und der Schmerzklinik Kiel. Besonderer Dank gilt dem em. Direktor der Klinik und Pionier der Kopfschmerzforschung Prof. Dr. med. Dieter Soyka. Sein Denken und seine Visionen zum Thema Kopfschmerz sind die Basis für meine eigenen Arbeiten.

Danken möchte ich auch meinen Kolleginnen und Kollegen an der Klinik, die mich bei der alltäglichen Arbeit unterstützen.

Frau Elke Panzer danke ich sehr für die Anfertigung der Karikaturen zum Text. Ihre langjährige Erfahrung als Stationsschwester in der Betreuung von Kopfschmerzpatienten während deren stationären Behandlung und ihre zeichnerische Begabung waren dazu ideale Voraussetzungen.

Dank sei auch an die vier Patienten gesagt, die an Migräne und Kopfschmerz vom Spannungstyp leiden, und den Text „testgelesen" haben. Teile, die für Kopfschmerzen gesorgt haben, wurden geändert oder gestrichen.

Meiner Frau Gerdi danke ich sehr herzlich für ihre liebevollen Hilfen und Anregungen bei der Abfassung des Buches.

Dem Verlag sage ich besten Dank für das offene Ohr gegenüber meinen Wünschen.

# Inhaltsverzeichnis

# 1 Kopfschmerzen muss man nicht einfach hinnehmen

Forscher haben herausgefunden, dass ein großer Teil der Kopfschmerzpatienten wenig Hoffnung auf Besserung hat: „An meinen Kopfschmerzen ist ja eh nichts zu ändern." Viele Menschen mühen sich mit einem langen Leidensweg ab, bevor sie einen Arzt aufsuchen. Oftmals wird den Betroffenen mit Vorurteilen von verschiedensten Seiten begegnet. So sind bei Kopfschmerzen und Migräne Sätze wie

- Sie sagen, dass Sie Migräne haben, aber ich kann nichts feststellen!
- Migräne ist nicht heilbar, finden Sie sich damit ab!
- Ihre Halswirbelsäule und Ihr Blutdruck sind in Ordnung, – es muss also doch die Psyche sein?
- Migräne ist nur Kopfweh – Auf Wiedersehen, der Nächste bitte…

leider immer noch zu hören. Diese Aussagen und Kommentare helfen niemandem weiter und sind auch mit dem heutigen Wissen nicht vereinbar.

Das alles sollte mittlerweile aufgrund der Einsichten der modernen Medizin der Vergangenheit angehören. Kopfschmerzen und Migräne muss niemand einfach hinnehmen. Heute kann man von der Medizin mehr erwarten, als sich un-

Gegen Kopfschmerzen kann viel unternommen werden

sere Großeltern erträumen konnten. Menschen müssen sich nicht mehr damit abfinden, drei Tage mit pochenden Schläfen, Übelkeit und Erbrechen im abgedunkelten Zimmer zu verbringen.

Man muss auch nicht hinnehmen, monate- oder sogar jahrelang täglich mit einem dumpfen Druck im Kopf aufzuwachen, der den ganzen Tagesablauf überdauert und die Aktivitäten behindert.

### Es kommt auf Sie allein an …

Viel Wissen, Eigenverantwortung und richtiges Verhalten gehören zu den wichtigsten Voraussetzungen für ein gesundes Leben. Wissen, wie man Zähne putzt und das regelmäßige Anwenden dieses Wissens kann Zahnkrankheiten vorbeugen. Das lernt man schon im Kindergarten.

*Wissen und Information sind Voraussetzungen für eine erfolgreiche Behandlung*

Über die Volkskrankheit Kopfschmerz erfährt man dort und anderswo in der Regel nichts. Für Kopfschmerzerkrankungen gilt das Gleiche wie für Zahnerkrankungen. Wissen, welche Bedingungen Kopfschmerzen auslösen und wie man solche Auslöser erkennt, kann Kopfschmerzen ersparen. Die Kenntnis der optimalen Behandlung von Kopfschmerzen erhöht die Wahrscheinlichkeit einer besseren Lebensqualität. Kein Arzt, kein Apotheker und keine Medizin können Ihnen Ihre Verantwortung für Ihren Körper abnehmen und richtiges Verhalten ersetzen. Die Informationen dieses Buches werden Ihnen dabei helfen. Im Buch ist auch Platz zur Dokumentation Ihrer eigenen Kopfschmerzen vorgesehen. Sie können den Text bei Ihrem nächsten Arztbesuch mitbringen und damit Ihr Kopfschmerzproblem verständlicher machen. Niemand kann Ihre Kopfschmerzen besser verstehen und in den Griff bekommen als Sie, denn Sie kennen sich und Ihren Körper am besten. Das Buch soll Ihnen helfen, Ihr eigener Kopfschmerzexperte zu werden.

## … aber Sie sind nicht allein!

Im Jahre 1993 wurde in Deutschland eine große Untersuchung mit dem Ziel durchgeführt, die Häufigkeiten der verschiedenen Kopfschmerzformen festzustellen. Aus 30 000 Haushalten wurden 5000 Menschen ausgesucht, die repräsentativ für die Gesamtbevölkerung waren. Die Mitbürger wurden befragt, ob sie an Kopfschmerzen leiden, wie diese Kopfschmerzen aussehen, was über die Kopfschmerzen gedacht wird und wie die Kopfschmerzen behandelt werden. Wie auch in anderen Ländern zeigte sich, dass sehr, sehr viele Menschen, nämlich

71 % Ihrer Mitmenschen sind auch betroffen

— 71 % der Befragten

im Laufe ihres Lebens zumindest zeitweise an Kopfschmerzen leiden. Diese Zahl umfasst alle verschiedenen Arten von Kopfschmerzen (■ Abb. 1).

In Deutschland leben also über 54 Millionen Menschen, denen es ähnlich geht wie Ihnen!

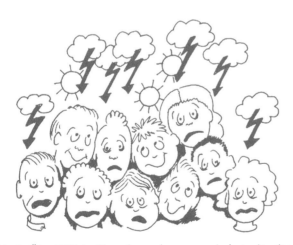

■ Abb. 1. Über 70 % der Menschen geben an, zumindest zeitweise während ihres Lebens an Kopfschmerzen zu leiden. Auf die gesamte deutsche Bevölkerung hochgerechnet ergibt sich eine Zahl von 54 Millionen Menschen, die von Kopfschmerzen betroffen sind.

# 2 Definition und Ursachen von Schmerzen

## Das Ordnungssystem für Kopfschmerzen

Kopfschmerz ist Kopfschmerz – und damit hat sich die Sache!? Zur großen Überraschung vieler Menschen gibt es jedoch möglicherweise mehr Kopfschmerzformen als Schmetterlingsarten! Die moderne Medizin unterscheidet heute über 242 Formen von Kopfschmerzen.

*Man unterscheidet über 242 Formen von Kopfschmerzen*

Die Internationale Kopfschmerzgesellschaft hat aus den besten und erfahrensten Kopfschmerzexperten aus aller Welt eine Arbeitsgruppe gebildet. Diese Arbeitsgruppe hat drei Jahre, von 1985 bis 1988, angestrengt diskutiert, geordnet und geschrieben. Bei dieser aufwendigen Arbeit kam als Ergebnis ein Büchlein von ca. 80 Seiten heraus. Es enthält das Ordnungssystem, mit dem heute Ärzte die vielen Kopfschmerzformen exakt einteilen können. Im Jahr 2004 erschien die 2. Auflage, in die die aktuellen Erkenntnisse der Wissenschaft eingearbeitet wurden.

*Es gibt ein Ordnungssystem zur exakten Einteilung der vielen Kopfschmerzformen*

Durch diese Arbeit ging eine lange Phase der Unsicherheit in der Kopfschmerzdiagnostik zu Ende. Früher glaubten viele Kopfschmerztherapeuten, dass man Kopfschmerzen nicht genau abgrenzen kann – *Kopfschmerz sei ja „nur ein subjektives Erlebnis"*. Die neue Klassifikation jedoch beschreibt genaue

Kriterien, die erfüllt sein müssen, um eine bestimmte Kopfschmerzdiagnose stellen zu können. Später werden diese Kriterien im Einzelnen beschrieben. Beziehen sich die Fragen Ihres behandelnden Arztes auf diese Kopfschmerzklassifikation, sehen Sie sofort, dass Ihr Arzt mit den aktuellen Entwicklungen der Wissenschaft Schritt hält.

Die Kopfschmerzen werden nach dieser Klassifikation der Internationalen Kopfschmerzgesellschaft in folgende Haupttypen untergliedert:

**Man unterscheidet:**

**1. Primäre Kopfschmerzen**

Primäre Kopfschmerzen
- Migräne
- Kopfschmerz vom Spannungstyp
- Clusterkopfschmerz
- Andere Kopfschmerzen ohne strukturelle Läsion

**2. Sekundäre oder symptomatische Kopfschmerzen**

Sekundäre oder symptomatische Kopfschmerzen
- Kopfschmerz zurückzuführen auf Kopfverletzungen
- Kopfschmerz zurückzuführen auf Blutgefäßerkrankungen
- Kopfschmerz zurückzuführen auf nichtgefäßbedingten Hirnerkrankungen
- Kopfschmerz zurückzuführen auf Substanzwirkung oder -entzug
- Kopfschmerz zurückzuführen auf Allgemeininfektion
- Kopfschmerz zurückzuführen auf Stoffwechselerkrankungen
- Kopfschmerz zurückzuführen auf Erkrankungen von Hals-, Kopf- oder Gesichtsstrukturen
- Kopfneuralgien und Nervenschmerzen
- Kopfschmerz zurückzuführen auf psychiatrische Störungen
- Andere Kopfschmerzen

**Kopfschmerzen können eigenständige Erkrankungen sein**

## Primäre Kopfschmerzen

Bei den *primären Kopfschmerzen* sind die Kopfschmerzen die eigentliche, primäre Erkrankung. Die Suche nach anderen

Erkrankungen als Ursache dieser Kopfschmerzen ist hier ergebnislos.

*Merke:* Primäre Kopfschmerzen sind die Erkrankung selbst. Aus diesem Grunde muss man sich auf die Behandlung der Schmerzkrankheit konzentrieren. Die Hoffnung, dass man nur irgendeine andere Krankheit finden und heilen muss, die die Kopfschmerzen als Symptom auslösen, ist bei den primären Kopfschmerzen nicht realistisch und erfüllt sich nicht. Der erfolgversprechende Weg ist die spezifische Behandlung der Kopfschmerzkrankheit.

## Sekundäre Kopfschmerzen

Anders ist die Situation bei den *sekundären oder symptomatischen Kopfschmerzerkrankungen.* Hier finden sich in der ärztlichen Untersuchung Erkrankungen, die als *sekundäre* Folge Kopfschmerzen bedingen.

Kopfschmerzen können auch Folge anderer Erkrankungen sein

*Merke:* Sekundäre (= symptomatische) Kopfschmerzen sind Symptom einer zugrundeliegenden anderen Erkrankung, die sich durch die ärztliche Untersuchung feststellen lässt.

Bei der Feststellung, um welche Kopfschmerzen es sich handelt, müssen zunächst immer durch eine ärztliche Untersuchung sekundäre Kopfschmerzen und gegebenenfalls deren zugrundeliegende Erkrankung ausgeschlossen oder festgestellt werden. Lassen sich solche zugrundeliegenden Erkrankungen nicht aufdecken, werden die Kopfschmerzen als primäre Kopfschmerzformen eingestuft.

**Eine sichere Kopfschmerzdiagnose benötigt eine ausführliche ärztliche Befragung nach den Merkmalen und Abläufen der Kopfschmerzen und eine anschließende, ausführliche ärztliche Untersuchung. Selbst besonders erfahrene Kopfschmerzexperten benötigen dazu bei der ersten**

Untersuchung eines Patienten 30 bis 60 Minuten Zeit. Manchmal bahnt auch erst die systematische Beobachtung der Kopfschmerzen und Dokumentation der Kopfschmerzmerkmale über mehrere Wochen den Weg zur richtigen Diagnose.

## Schmerzen als eigenständige Erkrankungen

*Migräne und der Kopfschmerz vom Spannungstyp sind die häufigsten Schmerzkrankheiten*

Für das Verständnis, dass die sogenannten primären Kopfschmerzen eigenständige Erkrankungen sein können, sind einige generelle Informationen über Schmerzen notwendig. Primäre Kopfschmerzen, wie die Migräne und der Kopfschmerz vom Spannungstyp, sind die häufigsten Schmerzkrankheiten überhaupt. „Kopfschmerz" oder gar „Schmerz" ist aber ein sehr allgemeiner Begriff für eine Vielzahl verschiedenster Phänomene.

Die folgenden Ausführungen beschreiben Grundlagen der Schmerzwahrnehmung. Wenn Sie sich mehr für die praktischen Aspekte interessieren, können Sie diese Seiten überblättern und gleich auf Seite 15 weiterlesen.

Zur Gliederung der Ausdrucksmöglichkeiten des Schmerzes ist in erster Linie eine Unterscheidung von
- *nicht mit einer Erkrankung* einhergehenden, sog. *biologischen* und
- *mit Erkrankungen* einhergehenden, sog. *pathobiologischen Schmerzphänomenen* notwendig (die Vorsilbe „patho" stammt aus der griechischen Sprache und ist ein Bestimmungswort mit der Bedeutung Leiden oder Krankheit).

Biologische Schmerzphänomene lassen sich bei fehlender Gewebeverletzung beobachten, während pathobiologische Schmerzphänomene bei Erkrankungen auftreten. Solche Erkrankungen können durch Störungen der Funktion von Körperorganen oder durch Störungen des Aufbaues von Organen entstehen.

## Biologischer Schmerz

Die Einwirkung von Sinnesreizen bei gesunden Menschen führen im unteren Reizbereich, d. h. bei Reizen mit schwacher Intensität, zu nichtschmerzhaften Empfindungen, wie z. B. Berührung, Wärme, Lautheit etc. Diese Reize führen normalerweise nicht zu einer Gewebeschädigung. Bei höheren Reizintensitäten entsteht jedoch ein sog. Qualitätssprung in der Empfindung mit Überschreitung der Schmerzschwelle: Die vorher nichtschmerzhafte Empfindung ändert sich in eine schmerzhafte Wahrnehmung. Eine weitere Reizzunahme bewirkt eine entsprechende Zunahme der Schmerzintensität.

> Übermäßig starke Reize führen zu Schmerzen

Dieser biologische bzw. physiologische Aspekt des Schmerzes trägt einerseits zur Erkennung der Umwelt bei, indem er über *schmerzhafte* Eigenschaften von Erlebnisdingen Aufschluss gibt. So kann z. B. ein Geräusch nicht nur laut, sondern bei übermäßiger Lautstärke auch *schmerzhaft* sein. Eine Rose kann nicht nur ein samtrotes Aussehen haben und angenehm duften, sie kann auch durch ihre Dornen *schmerzhaft sein*. Die Schmerzhaftigkeit ist also zunächst für den Organismus ein Erkenntnisphänomen, ebenso wie die Farbigkeit oder der Geruch.

> Die Schmerzhaftigkeit trägt zur Erkennung der Welt bei

Andererseits sind schmerzhafte Eigenschaften von Erlebnisdingen sehr häufig auch mit der Gefahr einer Gewebeschädigung verbunden: Man kann sich an den Dornen auch verletzen! Aus dieser Eigenschaft können sogar Verhaltensweisen resultieren. Der biologische Aspekt des Schmerzes kann über Lernmechanismen dazu beitragen, dass der Mensch diese Reize vermeidet.

Laboruntersuchungen haben gezeigt, dass der *biologische Schmerz* durch die Aktivierung von hochschwelligen, dünnen Nervenfasern induziert wird. Diese Nervenfasern benötigen also starke Reize, bevor sie erregt werden. Die Erregung von niedrigschwelligen, dicken Nervenfasern führt dagegen zu nichtschmerzhaften Empfindungen. Es kann somit ein einfaches, zweigleisig organisiertes System in unserem Körper angenommen werden, wobei der eine Teil durch starke Reize

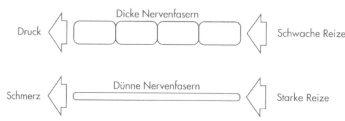

**◘ Abb. 2.** Zweigleisig organisiertes Wahrnehmungssystem des Körpers für biologischen Schmerz: Dünne Nervenfasern werden durch starke Reize erregt und Schmerz wird verspürt. Dicke Nervenfasern werden bereits durch schwache Reize aktiviert, und es wird Druck erlebt.

aktiviert wird und eine Schmerzempfindung einleitet, während der andere Teil durch niedrige Reize bereits in Funktion gesetzt wird und zu nichtschmerzhaften Empfindungen führt (◘ Abb. 2).

### Pathologischer Schmerz

*Klinischer Schmerz, hervorgerufen durch Gewebeverletzung*

Während beim biologischen Schmerz eine klare, zweigleisige und reizintensitätsabhängige Aktivierung von Nervenfasern beobachtet werden kann, trifft dies nicht mehr zu, wenn eine Gewebeverletzung vorliegt. Die Gewebeschädigung führt zur komplexen Phänomenologie des *klinischen Schmerzes*. Wir können vier Eigenschaften unterscheiden, die den klinischen Schmerz als pathologischen Schmerz charakterisieren:

- Normalerweise nichtschmerzhafte Reize werden als schmerzhaft erlebt,
- Schmerzreize bewirken eine übernormal große Schmerzintensität,
- vorübergehende Schmerzreize rufen eine überdauernde Schmerzempfindung hervor und
- Schmerzreize bedingen eine räumliche Ausbreitung von Schmerzen auf Körperregionen, die primär ungeschädigt waren.

## Entstehung von Schmerzkrankheiten

### Überempfindlichkeit von Nerven

Die erkrankungsbedingten Mechanismen, die bei einer Gewebeschädigung zur Schmerzüberempfindlichkeit führen,
werden mit einer übermäßigen, vergrößerten Erregbarkeit von
Nervenfasern erklärt.

Auch durch eine Gewebeverletzung kann eine bestimmte
Gruppe von Nervenfasern erregt werden, die normalerweise
völlig inaktiv ist. Da die aus den verschiedenen Körperorganen
zum zentralen Nervensystem aufsteigenden Nerven generell
mit dem Wort *„Afferenzen"* bezeichnet werden, hat man diesen Nerven den Namen *„schlafende Afferenzen"* gegeben.

Eine weitere Erklärungsmöglichkeit ist, dass im Zentralnervensystem Erregungen missinterpretiert werden und
„irrtümlich" zu einem Schmerzerlebnis führen. Der Schmerz
entsteht somit quasi als „Software- oder Datenverarbeitungs-
fehler" im Gehirn.

### Räumliche Ausbreitung von Schmerz

Die räumliche Ausbreitung von Schmerzen auf verschiedene Körperbereiche, die ursprünglich nicht von der Schädigung betroffen waren, kann durch Aktivierung von Refle-
xen oder durch Ausbreitung von Entzündungsstoffen erklärt
werden. Dabei wird die Schmerzinformation von einem Ort
zu einem anderen weiter getragen. Wir haben es hier mit einer
Art *„Kartenhauseffekt"* zu tun: Nimmt man an der einen
Stelle eine Karte weg, hat das Auswirkungen für das gesamte
Bauwerk.

Auch einfache Rechenfehler, wie falsche Summationsvor-
gänge im Zentralnervensystem, können an der räumlichen
Ausbreitung von Schmerzen beteiligt sein. Das Hirn rechnet
die Informationen aus dem Körper falsch zusammen, und aufgrund der fehlerhaften Addition wird unserem Bewusstsein

Fünf Bedingungen
für Entstehung
eigenständiger
Schmerzkrank-
heiten:

1. Übermäßige
Empfindlichkeit

2. Aufwachen
schlafender Nerven

3. Falsche Interpre-
tation von Reizen

4. Ausbreitung
durch Reflexe

5. Fehlerhafte Ver-
rechnung im Gehirn

ein X für ein U vorgemacht, in diesem Falle ein Schmerzerlebnis anstelle eines nichtschmerzhaften Eindruckes.

Ähnliche Vorgänge sind umgekehrt z. B. im Sexualleben möglich, wobei normalerweise unangenehme und schmerzhafte Reize als lustvoll erlebt werden können. Solche „Rechenfehler" können natürlich in Röntgenbildern oder anderen Untersuchungsverfahren nicht sichtbar gemacht werden.

### Zeitliches Andauern von Schmerzen

*Falsche Interpretation von Erregungsmuster führen zu Dauerschmerzen*

Für das abnorme, zeitliche Andauern von Schmerzen, also das chronische Bestehen der Schmerzen trotz Abklingen jeglicher Schmerzreizung, wird die Aktivierung von Nervenfasern durch chemische Botenstoffe verantwortlich gemacht. Durch zusätzliche fehlerhafte Verrechnung von Schmerzinformationen können vom Gehirn falsch interpretierte Erregungs-

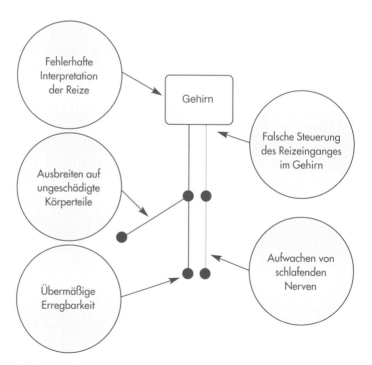

◨ **Abb. 3.** Wichtige Bedingungen für die Entstehung von Schmerzen als eigenständige Erkrankungen.

muster erzeugt werden, die den auslösenden Reiz lange überdauern können.

Der Schmerz ist unter diesen Bedingungen als eigenständige Erkrankung entstanden (■ Abb. 3). Die Suche nach der ursprünglichen Ursache bleibt erfolglos und ist unrealistisch. Die Behandlung muss sich deshalb auch auf die Bedingungen der Schmerzkrankheit beziehen.

**Die Vorgänge sind vergleichbar mit einer Bildstörung des Fernsehgerätes aufgrund gestörter Empfangsverhältnisse, z. B. bei einem Gewitter. Der Fernsehtechniker kann noch so genau nach einer Störung im Gerät suchen, er wird keine finden. Ähnlich ist die Situation bei primären Kopfschmerzerkrankungen. Der Aufbau des Gehirns ist regelrecht, aber trotzdem kann eine „Bildstörung" bestehen.**

Früher war die Meinung weit verbreitet, dass Kopfschmerzen zumeist durch übermäßige Muskelanspannung, durch Störungen der Halswirbelsäule oder durch Zug an Blutgefäßbindegewebe bei Blutdruckstörungen bedingt werden. Neuere Untersuchungen zur Entstehung von Kopfschmerzen zeigen, dass die *häufigsten Kopfschmerzen ohne nachweisbare Störung auftreten*, also nicht Symptom einer anderen fassbaren Erkrankung, sondern eigenständige Erkrankungen sind.

Die häufigsten Kopfschmerzformen treten ohne nachweisbare Störung auf

# 3
# Kopfschmerzhäufigkeit in der Bevölkerung

Kopfschmerzerkrankungen sind so häufig, dass es kaum einen Menschen gibt, der Kopfschmerzen nicht kennt. Das belegen auch neue Untersuchungen zur Epidemiologie von Kopfschmerzen. Im Jahre 1993 wurde aus 30000 deutschen Haushalten eine repräsentative Stichprobe von 5000 Personen ausgewählt. An diese 5000 Personen wurde ein Fragebogen zum eigenständigen Ausfüllen geschickt. Um zuverlässige Antworten zu erhalten, wurden Menschen unter 18 Lebensjahren nicht einbezogen. Die Personen wurden gefragt, ob sie, zumindest gelegentlich, an Kopfschmerzen leiden.

Die Studie bezieht sich somit auf eine durch die Menschen selbst vorgenommene Definition von „an Kopfschmerzen leiden".

Diese Aussage wurde gewählt, da sie die entscheidende Bedeutung eines Kopfschmerzproblems aus der Sicht des Betroffenen beinhaltet. Der relevante Zeitabschnitt war das gesamte zurückliegende Leben (Lebenszeitprävalenz).

**71% der Bevölkerung leidet an Kopfschmerzen**

71% der Befragten gaben an, zumindest zeitweise an Kopfschmerzen zu leiden. Diese Zahl umfasst alle möglichen Formen von Kopfschmerzerkrankungen. Nur 28,5% verneinten, an Kopfschmerzen zu leiden.

## Die häufigsten Kopfschmerzformen

Bezogen auf alle Befragten erfüllten 27,5% die Kriterien der *Migräne*. Diese Zahl setzt sich zusammen aus

- 11,3% der Bevölkerung, die die Migränekriterien komplett erfüllen, und aus
- 16,2%, die die Kriterien der Migräne mit jeweils einer Ausnahme aufweisen.

Die Kriterien des *Kopfschmerzes vom Spannungstyp* erfüllten 38,3% der Befragten. Dabei gaben

- 13,3% die Kriterien vollständig an und bei
- 25,0% fanden sich die Kriterien mit je einer Ausnahme.

Weitere 5,6% der Menschen gaben an, an Kopfschmerzen zu leiden, erfüllten jedoch nicht die Kriterien der Migräne oder des Kopfschmerzes vom Spannungstyp und wurden entsprechend in die Kategorie „*andere Kopfschmerzen*" eingeteilt.

## Der Kopfschmerzeisberg

Nur zwei Kopf-schmerzformen bedingen 92% aller Kopfschmerzen

Die Häufigkeitsverteilung der Kopfschmerzdiagnosen zeigt, dass unter den Menschen, die *angaben, an Kopfschmerzen zu leiden*, bei 53,6% der Kopfschmerz vom Spannungstyp, bei 38,4% der Kopfschmerz vom Migränetyp und bei 7,9% andere Kopfschmerzen bestehen. Man hat es also mit einem richtigen Kopfschmerzeisberg zu tun, wobei zwei Kopfschmerzformen für 92% aller Kopfschmerzen verantwortlich sind (◘ Abb. 4). Deshalb werden in diesem Buch diese beiden Kopfschmerzformen eingehend berücksichtigt. Die übrigen Kopfschmerzformen sind so speziell und mannigfaltig, dass ausführliche Informationen dazu den Rahmen dieses Buches weit überschreiten würden.

Der Kopfschmerzeisberg

Kopfschmerztypen bei Menschen, die angeben, an Kopfschmerz zu leiden :

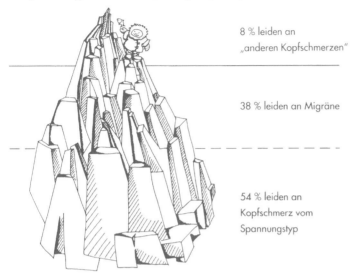

8 % leiden an
„anderen Kopfschmerzen"

38 % leiden an Migräne

54 % leiden an
Kopfschmerz vom
Spannungstyp

◘ **Abb. 4.** Der Kopfschmerzeisberg: Für 92 % aller Kopfschmerzen sind
die Migräne und der Kopfschmerz vom Spannungstyp zuständig.

# 4
# Wie wird die richtige Kopfschmerzdiagnose gestellt?

Da die Migräne und der Kopfschmerz vom Spannungstyp einerseits die häufigsten Kopfschmerzerkrankungen sind und andererseits zur Erzielung eines optimalen Therapieerfolgs unterschiedlich behandelt werden müssen, sollte jeder wissen, welche Kopfschmerzform bei ihm besteht. Die Migräne und der Kopfschmerz vom Spannungstyp sind für 92 % aller Kopfschmerzen verantwortlich. Die Wahrscheinlichkeit, an einer der beiden Kopfschmerzformen zu leiden, ist also sehr groß! Es gibt eine sehr einfache Möglichkeit, wie Sie selbst herausfinden können, ob einer der beiden Kopfschmerztypen bei Ihnen besteht: Verwenden Sie den „Kieler Kopfschmerzfragebogen"!

Mit dem Kieler Kopfschmerzfragebogen können Sie Ihren Kopfschmerztyp selbst bestimmen

## Der Kieler Kopfschmerzfragebogen

Mit dem „Kieler Kopfschmerzfragebogen", können Sie selbst herausfinden, ob Ihre Kopfschmerzen dem Kopfschmerz vom Migränetyp oder dem Kopfschmerz vom Spannungstyp entsprechen. Sie finden den Fragebogen im Serviceteil auf Seite 428. Anhand der Beschreibung der Kopfschmerzmerkmale wird mit 26 Fragen und einem Auswertungsbogen

Der Kieler Kopf-
schmerzfragebogen
prüft, ob Migräne
und/oder Span-
nungskopfschmer-
zen bestehen

Ihr Kopfschmerz nach den Kriterien der Internationalen Kopfschmerzgesellschaft als „Migräne" oder „Kopfschmerz vom
Spannungstyp" eingeordnet. Tritt der Kopfschmerz vom
Spannungstyp an weniger als 15 Tagen pro Monat auf, wird
er als „episodischer Kopfschmerz vom Spannungstyp" bezeichnet. Besteht er an mindestens 15 Tagen pro Monat,
wird er „chronischer Kopfschmerz vom Spannungstyp" genannt.

Natürlich kann der Fragebogen nur das Bild der Kopfschmerztypen beschreiben und unterscheiden. Die endgültige
Diagnosestellung erfordert noch eine ärztliche Untersuchung.
Zeigen sich dabei keine anderen Erkrankungen, die die Kopfschmerzen als sekundäre Folge verursachen können, kann die
Diagnose der primären Kopfschmerzen „Migräne" oder „Kopfschmerz vom Spannungstyp" gestellt werden.

Sie können selbst versuchen, Ihren Kopfschmerztyp anhand dieses Kopfschmerzfragebogens einzuordnen. Sie sollten
auf jeden Fall den ausgefüllten Fragebogen bei Ihrem nächsten
Arztbesuch mitnehmen, da dieser Ihrem Arzt wichtige Informationen über Ihre Kopfschmerzen geben kann.

Nun liegt Ihr Ergebnis vor. Konnten Sie Ihren Kopfschmerztyp eindeutig zuordnen?

Falls ja,
dann konnten Sie sehen, wie man verschiedene Kopfschmerzformen unterscheiden kann. Es kommt allein darauf an, sich
möglichst genau an den Ablauf der vergangenen Kopfschmerzen zu erinnern und die Merkmale dieser Kopfschmerzanfälle zu beschreiben. Das Ergebnis ist jedoch noch keine
Kopfschmerzdiagnose, sondern nur eine Beschreibung und
Einordnung der Kopfschmerzmerkmale. Erst wenn Ihr Arzt
einen regelrechten körperlichen Untersuchungsbefund fest-
stellt, darf die entsprechende Diagnose gestellt werden.

*Merke:* Eine richtige Kopfschmerzdiagnose ist nur durch eine
gründliche ärztliche Untersuchung möglich!

Die Unterscheidung der verschiedenen Kopfschmerztypen ist sehr wichtig, da die unterschiedlichen Formen von Kopfschmerzen gezielt behandelt werden können. Informationen dazu können Sie auf den nächsten Seiten lesen.

Falls nein,
falls sich also die Kopfschmerzen nicht eindeutig beschreiben ließen, zeigen Ihre Kopfschmerzen Merkmale, die sich nicht durch den Fragebogen für die Beschreibung der zwei häufigsten Kopfschmerztypen abgrenzen lassen. In diesem Fall kommen sehr viele unterschiedliche Kopfschmerztypen in Frage. Welche Kopfschmerztypen das sind, kann nur durch eine ausführliche ärztliche Untersuchung geklärt werden.

## Welcher Arzt ist für Kopfschmerzen zuständig?

In erster Linie werden Patienten mit Kopfschmerzen ihren Hausarzt, der in der Regel praktischer Arzt, Allgemeinarzt oder eventuell auch Internist ist, aufsuchen. Kopfschmerztherapie muss aufgrund der Natur der Leiden oft über Jahre durchgeführt werden. Deshalb sollte eine *wohnortnahe Versorgung* angestrebt werden (◻ Abb. 5).

Bei den zwei häufigsten Kopfschmerzerkrankungen, der Migräne und dem Kopfschmerz vom Spannungstyp, bestehen Störungen im zentralen Nervensystem.

**Immer dann, wenn eine befriedigende Behandlung der Kopfschmerzen nicht primär möglich ist, wenn besondere diagnostische Maßnahmen eingeleitet werden müssen und wenn über besondere Therapieverfahren entschieden werden muss, sollten deshalb bei Kopfschmerzen ein Gespräch und eine Untersuchung bei einem *Neurologen* veranlasst werden.**

Dies ist besonders wichtig, wenn die Kopfschmerzen erst kürzlich aufgetreten sind und wenn das Kopfschmerzablaufmuster

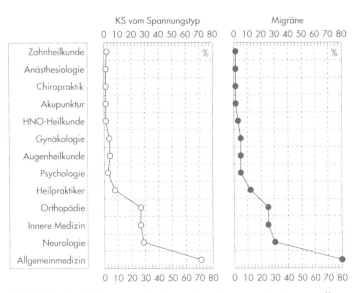

◻ **Abb. 5.** Kopfschmerzpatienten gehen in erster Linie zum Allgemeinarzt. Als Spezialist wird am häufigsten der Neurologe aufgesucht. Die Abbildung zeigt die Häufigkeit, mit der Patienten zu den aufgeführten Berufsgruppen wegen Migräne oder Kopfschmerz vom Spannungstyp gehen.

und seine Erklärung Schwierigkeiten bereiten. Unbedingt notwendig ist die neurologische Untersuchung, wenn sich Begleitstörungen mit den Kopfschmerzen einstellen, wie z. B. Muskelschwäche, Schwindel, Sprachstörungen, Konzentrationsschwäche und andere Störungen. Bei einer kontinuierlichen Zunahme solcher Begleitstörungen müssen dringend zusätzliche Untersuchungen durchgeführt werden, wie z. B. ein Elektroenzephalogramm oder andere Untersuchungen des Nervensystems.

**In Schmerzambulanzen und -praxen wird mit verschiedenen medizinischen Fachrichtungen zusammengearbeitet**

## Schmerzambulanzen und -praxen

Mittlerweile gibt es in Deutschland vereinzelt Schmerzambulanzen, die vorwiegend an größeren Krankenhäusern angesiedelt sind. Auch haben sich in den vergangenen Jahren für die Schmerzbehandlung spezialisierte Ärzte in eigenen Praxen niedergelassen. Je nach medizinischer Disziplin arbeiten diese Ambulanzen oft sehr unterschiedlich und haben sich auch auf die verschiedensten Schmerzerkrankungen spezialisiert. So gibt es Schmerzambulanzen, deren Hauptgebiet die Behandlung von Krebsschmerzen oder die Therapie von Schmerzen des Bewegungsapparates ist. Diese *Ambulanzen versuchen interdisziplinär zu arbeiten*, das heißt, dass verschiedene medizinische Fachgruppen beteiligt sind.

Neurologische Schmerzambulanzen mit Schwerpunkt Kopfschmerztherapie gibt es erst sehr vereinzelt in Deutschland. Da sie dringend nötig sind, hat die Internationale Kopfschmerzgesellschaft im Jahre 2002 einen Arbeitskreis gegründet, um deren Bildung zu fördern und Qualitätskriterien für Schmerzambulanzen und -kliniken aufzustellen.

Adressen von Schmerzkliniken finden sich im Internet unter www.kopfschmerz-zentrum.de

## Kopfschmerzkliniken

Spezialisierte Kopfschmerzkliniken sind in Deutschland allergrößte Mangelware. Bei den wenigen Einrichtungen bestehen teilweise Wartezeiten von über einem Jahr. Informationen zu Kliniken, die sich auf Kopfschmerztherapie spezialisiert haben, finden sich im Anhang.

## Wie man Adressen von Kopfschmerzspezialisten findet

Verschiedene Gesellschaften führen Listen, denen Adressen von Kopfschmerzexperten in Deutschland entnommen werden können. Die Adressen finden sich im Anhang. Die Listen können angefordert werden und stehen auch Krankenkassen zur Verfügung, bei denen örtliche Adressen erfragt werden können. Informationen finden sich auch im Internet unter www.kopfschmerzzentrum.de.

Listen mit Kopfschmerzexperten finden sich unter www.kopfschmerz-zentrum.de

### Die Arzt-Checkliste

Seien Sie anspruchsvoll bei der Arztsuche

Ob Ihr Arzt sich für Ihre Kopfschmerzen interessiert, sehen Sie daran, ob er sich Zeit nimmt, Ihnen zuhört, Sie ausreden lässt und Ihnen viele Fragen stellt. Es geht um Sie, um Ihre Schmerzen und um Ihre Probleme. Sie haben ein Recht auf adäquate Schmerztherapie!

**Kreuzen Sie die Fragen an, die Sie mit „JA" beantworten können:**

❑ Informiert sich Ihr Arzt genau über den Ablauf Ihrer Kopfschmerzen?

❑ Untersucht er Sie gründlich?

❑ Lässt er Rückfragen zu?

❑ Erklärt er Ihnen die Untersuchungen?

❑ Berichtet er Ihnen, was er über Ihre Erkrankung denkt?

❑ Erklärt er Ihnen, warum er Ihnen eine bestimmte Therapie vorschlägt und nicht eine andere?

❑ Stellt er mit Ihnen eine Behandlungsstrategie auf?

❑ Informiert er Sie über Nebenwirkungen?

❑ Informiert er Sie über nichtmedikamentöse Behandlungsverfahren?

❑ Gibt er Ihnen einen Kopfschmerzkalender mit?

Sie haben alle Kästchen ankreuzen können? Toll! Sie sollten Ihren Arzt einmal loben!

### Die Kopfschmerzsprechstunde

### Diagnosen erfordern Informationen

Die wichtigsten Maßnahmen für die Diagnose von Kopfschmerzen sind:

1. **Der Patient muss *Informationen* über seine Kopfschmerzen sammeln**

2. Die *Informationen* müssen an den Arzt weitergegeben werden.
3. Ihr Arzt muss Interesse an Ihren *Informationen* haben, mit Ihnen sprechen und Sie untersuchen.
4. Patient und Arzt müssen die *Informationen* ständig erneut erheben und überprüfen.

## Wie man seinen Arzt verständlich über die Kopfschmerzen informiert

Ohne genaue Information über den Ablauf der Kopfschmerzen kann der Arzt keine genaue Diagnose stellen und auch keine spezifische wirkungsvolle Therapie einleiten. Aus diesem Grund ist die exakte Information über den Ablauf der Kopfschmerzen der entscheidende und wichtigste Schritt in einer erfolgreichen Kopfschmerzbehandlung.

Patienten, die zum Teil lange Jahre an Kopfschmerzen leiden, haben oft ihre eigenen Erklärungen und Vorstellungen über die Ursachen. Oft sind sie schon bei vielen Ärzten gewesen und haben dabei auch verschiedene Informationen über die Kopfschmerzbezeichnung und Kopfschmerzverursachung erhalten. Bei einer unbefriedigenden Therapie wird dann ein neuer Arzt aufgesucht. Bei der ersten Untersuchung kann bei den Patienten „Lampenfieber" auftreten, und dann scheuen sie sich, ihre Beobachtungen zu den Kopfschmerzen direkt mitzuteilen. Viele Patienten greifen dann auf die Erklärungen der Vergangenheit zurück. Gesprächseröffnungen, wie z. B.

> „Herr Doktor, ich habe Migräne, und die wird von meiner abgenutzten Halswirbelsäule verursacht."

können dazu führen, dass eine Voreingenommenheit beim Arzt erzeugt wird und mögliche irrtümliche Erklärungsversuche aus der Vergangenheit weitergeführt werden (◘ Abb. 6).

Aus diesem Grunde ist es von besonderer Wichtigkeit, dass man zunächst nur seine eigenen Beobachtungen zum Verlauf der Kopfschmerzform berichtet und ganz neutral eine Beschreibung des Ablaufes der Kopfschmerzen gibt (◘ Abb. 7).

*Exakte Informationen über den Ablauf der Kopfschmerzen sind entscheidend*

*Dabei sollten Sie nur von eigenen Beobachtungen zum Verlauf der Kopfschmerzform berichten!*

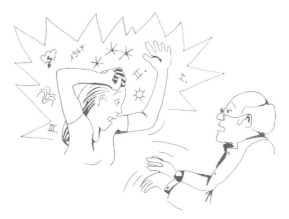

◖ **Abb. 6.** … Herr Doktor Meier hat gesagt, mein Kopfschmerz kommt von der Halswirbelsäule, Herr Doktor Müller hat herausgefunden, dass meine Hormone nicht in Ordnung sind, außerdem habe ich Amalgamfüllungen in den Zähnen und mein Psychotherapeut meint, es liegt am Ödipuskomplex…

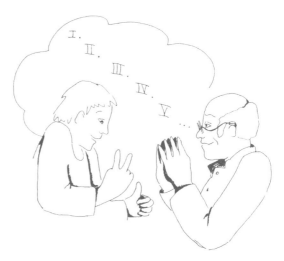

◖ **Abb. 7.** Versuchen Sie in der Kopfschmerzsprechstunde, zunächst nur Ihre eigenen Beobachtungen zu beschreiben. Interpretieren Sie nicht, und vermischen Sie Ihre Beobachtungen nicht mit der Meinung von anderen Menschen.

Einige Ärzte, die etwas geduldigeren, lassen auch den Patienten ohne Unterbrechung und Kommentar diese Beschreibung der Kopfschmerzen geben. Andere wiederum versuchen, die Kopfschmerzgeschichte zu strukturieren und stellen Zwischenfragen. In aller Regel hängt es jedoch von dem individuellen Patienten ab, wie der Arzt seine Kopfschmerzbefragung durchführt. Manche Patienten können sehr schön eigenständig den Kopfschmerzverlauf beschreiben, andere haben hier Schwierigkeiten. Der Grund dafür: Kopfschmerzattacken werden schnell vergessen!

Wenn die Attacken vorbei sind, sind verschiedene Besonderheiten nur schwer erinnerlich. Dieses ist einer der Gründe, warum sich sehr viele Kopfschmerzpatienten schwertun, in der ärztlichen Untersuchung über ihre Kopfschmerzen ausführlich zu berichten.

**Weil diese Schwierigkeit generell besteht, ist es sehr sinnvoll, sich vor dem Arztbesuch eine kleine Liste mit Informationen zu dem Ablauf des Kopfschmerzes vorzubereiten.**

Ihr Arzt wird sich freuen, wenn Sie ihm eine Kopie für seine eigenen Unterlagen geben. Er braucht dann nämlich nicht bei Ihrem Bericht mitschreiben, sondern kann Ihnen ganz aufmerksam zuhören.

## Der Kieler Kopfschmerzkalender

Um diesen Bericht besonders mit informativ zu gestalten, sollten Sie einen *Kopfschmerzkalender oder ein Kopfschmerztagebuch* führen. Dieser Kopfschmerzkalender dient dazu, dass Sie während der Kopfschmerzattacken Ihre Beobachtungen notieren, ohne sich später rückerinnern zu müssen. Im Serviceteil auf Seite 430 finden Sie den Kieler Kopfschmerzkalender, den Sie kopieren und regelmäßig führen sollten. Der Kalender hilft Ihnen, den Ablauf der Kopfschmerzen, die Begleitsymptome, die Dauer der Kopfschmerzen und die damit verbundene

*Erinnern Sie sich genau an frühere Kopfschmerzattacken!*

*Der Kieler Kopfschmerzkalender hilft Ihnen bei der Dokumentation Ihrer Kopfschmerzen*

Behinderung sehr ausführlich zu dokumentieren. Darüber hinaus sollten Sie auch die therapeutischen Maßnahmen genau notieren, also z. B. nichtmedikamentöse und medikamentöse Therapiemaßnahmen aufschreiben. Wenn Sie sich dann nach 1, 2 oder 3 Monaten des regelmäßigen Ausfüllens dieses Kopfschmerzkalenders rückblickend die Kopfschmerzformen und den Kopfschmerzablauf ansehen, werden Sie keine Schwierigkeiten haben, ihr Kopfschmerzproblem mit Ihrem Arzt strukturiert zu diskutieren. Eine aktuelle Version des Kieler Kopfschmerzkalenders können Sie auch aus dem Internet abrufen (Adresse: www.kopfschmerzzentrum.de).

**Eine ständige Verlaufs- und Erfolgskontrolle ist wichtig**

Wie bei anderen chronischen Erkrankungen muss auch bei Kopfschmerzen eine ständige Verlaufs- und Erfolgskontrolle erfolgen. Das Führen eines Blutdruckkalenders ist bei Menschen, die an hohem Blutdruck leiden, selbstverständlich. Auch bei Kopfschmerz gehört es zum Standard, dass ein Kopfschmerzkalender geführt wird. Bringen Sie ihn zum Arztbesuch regelmäßig mit!

Seien Sie nicht enttäuscht, wenn die Therapie nicht auf Anhieb den gewünschten Erfolg zeigt. Auch der Augenarzt muss etwas probieren, bis das richtige Brillenglas gefunden ist. In der Kopfschmerztherapie ist das genauso, es dauert manchmal aber wesentlich länger, bis die richtige Behandlung gefunden ist. Geben Sie nicht so schnell auf! Ihr Kopfschmerzkalender dokumentiert den Erfolg.

## Der Kieler Fragebogen zur Schmerzgeschichte

**Der Fragebogen hilft, dass alle Details der Kopfschmerzen erinnert und dokumentiert werden**

Zusätzlich finden Sie im Serviceteil auf Seite 413 auch einen ausführlichen *Kopfschmerzfragebogen*, den Kieler Fragebogen zur Schmerzgeschichte. Er wurde spezifisch zur rückblickenden Erfassung der Kopfschmerzgeschichte zusammengestellt. Füllen Sie diesen Fragebogen sorgfältig aus, und machen Sie eine Kopie für Ihren Arzt. Ihr Arzt wird dann in aller Ruhe die einzelnen Punkte mit Ihnen durchsprechen können, eine genaue Vorstellung über Ihren Kopfschmerzablauf bekommen und

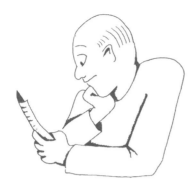

**Abb. 8.** Kopfschmerzfragebögen und Kopfschmerzkalender sind Voraussetzungen für eine erfolgreiche, moderne Kopfschmerztherapie. Nehmen Sie sich Zeit zum Ausfüllen!

somit eine sichere Grundlage für eine exakte Diagnose und eine wirkungsvolle Therapie zur Verfügung haben ( Abb. 8).

## Die systematische Erhebung der Kopfschmerzmerkmale

Um sich über den Kopfschmerzablauf genaue Vorstellungen machen zu können, braucht Ihr Arzt Informationen. Bedenken Sie, dass diese Informationen nicht aus einem Bündel von Arztbriefen kommen können, das möglicherweise aufgrund einer langjährigen Krankengeschichte bereits vorliegt.

Es erscheint sogar sinnvoll, den Arztbriefstapel erst nach dem ersten ausführlichen Gespräch weiterzugeben, da manchmal Vorurteile durch Voruntersuchungen und durch frühere Interpretationen eine unvoreingenommene Erfassung der Kopfschmerzgeschichte behindern könnten.

Folgende Aspekte des Kopfschmerzleidens wird der Arzt mit Ihnen in der Untersuchung besprechen:

– **Beginn der Kopfschmerzerkrankung.** Es ist sehr wichtig zu wissen, wie lange die Kopfschmerzen schon bestehen. Versuchen Sie herauszufinden, wann die Kopfschmerzen erstmalig aufgetreten sind, z. B. im Schulalter oder im frühen Erwachsenenalter. Überlegen Sie sich, in welcher besonde-

Wichtige Fragen bei der KS-Diagnose sind:
Wann sind die Kopfschmerzen erstmalig aufgetreten?

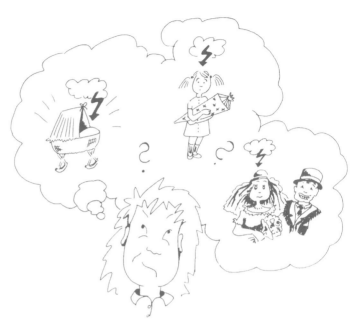

**◘ Abb. 9.** Versuchen Sie genau sich an den zeitlichen Verlauf Ihrer Kopfschmerzen zu erinnern. Wie verhielten sich die Kopfschmerzen in der Kindheit, in der Schulzeit, während der Jugend …

ren Lebenssituation Sie damals gewesen sind. Es ist wichtig, darüber nachzudenken, ob die Kopfschmerzen seit Beginn an in der gleichen Verlaufsform auftraten oder aber ob sich im Laufe des Lebens die Kopfschmerzform geändert hat, möglicherweise neue Begleitsymptome entstanden sind oder auch zusätzliche andere Kopfschmerzformen aufgetreten sind (◘ Abb. 9).

**Leiden Sie an unterschiedlichen Kopfschmerzformen?**

**Bestehen verschiedene Kopfschmerzformen?** Machen Sie sich bewusst, ob Sie nur an einer spezifischen Kopfschmerzform leiden oder ob unterschiedliche Kopfschmerztypen bestehen. Ein Mensch kann zu gleichen oder zu verschiedenen Lebensabschnitten an unterschiedlichen Kopfschmerzformen leiden.

Einer der häufigsten Fehler in der Kopfschmerzbehandlung ist, dass ein Patient einmal im Leben ein besonderes Etikett bekommt, wie z. B. „Migräniker", und dann für den

Rest des Lebens dieses Etikett die Therapie bestimmt. Wenn Bezeichnungen wie „Migräniker" verwendet werden, können Sie schon erkennen, dass modernes Wissen zur Kopfschmerzerkrankung nicht adäquat umgesetzt wird. Die moderne Kopfschmerzbehandlung klassifiziert nämlich nicht die Menschen, die an Kopfschmerzen erkrankt sind, sondern es müssen die Kopfschmerzen eingeteilt und spezifisch behandelt werden.

Wenn bei Ihnen verschiedene Kopfschmerzformen vorliegen, versuchen Sie die nachstehenden Fragen jeweils für die einzelnen Formen genau zu beantworten. Auch an diesem Beispiel sehen Sie, wie schwer es sein kann, beim ersten Untersuchungstag in der ärztlichen Sprechstunde ein genaues Bild von den Kopfschmerzen zu vermitteln. Allein an diesen Gesichtspunkten scheitert oftmals eine zufriedenstellende Therapie.

**Häufigkeit und Dauer der Kopfschmerzen.** Der zeitliche Verlauf hinsichtlich der Häufigkeit und der Dauer der Kopfschmerzattacken ist von ganz besonders großer Bedeutung für die Diagnostik und für die Erfassung des spezifischen Kopfschmerzbildes. Überlegen Sie exakt, an wieviel Tagen pro Monat die Kopfschmerzen bestehen.

*An wievielen Tagen pro Monat bestehen Kopfschmerzen?*

Eine weitere wichtige Frage ist, ob ein täglicher Dauerkopfschmerz besteht oder aber ob der Kopfschmerz anfallsweise episodisch auftritt. Falls der Kopfschmerz anfallsweise besteht, versuchen Sie sich genau zu erinnern, wie lange normalerweise eine Attacke andauert.

*Bestehen Dauerkopfschmerzen oder Kopfschmerzattacken?*

Natürlich wird ein identischer Attackenverlauf in aller Regel nicht bestehen, aber ein typischer Verlauf ist zumeist exakt von den Patienten in zeitlicher Hinsicht angebbar.

Eine wichtige Information für den Arzt ist auch, ob das zeitliche Muster der Kopfschmerzen immer gleich ist, also ob z. B. regelmäßig eine bis zwei Attacken pro Monat auftreten oder aber ob es zum Beispiel Monate ohne Kopfschmerzen gibt und dann wieder Zeitabschnitte mit gehäuften Attacken bestehen.

**Treten die Schmerzen zu einer bestimmten Tageszeit auf?**

— **Die tageszeitliche Abhängigkeit.** Kopfschmerzen beginnen oft zu bestimmten Tageszeiten. So findet sich die Migräne z. B. häufig am frühen Morgen etwa zwischen 4 Uhr und 7 Uhr. Interessanterweise treten Kopfschmerzen auch zu bestimmten Wochentagen gehäuft auf. Die häufigsten Tage mit Migräne sind der Samstag und der Sonntag. Auch solche Angaben sind für ihren Arzt wichtig.

**Was geschieht vor, während und nach der Attacke?**

— **Informationen zum genauen Anfallsablauf.** Wenn nun das zeitliche Muster der Kopfschmerzen exakt bestimmt ist, wird Ihr Arzt sich jetzt sehr sorgfältig dem genauen Ablauf der einzelnen Kopfschmerzformen und den spezifischen Symptomen und Begleiterscheinungen widmen. Das Gespräch kann jetzt so strukturiert werden, dass Sie zunächst erzählen, was normalerweise am Tag vor der Attacke, was mit Beginn der Attacke, was während der Attacke und schließlich was nach Ablauf der Attacke geschieht.

**Kündigten bestimmte Zeichen den Kopfschmerz an?**

— **Ankündigungszeichen von Kopfschmerzen.** Oft geben Patienten an, dass sie schon ein, zwei Tage vor Beginn der Kopfschmerzattacken erahnen, dass eine Kopfschmerzepisode sich ankündigt, ja geradezu „in der Luft liegt". Solche Ankündigungszeichen können z. B. besondere Stimmungen sein, man ist besonders gereizt, besonders aktiv oder besonders agil. Andere Patienten berichten, dass sie einen außergewöhnlichen Appetit entwickeln, dass sie außergewöhnlichen Durst haben oder dass sie am Vorabend noch einmal Hunger nach bestimmten Speisen verspüren. Auch hierzu sollten Sie sich genaue Gedanken machen, da einerseits solche Ankündigungszeichen für bestimmte Kopfschmerzformen diagnostisch verwertbar sind, andererseits können, wenn solche Ankündigungszeichen sehr eng mit der eintretenden Kopfschmerzepisode verknüpft sind, bereits zu diesem Zeitpunkt schon sehr einfache therapeutische Maßnahmen durchgeführt werden, um die folgenden Kopfschmerzen zu vermeiden.

**Traten zu Beginn der Attacke neurologische Störungen wie Seh-, Sprach-, Gleichgewichtsstörungen, Kribbel- oder Lähmungserscheinungen auf?**

— **Neurologische Begleitstörungen (Aura).** Zu Beginn von Kopfschmerzattacken können besondere körperliche, neu-

rologische Begleitstörungen auftreten, die eine Kopfschmerzphase einleiten. Solche neurologischen Störungen
können jedoch auch im weiteren Verlauf des Kopfschmerzes bestehen und in seltenen Fällen sogar überdauernd zu-
rückbleiben. Am häufigsten finden sich neurologische Störungen in Form von einseitigen Sehstörungen. Es können
zum Beispiel langsam sich ausbreitende Zick-Zack-Linien,
Schlieren oder Schleierbildungen im Gesichtsfeld bestehen. Es können Kribbelempfindungen in Händen oder
Beinen oder im Gesicht bestehen, Patienten können über
Schwindel, Sprachstörungen oder auch über Lähmungen
berichten.

Versuchen Sie sich genau zu erinnern, ob bei Ihnen solche
Störungen vorkommen, und machen Sie sich Notizen dazu. Überlegen Sie sich auch, wie lange solche Störungen
dauern, wie sie beginnen, d.h. schlagartig oder aber allmählich zunehmend, und versuchen Sie auch, sich zu erinnern, wie diese Störungen wieder abklingen.

**Merkmale des Kopfschmerzes.** Die weiteren Merkmale
des Kopfschmerzes sind ebenfalls sehr wichtig und in der
Diskussion mit Ihrem Arzt genau anzugeben. Erzählen Sie,
an welcher Stelle der Kopfschmerz normalerweise auftritt,
wo er beginnt, ob er umherwandert, ob er in bestimmte
Kopfareale ausstrahlt. Versuchen Sie, sich zu erinnern, ob
der Schmerz immer an der gleichen Stelle lokalisiert ist
oder aber bei unterschiedlichen Attacken an unterschiedlichen Kopfstellen auftreten kann.

Neben der Information zur Lokalisation des Schmerzes ist
ebenfalls ein sehr wichtiger Gesprächsstoff, wie sich der
Schmerz anfühlt. Ist der Schmerz ein pulsierendes, ein
hämmerndes, ein pochendes oder ein dumpf-drückendes
Gefühl, das wie eine Last oder wie ein Ziehen verspürt wird
(◼ Abb. 10)?

Versuchen Sie auch zu beschreiben, ob sich Ihr Kopfschmerz mit dem Herzschlag verändert oder aber ob er davon unabhängig ist. Berichten Sie darüber, ob der Kopf-

*Wo ist der Schmerz
lokalisiert und wie
fühlt er sich an?
Wodurch wird er
verschlechtert
und wie stark be-
hindert er?*

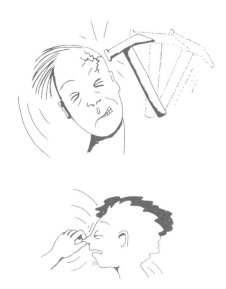

■ Abb. 10. Kopfschmerzen haben sehr unterschiedliche Charaktereigenschaften: hämmernd, ziehend, drückend …

schmerz bei körperlicher Aktivität, z. B. Treppensteigen oder Koffertragen, sich verschlechtert. Erzählen Sie, ob der Kopfschmerz durch Spazierengehen an der frischen Luft gelindert wird oder aber ob Spazierengehen während der Kopfschmerzen für Sie völlig illusionär ist (■ Abb. 11). Ein weiterer wichtiger Aspekt in der Diskussion mit Ihrem Arzt ist, wie stark Sie der Kopfschmerz persönlich behindert. Sind Sie trotz der Schmerzen in der Lage Ihre normale Aktivität aufrechtzuerhalten? Können Sie Ihrer Arbeit nachgehen? Sind Sie dabei erheblich behindert oder aber nur teilweise in Ihrer Leistungsfähigkeit eingeschränkt?

**Welche weiteren Beschwerden begleiten die Schmerzen?**

Begleitsymptome der Kopfschmerzen. Von besonderer Bedeutung für Ihren Arzt ist, ob die Kopfschmerzen mit regelmäßigen Begleitstörungen einhergehen oder nicht. In aller Regel ist der Kopfschmerz nur ein einzelnes Merkmal der Gesamterkrankung, und häufiger sind sogar die Begleitstörungen für die Diagnose und Klassifikation von größerer Bedeutung als der Kopfschmerz selbst.

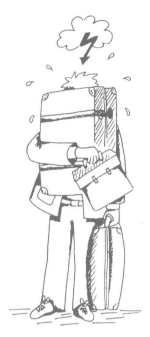

◘ Abb. 11. Körperliche Aktivität kann Kopfschmerzen verstärken, aber auch verbessern.

Versuchen Sie, sich daran zu erinnern, ob Ihr Kopfschmerz mit Übelkeit, Erbrechen, Durchfall, Lichtüberempfindlichkeit oder Lärmüberempfindlichkeit einhergeht. Berichten Sie, ob Sie Gerüche intensiver wahrnehmen. Überempfindlichkeit kann einerseits bedeuten, dass z. B. Licht heller oder aber auch Lärm lauter erscheint. Überempfindlichkeit kann jedoch auch bedeuten, dass Sie sich dadurch besonders gereizt fühlen oder dass Licht für ihre Augen schmerzhaft ist. Bestimmte Verhaltensmaßnahmen, wie z. B. das Abdunkeln des Zimmers, sind ebenfalls Hinweise für solche Sinnesüberempfindlichkeiten.

Andere Kopfschmerzformen können z. B. mit ausgeprägten Schlafstörungen einhergehen, mit Appetitstörungen, mit Stuhlgangschwierigkeiten, mit psychosozialem Stress in der Familie oder am Arbeitsplatz. Berichten Sie, ob Sie häufig in schlechter Stimmung sind, möglicherweise viel grübeln, sich große Sorgen machen und depressiv ver-

**Wie ist Ihre Stimmung?**

stimmt sind. Wichtig für Ihren Arzt ist auch, dass er weiß, ob möglicherweise während der Kopfschmerzen eine ausgeprägte Gesichtsblässe oder eine Gesichtsrötung vorhanden ist, ob Schwindel besteht, ob vielleicht die Nasenatmung behindert ist, ein Augenlid hängt, die Augen tränen, Augenrötung vorhanden ist oder aber ob Gesichtsschwitzen besteht. Wichtig ist, dass Sie ganz neutral alle solche Beobachtungen beschreiben und Ihrem Arzt zur Kenntnis geben.

**Auslösefaktoren**
**bringen Kopf-**
**schmerzattacken**
**ins Rollen**

**Auslösefaktoren für Kopfschmerzen.** Wenn Sie regelmäßig ein Kopfschmerztagebuch geführt haben, finden Sie möglicherweise Zusammenhänge zwischen besonderen Alltagssituationen und dem Entstehen von Kopfschmerzen. Auslösefaktoren können nicht als die eigentliche Ursache der Kopfschmerzen angesehen werden, aber sie sind Faktoren, die bei Vorhandensein den Kopfschmerz ins Rollen bringen können. Ärzte sagen zu Auslösefaktoren auch häufig Trigger-Faktoren.

Die eigentliche Kopfschmerzreaktion entsteht durch eine besondere Reaktionsbereitschaft im Nervensystem der Patienten, die durch besondere Auslösefaktoren auf den Weg gebracht wird. Eine Trigger-Checkliste finden Sie auf Seite 98.

**Verhaltensmaßnahmen bei Kopfschmerzen.** Ihr Arzt interessiert sich sehr dafür, was Sie während der Kopfschmerzattacken machen. Ob Sie sich ins Bett legen und den Vorhang zuziehen oder aber ob Sie lieber im Park spazierengehen; ob Sie im Zimmer unruhig auf und ab laufen oder ob Sie sich in irgendeiner anderen Weise betätigen.

Es ist wichtig, dass Sie mit Ihrem Arzt besprechen, was Ihre Kopfschmerzen verschlimmert, z. B. Kopfbewegungen, Husten oder andere Aktivitäten. Ihr Arzt will aber auch wissen, was den Kopfschmerz verbessert.

**Erstellen Sie**
**eine Liste der bis-**
**herigen Behand-**
**lungsformen**

**Die bisherige Behandlung.** Von besonderer Bedeutung ist für Ihren Arzt, dass er genau informiert wird, welche bisherigen Behandlungsmaßnahmen durchgeführt worden sind.

Erstellen Sie deswegen unbedingt eine Liste der bisherigen Behandlungsformen.

Bringen Sie alle Medikamente zur ärztlichen Sprechstunde mit, die Sie in der Vergangenheit eingenommen haben.

Neben medikamentösen Behandlungen berichten Sie auch über nichtmedikamentöse Behandlungsverfahren. Solche sind z. B. Entspannungsverfahren, besondere Diätversuche oder Akupunktur. Versuchen Sie, sich daran zu erinnern, in welcher Dosis und für welchen Zeitraum solche Behandlungsverfahren durchgeführt worden sind.

**Welche (nicht-)medikamentösen Behandlungen wurden durchgeführt?**

- Weitere Erkrankungen und andere Medikamente. Berichten Sie ebenfalls sehr ausführlich darüber, welche Vorerkrankungen bei Ihnen bestehen und welche Therapiemaßnahmen bei Ihnen früher und derzeit durchgeführt worden sind. Ihr Arzt muss genau wissen, ob bei Ihnen z. B. ein erhöhter Blutdruck besteht, ob Sie Herzbeschwerden haben, ob bei Ihnen eine Zuckerkrankheit vorliegt oder ob Sie früher einen Unfall erlitten haben.

**Welche sonstigen Erkrankungen bestehen?**

Viele Medikamente in der Kopfschmerzbehandlung dürfen nicht gegeben werden, wenn eine Schwangerschaft vorliegt. Berichten Sie deshalb ebenfalls, ob bei Ihnen prinzipiell eine Schwangerschaft vorliegen könnte, ob eine Schwangerschaft geplant ist oder ob und insbesondere welche Verhütungsmaßnahmen Sie durchführen.

- Erkrankungen in der Familie. Ebenfalls von Interesse für Ihren Arzt ist, ob in Ihrer Familie Kopfschmerzerkrankungen bestehen oder ob andere wichtige Erkrankungen aufgetreten sind. Das gilt insbesondere für Ihre eigenen Kinder oder für Ihre Eltern und Geschwister.

**Leiden auch andere Familienangehörige an Kopfschmerzen?**

- Information zum Beruf und zu persönlichen Besonderheiten. Kopfschmerzen führen zu besonders ausgeprägten Behinderungen in bestimmten Situationen des Alltages und im Beruf. Berichten Sie deshalb auch darüber, an welcher Arbeitsstelle Sie tätig sind, wie dieser Arbeitsplatz eingerichtet ist, ob Sie z. B. an einem Computer-Bildschirm arbeiten und wie der Computer-Bildschirm aufgestellt ist. Manchmal

**Wie sieht Ihr Arbeitsplatz aus? Führen Sie einen geregelten Tagesablauf? Gibt es persönliche Besonderheiten?**

kann allein das Umstellen des Schreibtisches zu einer drastischen Verminderung der Kopfschmerzhäufigkeit führen.

Berichten Sie, wie Ihre Familie oder Ihr Arbeitgeber über Ihre Kopfschmerzerkrankungen denken. Berichten Sie über Ihre Sorgen am Arbeitsplatz und mögliche familiäre Probleme. Ihr Arzt möchte auch wissen, wie Sie Ihren Tagesablauf in der Arbeit und in der Freizeit gestalten. Können Sie einen möglichst regelmäßigen Tagesablauf ermöglichen oder aber sind besondere Stresssituationen im Alltag nicht zu vermeiden? Berichten Sie darüber, wie Sie mit Koffein, mit Nikotin oder mit Alkohol umgehen. Von besonderer Bedeutung ist auch, wie Ihre persönliche Gefühlswelt sich darstellt. Berichten Sie über Freizeitaktivitäten, über Sportaktivitäten und über Ihre Hobbies.

### Die körperliche Untersuchung

Der zweite, wichtige Baustein in der Kopfschmerzdiagnose neben der ausführlichen Erhebung der Krankengeschichte ist die körperliche Untersuchung durch den Arzt.

*Bei primären Kopfschmerzen ist der körperliche Untersuchungsbefund regelrecht*

In selteneren Fällen können typische Ablaufmuster der Migräne oder des Kopfschmerzes vom Spannungstyp mit anderen Erkrankungen einhergehen. In aller Regel wird bei charakteristischen Symptomen von primären Kopfschmerzen jedoch der körperliche Untersuchungsbefund regelrecht sein. Sowohl für den Arzt als auch insbesondere für den Patienten ist es wichtig, sich davon zu überzeugen, dass der körperliche Befund normal ist. Wenn dies der Fall ist, kann man sich auf die Behandlung der primären Erkrankung, die Kopfschmerzerkrankung, konzentrieren.

In der Regel erfolgt die ärztliche Untersuchung nach folgendem Ablauf:

Der Arzt verschafft sich einen Eindruck über das allgemeine Erscheinungsbild des Patienten, er beobachtet das Gangbild, *wie sich der Patient verhält,* wie er sitzt, wie er steht, wie er sich auf die Untersuchungsliege legt. Im vorangegangenen Gespräch hat er sich bereits einen ausführlichen Eindruck über die psychischen Besonderheiten des Patienten verschaffen können, er hat die Konzentration, die Aufmerksamkeit, das Gedächtnis und das Sprachverhalten beurteilt. Der Arzt wird den Kopf nach lokalen Veränderungen, wie z. B. Infektionen oder Verletzungen, untersuchen. Er wird die Schmerzempfindlichkeit der Kopfmuskulatur durch Druck auf die Muskeln prüfen. Im normalen Untersuchungsablauf schließt sich dann eine Untersuchung der Kopfblutgefäße an; es werden mit dem Stethoskop die Gefäßabschnitte des Halses abgehört. Bestimmte Nervenaustrittspunkte aus dem Schädel werden hinsichtlich einer erhöhten Schmerzempfindlichkeit betastet.

Im Anschluss daran wird die Aufmerksamkeit auf die Beweglichkeit der Halswirbelsäule und der Halsmuskulatur gerichtet (◘ Abb. 12). Die Nervenfunktionen des Kopfes werden dann im Einzelnen überprüft. Dazu gehören zum Beispiel die Beweglichkeit der Kopfmuskulatur und die Empfindlichkeit der Hautnerven des Kopfes. Mit einem Augenspiegel wird der Arzt dann die Augen und mit einem Ohrenspiegel die Ohren genauer ansehen.

> Eine sorgfältige Untersuchung ist erforderlich, um sekundäre Kopfschmerzen zu erfassen oder auszuschließen

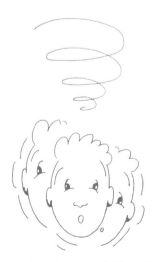

◘ **Abb. 12.** Die Überprüfung der Beweglichkeit der Halswirbelsäule ist Bestandteil der körperlichen Untersuchung.

**◘ Abb. 13.** Auslösung eines Muskelreflexes durch einen Neurologen zur Überprüfung der Nervenfunktionen.

Der weitere Untersuchungsgang schließt die Untersuchung von Muskelfunktionen des Körpers und von Sinnesfunktionen ein. Mit einem Reflexhammer werden die Reflexe überprüft (◘ Abb. 13). Die Koordination der Körperorgane wird getestet, z. B. in Standüberprüfungen oder in Beweglichkeitsprüfungen.

Schließlich wird das Gefäßsystem untersucht, das Herz wird mit einem Stethoskop abgehört und der Blutdruck gemessen. Nach diesem Untersuchungsgang hat sich der Arzt genügend Gewißheit verschafft, ob Hinweise für bestimmte Erkrankungen vorliegen oder nicht. Bestehen solche Hinweise, dann werden weitere diagnostische Tests notwendig werden. Im anderen Falle, wenn also der körperliche Untersuchungsbefund regelrecht ausfällt, besteht für den Arzt keine Veranlassung, weitere Untersuchungen durchzuführen.

**Das ausführliche Gespräch und eine ausführliche körperliche Untersuchung sind Grundvoraussetzungen für eine erfolgreiche Kopfschmerztherapie und für ein Vertrauensverhältnis zwischen Arzt und Patient.**

## Apparative Zusatzuntersuchungen

### Automatische Computeranalyse der Kopfschmerzen

Mittlerweile wurden die Kriterien aller klinisch relevanten Kopfschmerztypen der Kopfschmerzklassifikation der Internationalen Kopfschmerzgesellschaft (IHS) als Basis für ein Computerprogramm herangezogen. Da gerade bei der Migräne und dem Kopfschmerz vom Spannungstyp zuverlässige, für den Einzelfall gültige, objektive apparative Parameter nicht existieren, ist die genaue Erfassung der Kopfschmerzvorgeschichte und -phänomenologie entscheidend für eine erfolgreiche Therapie (◼ Abb. 14). Das Programm kann über das Internet auf jeden Computer geladen werden (Adresse: www.kopfschmerzzentrum.de).

> Ein Computerprogramm analysiert genau den Kopfschmerztyp

Die Kopfschmerzklassifikation gibt exakte Kriterien für die Kopfschmerztypen an, und es ist somit möglich, das Vorhandensein dieser Kriterien durch eine Computeranalyse überprüfen zu lassen. Die IHS-Klassifikation legt definitiv fest, welche Kriterien vorhanden sein müssen, um eine bestimmte Kopfschmerzdiagnose zu stellen. Zweideutige Parameter wie „oft", „manchmal", „gewöhnlich" werden nicht verwendet, sodass eine eindeutige Zuordnung realisiert werden kann.

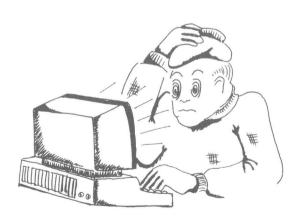

◼ **Abb. 14.** Eine Computerbefragung ermöglicht eine objektive Analyse der Kopfschmerzmerkmale.

Zur Computerbefragung nimmt der Patient vor dem Bildschirm Platz, und der Arzt oder ein Praxismitarbeiter startet nach Eingabe der Patientendaten die Analyse. Das Programm fragt den Patienten nach dem Ablauf der Kopfschmerzen und überprüft automatisch, ob die Merkmale mit den diagnostischen Kriterien der Internationalen Kopfschmerzgesellschaft übereinstimmen (◘ Abb. 15). Das Programm kann auch eine fremdsprachige Befragung durchführen, es gibt mittlerweile eine deutsche, türkische, dänische und englische Version. Dadurch kann auch bei Sprachschwierigkeiten eine sichere Kopfschmerzanalyse ermöglicht werden.

Entscheidender Vorteil dieser automatischen Kopfschmerzbeschreibung ist, dass die Erfassung der Kopfschmerzmerkmale standardisiert erfolgt und die Objektivität gewährleistet ist. Die Kriterien werden immer fehlerfrei analysiert, und Expertenwissen ist jederzeit und prinzipiell an jedem Ort zugänglich. Das Programm ermöglicht eine spezifische Befunderhebung und verbessert damit die Wahrscheinlichkeit einer effektiveren Kopfschmerztherapie.

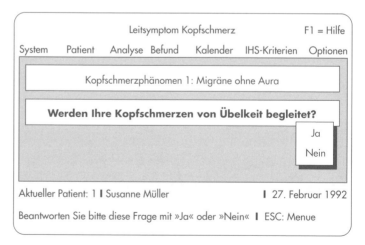

◘ **Abb. 15.** Beispiel einer Befragung durch den Computer zur Kopfschmerzanalyse.

## Gezielter Einsatz weiterer Untersuchungsverfahren

Bestehen aufgrund der körperlichen und neurologischen Untersuchung Zweifel an einem regelrechten Befund, muss der Arzt diese Zweifel durch weitere Untersuchungen entweder ausschließen oder aber erhärten. Diese Untersuchungsmethoden sollten nur gezielt, also bei bestimmten Verdachtsmomenten aufgrund der ärztlichen Untersuchung eingesetzt werden.

Untersuchungsverfahren, die in dieser Situation genutzt werden, sind das Elektroenzephalogramm, das Computertomogramm oder das Kernspintomogramm. Diese Untersuchungsmethoden werden in der Regel dazu eingesetzt, um Störungen im Hirn festzustellen. Um Erkrankungen des Herz-Kreislauf-Systems zu erfassen, können ein Elektrokardiogramm (EKG) und eine Doppler-Sonographie durchgeführt werden. Blutuntersuchungen werden zum Ausschluss von Erkrankungen innerer Organe ebenfalls eingesetzt.

*Mit weiteren Untersuchungsverfahren können Störungen des Gehirns, und anderer Organe erfasst werden*

## Elektroenzephalogramm

Im Elektroenzephalogramm (EEG) kann die elektrische Tätigkeit des Gehirns bestimmt werden.

Störungen der elektrischen Aktivität des Gehirns können bei verschiedenen Gehirnerkrankungen bestehen. Die Durchführung eines Elektroenzephalogramms ist nicht schmerzhaft oder schädlich. Es werden an bestimmten Stellen des Kopfes Elektroden aufgelegt, ein Registriergerät misst dann die Hirnströme und zeichnet sie auf (◻ Abb. 16). Das Elektroenzephalogramm wird in der Regel von Neurologen abgeleitet und ausgewertet und ist bei primären Kopfschmerzerkrankungen ein aussagekräftiges Verfahren. Eine Spezial-EEG-Untersuchung ist die sog. Contingente Negative Variation (CNV), die ebenfalls bei Kopfschmerzerkrankungen sehr aufschlussreich sein kann.

*Veränderungen der Hirnströme weisen den Weg zur Kopfschmerzursache*

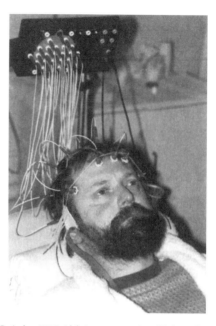

■ Abb. 16. Bei der EEG-Ableitung werden Elektrodenstifte auf die Kopfhaut gesetzt, um die Gehirnströme zu messen. Der Neurologe kann durch Störungen des Hirnstrombildes verschiedene Erkrankungen des Gehirns feststellen.

### Computertomogramm (CT)

Das Computertomogramm erstellt ein Schichtenbild des Gehirns

Mit dem Computertomogramm des Gehirns kann ein Bild des Hirnaufbaus in verschiedenen Ebenen gewonnen werden. Dazu muss der Patient auf einer fahrbaren Untersuchungsliege Platz nehmen, und der Kopf wird in einer genauen Position fixiert (■ Abb. 17). Da die Untersuchungsliege auf einer Schiene fahrbar angeordnet ist, kann der untersuchende Arzt genau die Ebene des Gehirns vorgeben, die untersucht werden soll. In der Regel werden mehrere Ebenen (Schichten) des Gehirns erfasst, um den gesamten Hirnaufbau im Bild darstellen zu können.

Um die Bilder zu erzeugen, werden von einer um den Kopf angeordneten Kreisbahn aus nacheinander feine Röntgenstrahlen durch den Kopf des Patienten geschickt. Der Röntgenstrahl wird durch die verschiedenen Hirngewebe unterschiedlich abgeschwächt. Ein Sensor misst diese unter-

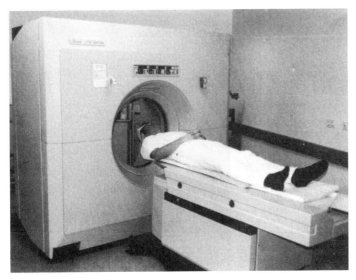

■ Abb. 17. Anfertigung eines Computertomogramms des Kopfes (CT).

schiedlichen Abschwächungen, und ein Computer kann aus diesen Informationen dann auf einem Fernsehbildschirm den Gehirnaufbau in verschiedenen Schichten graphisch darstellen.

**Ein Computertomogramm sollte ebenso wie auch andere Röntgenaufnahmen nicht routinemäßig bei Kopfschmerzen durchgeführt werden, sondern nur dann, wenn sich aus dem körperlichen Untersuchungsbefund oder aus der Kopfschmerzgeschichte Hinweise für bestimmte Hirnerkrankungen zeigen.**

Ein wichtiger Grund für den zurückhaltenden Einsatz ist, dass die Erstellung des Computertomogramms mit einer Strahlenbelastung einhergeht. Zum anderen ist ein Computertomogramm ein zeitaufwendiges und kostenintensives Untersuchungsverfahren, das man bei einer sorgfältigen körperlichen klinischen Untersuchung mit regelrechtem Befund vermeiden kann, da es dann keine Zusatzinformationen bringt und nur einen normalen Untersuchungsbefund nochmals bestätigt.

## Magnet-Resonanz-Tomographie (MRT)

Mit der Magnet-Resonanz-Tomographie können – ohne Röntgenstrahlen – die verschiedenen Ebenen des Hirnaufbaus erfasst werden

Die Magnet-Resonanz-Tomographie oder, wie sie auch bezeichnet wird, die Kernspintomographie (MRT) ist ebenfalls in der Lage sehr genau ein Bild des Hirnaufbaus in verschiedenen Ebenen zu liefern. Im Unterschied zum Computertomogramm werden bei der Magnet-Resonanz-Tomographie keine Röntgenstrahlen eingesetzt.

Das Diagnoseverfahren nutzt ein sehr starkes Magnetfeld sowie pulsförmig eingestrahlte Radiowellen von geringer Intensität. Dadurch werden die wasserhaltigen Bestandteile des Hirngewebes zur sog. Kernspinresonanz angeregt. Die Protonen werden aus ihrer bevorzugten Lage im Magnetfeld, ähnlich wie Kompassnadeln, ausgerichtet. Bei Abschalten des elektromagnetischen Feldes drehen sich die Protonen („spin") wieder in ihre Vorzugslage zurück und senden dabei elektromagnetische Wellen aus. Diese Wellen können von einer Empfängerspule empfangen werden. Je größer die Wasser- oder Protonendichte in einem Gewebe ist, um so größer ist das Signal. Durch Messungen in vielen Richtungen entstehen sehr viele Einzelwerte, die ein Computer graphisch in Grauabstufungen umsetzt. Wasser- und fettreiche Gewebe werden hell dargestellt, wasserstoffarme Gewebe dagegen dunkel. Das Verfahren erlaubt eine sehr kontrastreiche Darstellung von Weichteilen des Kopfes.

Vorteile der Magnet-Resonanz-Tomographie sind, dass die Hirnweichteile besonders genau dargestellt werden und dass darüber hinaus keine Röntgenstrahlenbelastung der Patienten durch die Untersuchung bedingt wird. Allerdings ist die Magnet-Resonanz-Tomographie ebenfalls sehr zeitaufwendig und kostenintensiv und soll deshalb nur gezielt bei nicht regelrechtem körperlichen Untersuchungsbefund eingesetzt werden.

## Doppler-Sonographie

Mit der Doppler-Sonographie untersucht der Neurologe die Blutflussgeschwindigkeit in den hirnversorgenden Blutgefäßen. Diese Untersuchung ist möglich für die Gefäße, die außerhalb des Kopfes liegen, aber auch für Gefäße, die innerhalb des Kopfes lokalisiert sind. Während der Untersuchung wird mit einer Sonde versucht, durch ein Ultraschallsignal das Gefäß zu erfassen. Von den in den Gefäßen fließenden Blutkörperchen wird dieses Ultraschallsignal reflektiert, von einem Sensor wiederum gemessen und mit einem Computer dann die Blutflussgeschwindigkeit bestimmt. Der diagnostische Wert von Doppler-sonographischen Untersuchungen bei Kopfschmerzen ist in der Regel gering, und diese Untersuchung trägt im Vergleich zu anderen Untersuchungsverfahren wenig zur Diagnose von Kopfschmerzen bei.

> Mit der Doppler-Sonographie kann die Geschwindigkeit des Blutes im Gehirn festgestellt werden, allerdings ist der diagnostische Wert nur gering

## Elektromyographische Untersuchungen (EMG)

Der Neurologe kann durch elektromyographische Untersuchungen (EMG) die Steuerung und die Aktivität von Muskeln des Kopfes messen. Eine besonders aussagekräftige Untersuchung besteht darin, die Unterdrückung der Aktivität der Kaumuskulatur bei Reizung des Gesichtsnerven zu bestimmen (◉ Abb. 18). Dieses Untersuchungsverfahren trägt den etwas komplizierten Namen „exteroceptive Suppression der Aktivität des Musculus temporalis", abgekürzt ES. Es handelt sich dabei um die Messung eines Reflexes, der auch im Alltag von Bedeutung ist. Immer dann, wenn man sich auf die Lippe beißt oder beim Sprechen oder Kauen die Zunge verletzt werden könnte und ein Schmerzreiz dadurch erzeugt wird, versucht das Hirn sehr schnell, die Kaumuskelaktivität zu blockieren, um eine Verletzung zu vermeiden. Genau dieses kann der Neurologe im Labor direkt messen und dabei Hinweise auf die Nervenfunktion im Gehirn bestimmen. Bei bestimmten Kopfschmerzformen zeigt sich eine Reduktion oder sogar ein Ausfall von Hemmungsphasen im EMG.

> Mit dem EMG können Steuerung und Aktivität von Kopfmuskeln gemessen werden

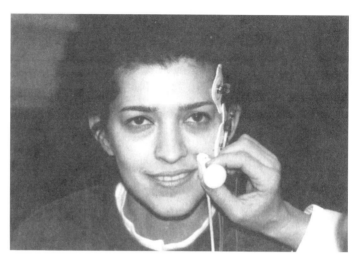

**Abb. 18.** Elektromyographische Untersuchung zur Bestimmung der Kopfmuskelsteuerung und -aktivität.

### Weitere Untersuchungsverfahren

Bei einzelnen Kopfschmerzerkrankungen sind sehr spezifische Untersuchungen durch verschiedenste Spezialisten notwendig. Dazu gehören z. B. der Augenarzt, der Hals-, Nasen-, Ohrenarzt, der Internist, der Kieferchirurg, der Neurochirurg, der Neurologe, der Orthopäde oder der Zahnarzt.

*Mit der Lumbalpunktion kann das Nervenwasser untersucht werden*

Manchmal ist auch eine Klinikaufnahme erforderlich, um besondere Untersuchungsverfahren durchzuführen. Dazu gehört z. B. die Untersuchung des Nervenwassers (Lumbalpunktion). Dabei wird, ähnlich wie bei einer Blutabnahme, mit einer Nadel am Rücken etwas Nervenwasser (Liquor cerebrospinalis) abgenommen. Die Untersuchung ist in aller Regel harmlos und kann von einem Neurologen leicht durchgeführt werden.

*Nur selten müssen Blutgefäße mit der Angiographie untersucht werden*

Eine weitere spezielle Untersuchungen ist die Darstellung der Blutgefäße im Gehirn durch eine Angiographie. Solche Untersuchungen sind aber nur sehr speziellen Fällen vorbehalten.

Eine Blutentnahme kann zur Untersuchung verschiedener Organfunktionen erfolgen. Insbesondere werden dabei jedoch

in der Regel ein Blutbild, die Nieren- und die Leberfunktion ermittelt sowie die Blutsenkungsgeschwindigkeit zur Bestimmung von Entzündungsreaktionen erfasst.

Blutentnahmen
erfolgen zur Unter-
suchung verschie-
dener Organfunk-
tionen

## Warnsignale gefährlicher Kopfschmerzen

Stetige Aufmerksamkeit bei der Behandlung von Kopfschmerzen erfordert die Erfassung von Hinweisen von ernsten oder
gar lebensgefährlichen Erkrankungen, die als Symptom Kopfschmerzen erzeugen.

Besondere Vorsicht ist dann geboten, wenn es sich um eine
*erste Kopfschmerzattacke* oder um außergewöhnlich *schwere
Kopfschmerzattacken* handelt. Dann ist unbedingt nach Warn-
anzeichen von symptomatischen Kopfschmerzerkrankungen
zu suchen.

Warnsignale für
ernste Erkrankun-
gen können

- Fieber und Schüttelfrost deuten auf eine infektiöse Grundlage hin, also z.B. auf eine Entzündung durch Bakterien,
Viren oder Pilze.

Fieber- und Schüt-
telfrost,

- Nackensteifigkeit, Nacken- oder Rückenschmerz können
ebenfalls Anzeichen für Infektionen, im extremen Fall
auch Hinweise für Blut oder Eiter im Schädelinnenraum
sein.

Nackensteifigkeit,
Nacken- und
Rückenschmerz,

- Chronische bzw. kontinuierlich zunehmende Muskelschmerzen, Gelenkschmerzen und Müdigkeit können
durch Blutgefäß- oder Muskelentzündungen hervorgerufen werden. Betreffen solche Entzündungen auch Gefäße
des Kopfes, können sie mit starken Kopfschmerzen einhergehen. Entzündungen im Bereich der Schläfenarterie werden Arteriitis temporalis genannt. Diese Erkrankung tritt
insbesondere bei Patienten, die das 50. Lebensjahr überschritten haben, auf.

zunehmende
Muskel-, Gelenk-
und Schläfen-
Kopfschmerzen

- Warnsymptome für einen erhöhten Druck im Schädelin-
nenraum sind zunehmende Müdigkeit, Gedächtnis- und
Konzentrationsstörungen, allgemeine Erschöpfbarkeit,
Schwindel, Übelkeit und Gangschwierigkeiten. Ein erhöh-

sowie zunehmende
Müdigkeit, Ge-
dächtnisschwierig-
keiten, Übelkeit
und Gangschwierig-
keiten sein

ter Hirndruck kann z. B. nach Schädelverletzungen, bei Stoffwechselerkrankungen oder bei Hirntumoren auftreten.

Wie bereits weiter oben beschrieben, gehen Kopfschmerzen zwar für viele Menschen mit einer schlimmen Behinderung einher, sind aber in den wenigsten Fällen lebensbedrohlich. Trotzdem sollten Patienten mit Kopfschmerzen immer ärztlich untersucht werden.

**Immer vorsichtig sein, wenn sich Kopfschmerzen ändern!** Bei *Änderungen der Merkmale von Kopfschmerzen,* auch nach sonst gleichförmigem, langjährigem Verlauf, sollte eine sorgfältige Überprüfung der Kopfschmerzdiagnose erfolgen. Immer dann, wenn solche Störungen vorliegen, soll eine besonders eingehende allgemeine und neurologische Untersuchung und ggfs. anschließende apparative Diagnostik eingeleitet werden.

Gefährliche Erkrankungen, die sich hinter Kopfschmerzen verbergen, sind erfreulicherweise die seltene Ausnahme. Außerdem gehen solche Erkrankungen in aller Regel mit Störungen einher, die bei der ärztlichen Untersuchung sehr leicht erkannt werden können. Sind solche Störungen durch eine gründliche neurologische Untersuchung ausgeschlossen, ist die Sorge vor einer lebensbedrohlichen Erkrankung als Ursache der Kopfschmerzen unbegründet.

# 5
# Migräne

## Die drei Phasen der Migräne

### Die Migräne kündigt sich an: Hinweissymptome

Etwa 30% der betroffenen Menschen bemerken schon bis zu zwei Tage vor Beginn des Migräneanfalles Hinweissymptome für den kommenden Migräneanfall (◘ Abb. 19). Solche Hinweise sind z. B. Hunger nach bestimmten Speisen, Verstimmung, häufiges Gähnen, verstärkte Aktivität, Müdigkeit oder anderes. Manchmal werden solche Hinweissymptome als Ursache des Migräneanfalles angeschuldigt. Hat man am Abend vor der Migräneattacke aufgrund bestimmter Aktivierungen des Gehirns plötzlich nochmals Hunger nach Süßem und isst eine Tafel Schokolade, wird man sich möglicherweise bei der Suche nach einer Erklärung für die Kopfschmerzen daran erinnern und die Tafel Schokolade als Ursache des Anfalles anschuldigen (◘ Abb. 20). Gleiches gilt z. B. für eine übermäßige Gereiztheit, die z. B. den Vortag einer Migräneattacke zu Stress ausarten lässt. In dieser Situation wird schnell der Stress als Ursache der folgenden Kopfschmerzattacke identifiziert. In beiden Fällen können jedoch diese Ereignisse schon Symptom der Kopfschmerzerkrankung sein.

Hinweissymptome für den kommenden Migräneanfall können bis zu zwei Tagen vor Beginn auftreten!

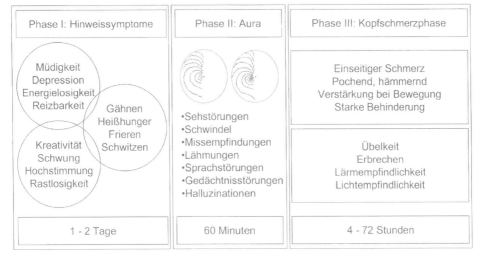

| Phase I: Hinweissymptome | Phase II: Aura | Phase III: Kopfschmerzphase |
|---|---|---|
| Müdigkeit<br>Depression<br>Energielosigkeit<br>Reizbarkeit<br>Gähnen<br>Heißhunger<br>Frieren<br>Kreativität  Schwitzen<br>Schwung<br>Hochstimmung<br>Rastlosigkeit | •Sehstörungen<br>•Schwindel<br>•Missempfindungen<br>•Lähmungen<br>•Sprachstörungen<br>•Gedächtnisstörungen<br>•Halluzinationen | Einseitiger Schmerz<br>Pochend, hämmernd<br>Verstärkung bei Bewegung<br>Starke Behinderung<br><br>Übelkeit<br>Erbrechen<br>Lärmempfindlichkeit<br>Lichtempfindlichkeit |
| 1 - 2 Tage | 60 Minuten | 4 - 72 Stunden |

◘ **Abb. 19.** Der Ablauf der Migräneattacke.

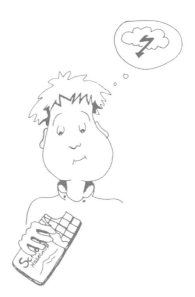

◘ **Abb. 20.** Oft wird Schokolade als Auslöser für Migräneattacken verantwortlich gemacht. Aber Heißhunger nach Süßem kann bereits ein Symptom der kommenden Migräneattacke sein.

*Merke:* **Hinweissymptome für sich ankündigende Migräne-attacken dürfen nicht als *Ursachen* der Migräne interpretiert werden.**

## Die Morgendämmerung der Migräne: die Auraphase

Bei ca. 10 % der Menschen beginnt der eigentliche Migränean-fall mit *neurologischen Störungen*. Dieser Zeitabschnitt wird „Aura" genannt. „Aura" im Altgriechischen steht für Aurora, die Göttin der Morgenröte, das aufziehende Licht; im Latei-nischen bedeutet Aura jedoch auch Hauch, Dunst oder Schimmer. Das Wort Aura soll die langsam sich während 30 bis 60 Minuten ausbreitenden Sehstörungen und sonstigen neu-rologischen Symptome beschreiben, die vor der Kopfschmerz-phase auftreten, – ähnlich wie die langsam aufsteigende Mor-genröte den Tag einleitet.

Die Aura leitet die Migräneattacke ein und breitet sich langsam aus

Am häufigsten finden sich Störungen in Form von ein-seitigen Gesichtsfeldausfällen. Im linken oder rechten Teil des Gesichtsfeldes können allmählich zunehmend Flimmer-erscheinungen auftreten. Oft zeigen sich Zickzacklinien, die allmählich an Größe und Ausbreitung zunehmen. Manchmal berichten die Betroffenen, dass diese Zickzacklinien farbige Randzacken ausbilden und flimmern oder flackern. Teilweise finden sich auch Flecken im Gesichtsfeld, in denen man nichts sehen kann. Das Lesen eines Textes ist dann sehr erschwert. Die Gesichtsfeldstörungen können auch in Form von Schleier-oder Schlierenbildung auftreten (◻ Abb. 21).

Das Typische an der Migräne sind nicht der Kopfschmerz, die Übelkeit oder das Erbrechen, sondern die beschriebenen neurologischen Störungen und deren charakteristisches zeitli-ches Ausbreiten und Abklingen. Dieses Verhalten der Störungen findet sich bei keiner anderen Erkrankung. Gleichzeitig kenn-zeichnen sie die Migräne als *neurologisches Krankheitsbild*. Die Migräne geht mit einer umschriebenen Störung der Nerven-funktion im Gehirn einher, die sich langsam ausbreitet.

Die Aura charakteri-siert die Migräne als neurologische Erkrankung

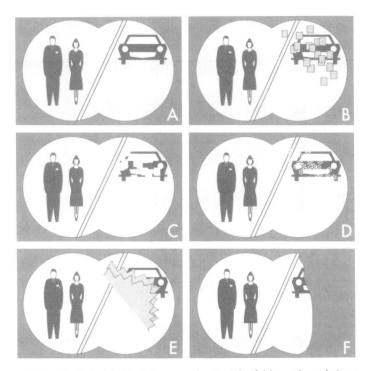

**⬤ Abb. 21.** Beispiele für Störungen des Gesichtsfeldes während einer Migräneaura. Unter Gesichtsfeld versteht man den Ausschnitt der Umwelt, den man mit den Augen sehen kann. **A** Normales Gesichtsfeld. **B** Sog. positives Skotom mit Flecken im Gesichtsfeld, die leuchten oder farbig sein können. **C** Sog. negatives Skotom mit Flecken ohne Scheindruck. **D** Schlieren- und Schleierbildung. **E** Langsam sich ausbreitende Zick-Zacklinien, sog. Fortifikationsspektren. **F** Zunehmende Einschränkung des Gesichtsfeldes (sog. Hemianopsie).

Neurologische Störungen vor Beginn der Migräneattacke müssen nicht nur auf das Gesichtsfeld beschränkt sein. Grundsätzlich kann jedes Krankheitszeichen auftreten, das durch eine umschriebene fehlerhafte Funktion des Gehirnes ausgelöst werden kann. Häufig finden sich Schwindel oder Sprachstörungen. Manche Betroffene geben Kribbelmissempfindungen in bestimmten Körperteilen an. Diese Missempfindungen breiten sich typischerweise regelmäßig aus, z. B. von den Fingerspitzen ziehen sie hoch zur Schulter. Auch allmählich zunehmende Lähmungserscheinungen von Händen oder Beinen

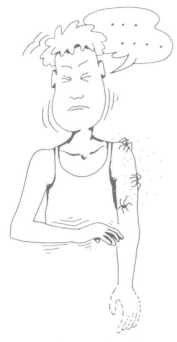

■ Abb. 22. Aurasymptome können sehr vielfältig sein. Charakteristisch ist, dass sie sich langsam ausbreiten. Bei diesem Patienten traten zuerst Wortfindungsstörungen ein, anschließend verspürte er ein langsam sich ausbreitendes Kribbeln im linken Oberarm, das sich schließlich bis zu den Fingerspitzen ausdehnt.

sind vor Beginn der Kopfschmerzattacke möglich. Oft leiden Menschen anfallsweise über Jahre an solchen Störungen, ohne dass es ihnen klar ist, dass es sich dabei um Migräneattacken handelt (■ Abb. 22).

Teilweise können während eines Migräneanfalls nicht nur ein, sondern mehrere Aurasymptome auftreten. Im typischen Fall treten diese Beschwerden dann nicht gleichzeitig auf, sondern nacheinander.

*Merke:* An diesem zeitlichen Ablauf, entweder
– allmählicher Zunahme und Abklingen oder der
– Folge von mehreren Störungen,
kann der Arzt am besten neurologische Fehlfunktionen bei einer Migräne von anderen Erkrankungen abgrenzen.

Die typische
Aura dauert
30 – 60 Minuten
Die Auraphase dauert in der Regel 30 Minuten bis eine Stunde. Nach spätestens einer Stunde schließt sich die Kopfschmerzphase an. Es gibt jedoch auch gelegentlich Migräneanfälle, bei denen die zeitliche Abfolge anders abläuft. So kann die Aura auch länger als eine Stunde dauern. Die Ärzte bezeichnen diese dann als prolongierte (= verlängerte) Aura. In seltenen Fällen klingen die Aurasymptome nicht ab, und es kommt zu bleibenden Störungen, z. B. bleibt nach dem Migräneanfall ständig

Auren können auch
in einen Hirninfarkt
überleiten
ein „blinder Fleck" im Gesichtsfeld zurück. Diese bleibenden Störungen werden als „migränöser Infarkt" bezeichnet. Die Kriterien der Migräneaura und der zeitliche Verlauf werden in der ◘ Tabelle 1 zusammenfassend aufgeführt.

Am häufigsten
treten Seh-
störungen auf
Am häufigsten tritt eine Aura in Form von Sehstörungen auf. Üblicherweise zeigt sich die Störung als sog. „Fortifikationsspektrum". Man versteht darunter eine sternförmige Figur in der Nähe des Blickpunktes, die sich allmählich nach rechts oder links ausdehnt, eine nach außen gebogene Form mit gezackter, flimmernder Randzone annimmt und in ihrem Zentrum einen graduell unterschiedlichen blinden Fleck (sog. Skotom) hinterlässt (◘ Abb. 23).

| ◘ Tabelle 1. **Die Merkmale der Migräneaura** | |
|---|---|
| **Hauptmerkmale** | **Teilkriterien** |
| Mindestens drei der vier Teilkriterien müssen erfüllt sein | 1. Mindestens ein Aurasymptom<br>2. Allmähliche Entwicklung der Störung oder bei mehreren Symptomen folgt eines dem anderen zeitlich nach<br>3. Kein Symptom dauert länger als 60 Minuten<br>4. Zeitraum zwischen Aura und Kopfschmerz beträgt max. 60 Minuten |
| Attackenanzahl | Wenigstens zwei vorangegangene Attacken |
| Ausschluss symptomatischer Kopfschmerzen | Durch ärztliche Untersuchung |

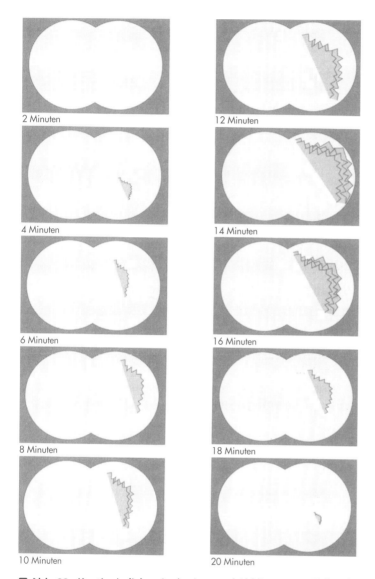

2 Minuten

12 Minuten

4 Minuten

14 Minuten

6 Minuten

16 Minuten

8 Minuten

18 Minuten

10 Minuten

20 Minuten

◨ **Abb. 23.** Kontinuierliches Ausbreiten und Abklingen von Zickzacklinien (Fortifikationsspektren) und blinden Flecken (Skotome) während
einer Migräneaura.

Der Begriff Fortifikationsspektrum wurde gewählt, weil die Zickzacklinien dem Grundriss von Festungsanlagen gleichen, wie sie typischerweise in der Renaissance-Zeit gebaut wurden. Da die Kanonenkugel erfunden war, baute man die Festungsmauern nicht mehr als gerade Wand, sondern in Zickzacklinien, um die Wucht der aufprallenden Kanonenkugeln durch die schrägen Mauerwände abzulenken.

In anderen Fällen tritt ein Skotom ohne zusätzliche visuelle Phänomene auf, dessen Beginn zwar oft als akut beschrieben wird, das bei genauer Analyse aber doch eine allmähliche Größenzunahme aufweist.

**Zweithäufigstes Aurasymptom sind Sensibilitätsstörungen** Nächsthäufiges Aurasymptom sind Sensibilitätsstörungen in Form nadelstichartiger Missempfindungen, die sich vom Ausgangspunkt allmählich ausdehnen und größere oder kleinere Teile einer ganzen Körperseite und des Gesichtes erfassen können. Im Zentrum dieser Sensibilitätsstörung entwickelt sich ein tauber Bereich, der bisweilen auch als alleiniges Symptom auftreten kann.

Weniger häufige Aurasymptome sind Sprachstörungen, üblicherweise als Schwierigkeit empfunden, Worte richtig auszusprechen (Dysphasie), die sich oft nicht näher einordnen lassen, sowie eine einseitige motorische Schwäche. Gewöhnlich folgen die Symptome in Reihenfolge aufeinander, beginnend mit visuellen Symptomen, dann gefolgt von Sensibilitätsstörungen, Dysphasie und motorischer Schwäche. Aber auch eine umgekehrte Reihenfolge oder eine andere Reihung kommen vor.

Wenn die Patienten Schwierigkeiten bei der Beschreibung ihrer Symptome haben, sollten sie den Zeitablauf und die Symptome aufzeichnen, am besten im Rahmen eines Kopfschmerztagebuches. Nach einer solchen Beobachtung wird das klinische Bild meist klarer. Übliche Fehler bei der rückblickenden Beschreibung sind ungenaue Angaben über die Seite des Kopfschmerzes, Angaben über einen plötzlichen statt eines tatsächlich graduellen Beginns der Aurasymptome, Angaben über Störungen nur eines Auges statt tatsächlich gleichseitiger Störungen auf beiden Augen und ungenaue Angaben über die Dauer der Aura.

## Die Migräne im Zenit: die Kopfschmerzphase

Die Kopfschmerzphase ist der bekannteste Abschnitt der Migräneattacke. Der Grund dafür ist, dass ca. 90 % der Migräneattacken ohne Auraphase einhergehen. Diese Verlaufsform der Migräne wird als *Migräne ohne Aura* bezeichnet. Die übrigen 10 % der Migräneattacken, bei denen vor Beginn der Kopfschmerzphase neurologische Begleitstörungen auftreten, werden entsprechend *Migräne mit Aura* genannt. Insgesamt unterscheiden die Ärzte 18 verschiedene Unterformen der Migräne. Die Formen, die vom zeitlichen Ablauf unterschieden werden, sind in ◘ Abb. 24 dargestellt.

Die Kopfschmerzphase während der Migräne charakterisiert sich durch einen typischerweise einseitig auftretenden Kopfschmerz (◘ Abb. 25). Meistens ist dieser um ein Auge oder im Schläfenbereich lokalisiert. Aber auch jede andere Re-

90 % der Migräneattacken weisen keine Aura vor der Kopfschmerzphase auf

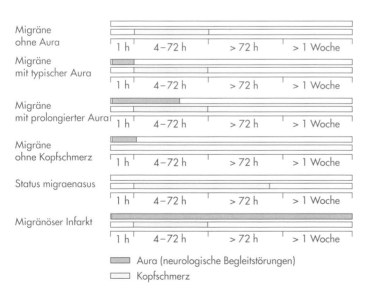

◘ Abb. 24. Zeitliches Ablaufmuster verschiedener Migränetypen.

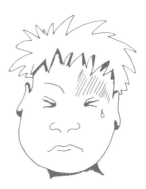

⬛ **Abb. 25.** Der umschriebene, sich langsam ausbreitende Kopfschmerz war Namenspate für die Bezeichnung Migräne.

gion und auch beidseitiges Auftreten ist möglich. Der Kopfschmerz kann auch an verschiedenen Stellen nacheinander während der Attacke auftreten.

 **Das Umherziehen des Kopfschmerzes führte auch zur Namensgebung Migräne. Das Wort stammt aus dem lateinischen „migrare" und bedeutet „umherziehen" oder „wandern" oder sinngemäß, dass der Schmerz sich langsam ausbreitet.**

Der Schmerz wird als pulsierend, hämmernd oder pochend verspürt. Jeder Pulsschlag verstärkt den Kopfschmerz; entsprechend ändert sich die Kopfschmerzintensität wellenförmig.

Der Kopfschmerz während der Migräneattacke hat eine so starke Intensität, dass Arbeits- oder Freizeitaktivitäten behindert oder komplett unmöglich gemacht werden (⬛ Abb. 26). Körperliche Belastungen, wie Treppensteigen oder Koffertragen, verstärken die Kopfschmerzen.

Appetitlosigkeit, Übelkeit oder Erbrechen sind charakteristische Begleitstörungen. Zusätzlich können Reizstörungen anderer Sinnesorgane auftreten, wie z. B. Lärm- oder Lichtüberempfindlichkeit. Besonders unangenehm ist eine ausgeprägte Geruchsüberempfindlichkeit. Die Patienten legen sich typischerweise in ihr Bett, ziehen die Vorhänge zur Verdunklung zu und erbitten Ruhe.

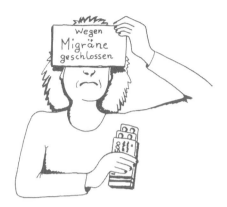

◘ Abb. 26. Migränekopfschmerz hat eine so starke Intensität, dass die momentane Tätigkeit unterbrochen werden muss.

Da die Migräne eine anfallsweise auftretende Erkrankung ist, werden zur Diagnosestellung mindestens bereits fünf abgelaufene Kopfschmerzanfälle gefordert. Diese Anfallswiederholung bestätigt das charakteristische, wiederkehrende Auftreten.

In ◘ Tabelle 2 werden die einzelnen Kriterien der Migräne ohne Aura zusammenfassend aufgelistet. Dabei wird deutlich,

Erst nach der fünften Attacke kann die Diagnose Migräne gestellt werden

| ◘ Tabelle 2. Merkmale der Migräne ohne Aura | |
|---|---|
| **Hauptmerkmale** | **Kriterien** |
| Dauer | 4–72 Stunden |
| Kopfschmerz-charakteristika (mindestens zwei) | 1. Einseitiger Kopfschmerz<br>2. Pulsierender Charakter<br>3. Erhebliche Behinderung der Tagesaktivität<br>4. Verstärkung bei körperlicher Aktivität |
| Begleitphänomene der Kopfschmerzen (mindestens eines) | 1. Übelkeit<br>2. Erbrechen<br>3. Lichtüberempfindlichkeit<br>4. Lärmüberempfindlichkeit |
| Attackenanzahl | Wenigstens fünf vorangegangene Attacken |
| Ausschluss symptomatischer Kopfschmerzen | Durch ärztliche Untersuchung |

dass nicht alle der aufgezählten Störungen für die Diagnosestellung erforderlich sind. Es ist ausreichend, wenn eine klar
definierte Mindestanzahl von Symptomen besteht.

**Übersicht**
**Einteilung der Migräne nach der Internationalen**
**Kopfschmerzklassifikation (2003)**

1  Migräne
   1.1  Migräne ohne Aura
   1.2  Migräne mit Aura
      1.2.1  Typische Aura mit Migränekopfschmerz
      1.2.2  Typische Aura mit Kopfschmerzen,
            die nicht einer Migräne entsprechen
      1.2.3  Typische Aura ohne Kopfschmerz
      1.2.4  Familiäre hemiplegische Migräne
      1.2.5  Sporadische hemiplegische Migräne
      1.2.6  Migräne vom Basilaristyp
   1.3  Periodische Syndrome in der Kindheit,
      die im allgemeinen Vorläufer einer Migräne sind
      1.3.1  Zyklisches Erbrechen
      1.3.2  Abdominelle Migräne
      1.3.3  Gutartiger paroxysmaler Schwindel in der
            Kindheit
   1.4  Retinale Migräne
   1.5  Migränekomplikationen
      1.5.1  Chronische Migräne
      1.5.2  Status migraenosus
      1.5.3  Persistierende Aura ohne Hirninfarkt
      1.5.4  Migränöser Infarkt
      1.5.5  Zerebrale Krampfanfälle, durch Migräne
            getriggert
   1.6  Wahrscheinliche Migräne
      1.6.1  Wahrscheinliche Migräne ohne Aura
      1.6.2  Wahrscheinliche Migräne mit Aura

# Die Migräneformen

Migräne hat viele Gesichter und viele Ausdrucksformen. Möglicherweise ist dies der Grund, warum Menschen mit Kopfschmerzen mit so vielen Fehldiagnosen und Fehlbehandlungen zu tun haben. Manchmal kann die richtige Diagnose erst nach einer Beobachtung des Verlaufs gestellt werden, wenn sich die Anfälle wiederholen und sich eine deutliche Charakteristik herausbildet.

Bei einer Einteilung der Migräneverlaufsformen in verschiedene diagnostische Schubladen muss man sich vergegenwärtigen, dass jede Kategorisierung eine Verkürzung der wirklichen Abläufe bedeutet. Die Migräne läuft nicht von sich innerhalb bestimmter Grenzen und Umrisse ab; wir sind es, die diese Linien aufstellen. Der Körper des betroffenen Menschen interessiert sich dafür nicht, sondern produziert Migräneattacken, wie er es für angebracht hält. Die Migräneattacken können hinsichtlich ihrer wesentlichen Merkmale präzise und eindeutig abgegrenzt werden. Sie werden jedoch auch ein extrem großes Umfeld aufweisen, das sich mit zunehmender Entfernung vom Zentrum immer mehr verwischt und vieldeutig wird. Dies ist bei der nachfolgenden Auflistung der verschiedenen Migränetypen zu berücksichtigen. Die Beschreibung folgt der Kopfschmerzklassifikation der Internationalen Kopfschmerzgesellschaft.

> Die Migräne produziert eine große Vielfalt und Variation von Symptomen

## Migräne ohne Aura

*Früher verwendete Begriffe:* Einfache Migräne, Hemikranie.

*Kurzsteckbrief:* Wiederkehrende Kopfschmerzerkrankung, die sich in Attacken von 4–72 Stunden Dauer auswirkt. Typische Kopfschmerzcharakteristika sind einseitige Lokalisation, pulsierender Charakter, mäßige bis starke Intensität, Verstärkung durch körperliche Routineaktivitäten und das begleitende Auftreten von Übelkeit, Licht- und Lärmüberempfindlichkeit.

## Migräne mit Aura

*Früher verwendete Begriffe:* Klassische Migräne, ophthalmische, hemiparästetische, hemiplegische oder aphasische Migräne, „migraine accompagnée", komplizierte Migräne.

*Kurzsteckbrief:* Wiederkehrende Erkrankung mit anfallsweise auftretenden reversiblen fokalen neurologischen Symptomen, die sich allmählich über 5–20 Minuten hinweg entwickeln und weniger als 60 Minuten anhalten. In der Regel folgen diesen Aurasymptomen Kopfschmerzen, die die Merkmale einer Migräne ohne Aura (1.2.1) aufweisen. Seltener entsprechen die Kopfschmerzen nicht einer Migräne (1.2.2) oder sie fehlen sogar vollständig (1.2.3).

### Typische Aura mit Migränekopfschmerz

*Kurzsteckbrief:* Die typische Aura beinhaltet Sehstörungen und/oder sensible Störungen und/oder Sprachstörungen. Allmähliche Entwicklung, Dauer von weniger als 1 Stunde, Auftreten positiver wie negativer Symptome und komplette Rückbildung charakterisieren die Aura, die verbunden ist mit Kopfschmerzen, die die Kriterien einer Migräne ohne Aura erfüllen (1.1).

### Typische Aura mit Kopfschmerzen, die nicht einer Migräne entsprechen

*Kurzsteckbrief:* Die typische Aura beinhaltet Sehstörungen und/oder sensible Störungen und/oder Sprachstörungen. Allmähliche Entwicklung, Dauer von weniger als 1 Stunde und komplette Rückbildung charakterisieren die Aura, die hier verbunden ist mit Kopfschmerzen, die nicht die Kriterien einer Migräne ohne Aura erfüllen.

### Typische Aura ohne Kopfschmerzen

*Kurzsteckbrief:* Die typische Aura beinhaltet Sehstörungen und/oder Störungen und/oder Sprachstörungen. Allmähliche Entwicklung, Dauer von weniger als 1 Stunde und komplette

Rückbildung charakterisieren die Aura, die bei dieser Unterform ohne jegliche Kopfschmerzen auftritt.

### Familiäre hemiplegische Migräne

*Kurzsteckbrief:* Migräne mit einer motorischen Schwäche (Plegie = vollständige Lähmung) im Rahmen der Aura. Wenigstens ein Verwandter ersten oder zweiten Grades hat ebenfalls Migräneauren mit einer Lähmung.

### Sporadische hemiplegische Migräne

*Kurzsteckbrief:* Migräne mit einer motorischen Schwäche im Rahmen der Aura, allerdings leidet kein Verwandter ersten oder zweiten Grades ebenfalls unter Migräneauren mit einer motorischen Schwäche.

### Migräne vom Basilaristyp

*Kurzsteckbrief:* Migräne mit Aura, bei der die Aurasymptome eindeutig dem Hirnstamm oder beiden Hirnhälften gleichzeitig zuzuordnen sind und keine motorische Schwäche vorhanden ist. Symptome schließen Schwindel, Tinnitus, Hörminderung, Doppeltsehen, Ataxie, Bewusstseinsstörung, beidseitige Sehstörungen und Gefühlsstörungen ein.

## Periodische Syndrome in der Kindheit, die im Allgemeinen Vorläufer einer Migräne sind

### Zyklisches Erbrechen

*Kurzsteckbrief:* Episodisch wiederkehrende Attacken mit starker Übelkeit und Erbrechen, üblicherweise mit stereotypischem Ablauf. Die Attacken sind verbunden mit Blässe und Lethargie. Vollständige Rückbildung der Symptome zwischen den Attacken.

### Abdominelle Migräne

*Kurzsteckbrief:* Wiederkehrende Störung, die vor sich vor allem bei Kindern in Form von episodisch auftretenden mittellinienbetonten Bauchschmerzen manifestiert, welche 1 – 72 Stunden anhalten. Vollkommene Beschwerdefreiheit zwischen den Episoden. Der Schmerz ist von mittlerer bis schwerer Intensität, verbunden mit Übelkeit und Erbrechen.

**Gutartiger parosysmaler Schwindel in der Kindheit**
*Kurzsteckbrief:* Diese Störung ist durch wiederkehrende kurze Schwindelattacken charakterisiert, die ohne Vorwarnung bei ansonsten gesunden Kindern auftreten und sich spontan zurückbilden.

## Retinale Migräne

*Kurzsteckbrief:* Wiederholte Anfälle von auf einem Auge auftretenden Phänomenen wie Flimmern oder Erblindung in Verbindung mit Migränekopfschmerzen.

## Migränekomplikationen

### Chronische Migräne
*Kurzsteckbrief:* Migränekopfschmerz an mindestens 15 Tagen/Monat über mehr als 3 Monate und kein Medikamentenübergebrauch. Die meisten Patienten mit einer chronischen Migräne hatten ursprünglich eine episodische Migräne ohne Aura. Anscheinend kann die Chronifizierung als Komplikation einer episodischen Migräne angesehen werden. Falls ein Medikamentenübergebrauch mit Einnahme von Migränemitteln und/oder Schmerzmitteln an mehr als 10 Tagen/Monat besteht, scheint die Chronifizierung am ehesten hierdurch bedingt zu sein. Falls der chronische Kopfschmerz auch nach einer Medikamentenpauser oder einer Reduktion der Medikamenteneinnahme auf 10 oder weniger Tage im Monat weiterhin vorhanden ist, sollte eine chronische Migräne diagnostiziert werden.

### Status migraenosus

*Kurzsteckbrief:* Stark beeinträchtigende Migräneattacke, die länger als 72 Stunden andauert.

### Persistierende Aura ohne Hirninfarkt

*Kurzsteckbrief:* Die Aurasymptome halten länger als 2 Wochen an, ohne dass ein radiologischer Nachweis eines Hirninfarktes gelingt.

### Migränöser Infarkt

*Kurzsteckbrief:* Eines oder mehrere Aurasymptome verbunden mit einer in der zerebralen Bildgebung, z. B. Computertomographie, nachgewiesen relevanten Durchblutungsstörung.

### Zerebrale Krampfanfälle, durch Migräne getriggert

*Kurzsteckbrief:* Zerebraler Krampfanfall (Epilepsie), der durch eine Migräneaura ausgelöst wurde.

## Wahrscheinliche Migräne

*Früher verwendete Begriffe:* Migräneartiger Kopfschmerz.

*Kurzsteckbrief:* Migränekopfschmerz, bei dem ein Merkmal fehlt, das erforderlich ist, um die Kriterien einer der oben aufgeführten Migränetypen vollständig zu erfüllen.

## Aggravierende Faktoren

Eine Migräne kann durch eine Vielzahl von Faktoren verschlimmert werden. Dies sind Faktoren, die bei einem Migränepatienten zu einem länger anhaltendem (üblicherweise Wochen bis Monate) Anstieg der Schwere und der Häufigkeit der Attacken führen. Beispiele für häufig angegebene aggravierende Faktoren sind: psychosozialer Stress, häufiger Alkoholkonsum oder andere Umweltfaktoren.

**Triggerfaktoren (Auslöser)**

Triggerfaktoren erhöhen die Wahrscheinlichkeit des Auftretens einer Migräneattacke innerhalb eines kurzen Zeitraumes (üblicherweise < 48 Stunden). Obwohl einige Triggerfaktoren in epidemiologischen Erhebungen (Menstruation) oder klinischen Studien (Schokolade, Aspartam) gut untersucht wurden, ist es häufig schwierig, im individuellen Fall eine ursächliche Verknüpfung herzustellen.

## Gleichzeitiges Bestehen mehrerer Kopfschmerzformen

Ca. 50 % der Migränepatienten leiden auch noch an anderen Kopfschmerzformen

Migräne und andere Kopfschmerzformen können gleichzeitig bei ein und demselben Patienten vorkommen. Während des Lebens können sich auch zu unterschiedlichen Zeitpunkten verschiedene Kopfschmerzformen abwechseln. Früher ist hierfür die Diagnose *„Kombinationskopfschmerz"* verwendet worden, aber dieser Begriff ist nie genauer definiert worden, und viele Ärzte verstanden darunter etwas anderes.

Bei Menschen, die an Kopfschmerzen leiden, findet sich oft ein kontinuierliches Spektrum, das von der klar abgrenzbaren Migräne (◘ Abb. 27) über die Migräne mit mäßigen Anteilen von Kopfschmerzen vom Spannungstyp, gleichgewichtiges Vorkommen beider Kopfschmerzformen (◘ Abb. 28), Überwiegen von Kopfschmerz vom Spannungstyp bis zu klar abgrenzbarem Kopfschmerz vom Spannungstyp reicht.

Die unterschiedlichen Kopfschmerzformen müssen exakt abgegrenzt werden!

Das Konzept des Kombinationskopfschmerzes ist mit den heutigen Vorstellungen nicht vereinbar und es erscheint unmöglich, eine bestimmte Gruppe von Patienten abzugrenzen, auf die diese Diagnose eines Kombinationskopfschmerzes präzise zutreffen würde. Vielmehr müssen nicht die Patienten diagnostiziert werden, sondern die unterschiedlichen Kopfschmerzformen exakt abgegrenzt werden. Die individuelle Gewichtung der beiden Diagnosen kann über die jeweiligen Kopfschmerztage pro Monat genau beschrieben werden.

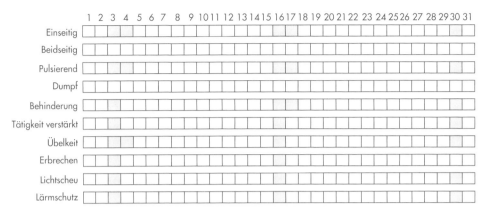

■ **Abb. 27.** Der Kieler Kopfschmerzkalender wurde während eines Monats regelmäßig ausgefüllt. Oben sind die Monatstage angegeben, seitlich die Kopfschmerzmerkmale. Es lassen sich deutlich drei Migräneattacken erkennen.

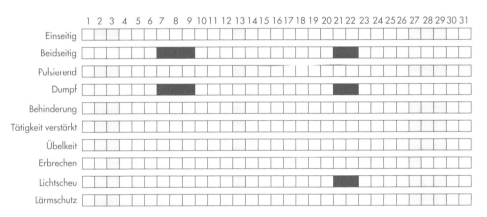

■ **Abb. 28.** Der Kieler Kopfschmerzkalender wurde während eines Monats regelmäßig ausgefüllt. Oben sind die Monatstage angegeben, seitlich die Kopfschmerzmerkmale. Bei dieser Patientin lassen sich am 2.–3., 13. und 27.–29. Migräneattacken erkennen, während vom 7.–9. und 21.–22. andere Kopfschmerzen bestehen, nämlich Kopfschmerz vom Spannungstyp.

## Migräne in der Öffentlichkeit

### Migräne ist eine uralte Erkrankung

Migräne ist keine Erkrankung des modernen Zeitgenossen. Migräne gibt es wahrscheinlich bereits schon so lange, wie es Menschen gibt. Die erste Beschreibung eines Migräneanfalles befindet sich auf einer ägyptischen Papyrusrolle, die im Jahre 2000 vor Christi Geburt beschrieben wurde. Nicht anders als heute trat dieser „antike Migräneanfall" mit einseitigen Sehstörungen und pulsierenden, pochenden Kopfschmerzen auf (◘ Abb. 29).

Auch in der Bibel scheint ein Migräneanfall in der Apostelgeschichte 9:1–9 beschrieben. Als Saulus nach Damaskus zog, sah er Lichterscheinungen. Dies könnte Ausdruck einer visuellen Migräneaura sein. Saulus war anschließend drei Tage krank

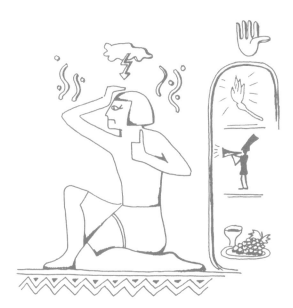

◘ Abb. 29. Migräne gibt es wahrscheinlich schon so lange wie Menschen auf der Erde leben. Die Abbildung zeigt, wie möglicherweise die Aufzeichnungen des Leibarztes eines ägyptischen Pharaos über einen rechtsseitigen Kopfschmerzanfall mit Zickzacklinien im Gesichtsfeld ausgesehen haben könnte.

und konnte nichts essen und trinken, hatte also möglicherweise Übelkeit und Erbrechen. Auch konnte er in dieser Zeit nichts sehen. Grund dafür könnte eine prolongierte visuelle Migräneaura gewesen sein. An anderer Stelle der Apostelgeschichte beschreibt der nach seiner Bekehrung nunmehr zum Paulus gewandelte Saulus seine Krankheit als „Dorn im Fleisch" (Korintherbrief 12:6–10), ein sehr eindeutiger Hinweis auf Schmerzen in Verbindung mit der Krankheit. Paulus bittet Gott, ihn von seiner Erkrankung zu befreien. Gott verweigert ihm seine Bitte mit der Begründung, dass gerade diese Schwäche seine Stärke bedinge.

## Prominente mit Migräne

Viele Menschen scheuen sich davor, über ihre Migräneerkrankung zu berichten. Sie haben Angst davor, dass man sie als unzuverlässig, als wenig belastbar oder empfindlich einstuft. Wenn das so wäre, würden 27 % der deutschen Bevölkerung in diese Kategorien gehören.

*Migräne findet sich oft bei begabten Menschen mit einem leistungsfähigem Gehirn*

Oft ist es jedoch gerade umgekehrt. Patienten mit Migräne strengen sich besonders an, um ihre Behinderung zu überwinden. Sie versuchen, die anfallsbedingten Ausfallzeiten wieder wett zu machen. Die Betroffenen verhalten sich nicht anders als andere Behinderte auch.

Trotz ihrer Behinderung haben viele Migränepatienten in ihrem Leben Großartiges geleistet. Einige davon haben sich auch zu ihrem Leiden bekannt. Migräne ist eine ganz normale, neurologische Erkrankung, derer man sich nicht zu schämen braucht.

Prominente, die an Migräne leiden oder litten, sind z. B.

- Ihre Königliche Hoheit Queen Elizabeth II, Königin von England
- Karl Marx
- Charles Darwin
- 11 % der Abgeordneten des Deutschen Bundestages (Befragung durch Kieler Kopfschmerzfragebogen)

- Hildegard von Bingen
- Lewis Caroll
- Sigmund Freud
- Wilhelm Busch
- Friedrich Nietzsche
- Madame Pompadour
- Marie Curie
- Thomas Jefferson
- Alfred Nobel.

## Vorurteile gegen Migräne

Wer einen Schaden hat, braucht auf den Spott nicht lange zu warten. Menschen mit Behinderungen werden häufig mit Vorurteilen und Ablehnung bedacht. Auch in der Literatur gibt es dafür viele Beispiele. Zuweilen gilt Migräne auch heute noch als Ausrede. Migränepatienten sollen sich „nicht so anstellen", sind Sensibelchen, Hypochonder, möchten sich vor Aufgaben, Arbeit und Pflichten drücken. Erich Kästner beschreibt dieses Vorurteil sehr trefflich in seinem Buch „Pünktchen und Anton":

 „Nach dem Mittagessen kriegte Frau Direktor Pogge Migräne. Migräne sind Kopfschmerzen, auch wenn man gar keine hat".

**Migräne als Makel**  Im wissenschaftlichen Sinn ist der Satz nicht falsch: Migräne kann mit Kopfschmerzen einhergehen, im Falle der *Migräneaura ohne Kopfschmerz* (s. oben) tatsächlich auch ohne Kopfschmerzen. Sieht man von dieser Spitzfindigkeit jedoch ab, dann kommt zum Ausdruck, dass die Krankheit vorgetäuscht wird, um Belastungssituationen aus dem Weg zu gehen. Migräne ist manchmal leider immer noch, wie so viele andere Behinderungen auch, mit einem sozialen Makel, dem Makel des „Aussätzigen", dem Makel des „Schwachen" assoziiert.

Ist das tatsächlich auch heute noch so? Leider ja: Anlässlich einer Fernsehsendung im Jahre 1999 über Migräne suchte ein bekannter Talkmaster prominente Schauspieler für eine Talk-show, von denen er wusste, dass sie an Migräne leiden. Keiner der Betroffenen hat sich zur Teilnahme bereit erklärt. Die Angst, danach als unzuverlässig und gering belastbar eingestuft zu werden, war zu groß. Die Behinderung sollte verheimlicht bleiben.

### Gründe der Vorurteile

Die Behinderung durch Migräne ist für Nichtbetroffene schwer nachvollziehbar. Im Röntgenbild finden sich keine Auffälligkeiten, Blutwerte und andere Untersuchungsbefunde sind regelrecht. Migränepatienten können keine Legitimation ihrer Behinderung vorweisen, haben keine Binde oder keinen Gips zu tragen. Zwischen den Anfällen scheinen die Kranken zudem kerngesund. Der Kopfschmerzanfall scheint aus dem Nichts heraus und willkürlich zu entstehen. Wie soll man da den Kranken eine Behinderung abnehmen?

## Wie Migränepatienten ihre Behinderung beschreiben

Niemand kann besser zum Ausdruck bringen, was Migräne und Kopfschmerzen für einen Menschen bedeuten können, als die Betroffenen selbst. Nachfolgend sollen deshalb einige Menschen zu Wort kommen, die über ihre Kopfschmerzen berichten:

… seit Jahren hoffe ich, dass Ärzte mir bei meinen Kopfschmerzen helfen können. Ich bin jetzt 54 Jahre alt, führe eine harmonische Ehe und bin in einem zufriedenstellenden Arbeitsverhältnis.

Seit meinem 10. Lebensjahr bis heute treten Kopfschmerzen auf. Die Schmerzenanfälle wurden mit zunehmendem Alter intensiver, der Schmerz wird härter und pochender. Meistens tritt der Schmerz halbseitig links am Kopf auf. Immer ist der Hinterkopf, der Haaransatz, die Stirn und die Schläfe einbezogen, manchmal auch der Schulteransatz und der gesamte Kopf. Die

Attacken treten speziell am Wochenende auf. Ich muss dann das gesamte Wochenende im Bett liegen, ziehe die Vorhänge zu, und ich kann vor lauter Elend zwei Tage nichts essen. Überwiegend beginnen die Kopfschmerzen morgens zwischen 3 Uhr und 5 Uhr, egal, ob ich arbeite oder Urlaub habe, egal ob ich viel oder wenig arbeiten muss, egal ob ich regelmäßig oder unregelmäßig esse, egal, ob es regnet, ob die Sonne scheint, ob es kalt, ob es warm ist oder das Wetter wechselt. Ich meide generell Alkohol, Zigaretten, Gewürze, Wein und Schokolade. Ich esse gern Süßes, wie Kompott, Obst, Kuchen, manchmal brauche ich sogar Süßes. Wenn ich mich übergebe, fühle ich mich etwas wohler, jedoch ist der Schmerz nicht weg. Seit dem 10. Lebensjahr nehme ich Medikamente. EEG und Computertomographie haben die Ursache nicht aufdecken können. Krankengymnastik und Massagen haben kurzfristig etwas gebessert, Akupunktur blieb ohne Wirkung. Die Kopfschmerzattacken dauern selten nur 24 Stunden, meistens bestehen sie 48 Stunden und immer häufiger bis zu 72 Stunden. Die Attacken nehmen zu, es treten jetzt ca. einmal pro Woche solche Schmerzen auf. Immer wieder muss ich wegen meiner Kopfschmerzen krankgeschrieben werden, im letzten Jahr sogar einmal für 6 Monate, weil die Attacken so häufig auftraten, dass es nicht mehr anders weiter ging. Eine vierwöchige Kur mit Spritzen, Krankengymnastik, Moorpackungen und Entspannungstherapie war wohltuend, aber der Kopfschmerz tritt weiter auf, die Ursache konnte nicht ermittelt werden. Warum muss ich mit diesen Wahnsinnskopfschmerzattacken leben? Gibt es keinen Ausweg? Was kann ich tun, wohin kann ich mich wenden? Ich bin sehr verzweifelt. So kann und will ich nicht mehr weiterleben…

Dieser Auszug aus einem Brief einer Patientin ist keine besondere Ausnahme, sondern Alltag.

Die bildliche Darstellung von Migräneattacken kann niemand besser realisieren als die betroffenen Menschen selbst. In ◨ Abb. 30 hat eine Patientin gemalt, was Migräne für sie persönlich bedeutet und wie die Anfälle erlebt werden: grausam.

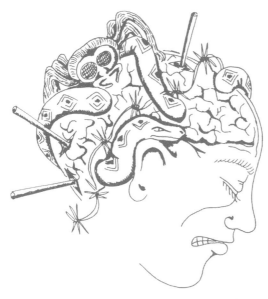

Abb. 30. Qual und Leid während einer Migräneattacke.

## Migräne in der Bevölkerung

Migräne gehört zu den häufigsten chronischen Erkrankungen überhaupt. 11,3 % der Bevölkerung erleiden während ihres Lebens Kopfschmerzanfälle, die die Migränekriterien komplett erfüllen (◘ Abb. 31).

Die Kopfschmerzanfälle von weiteren 16,2 % der deutschen Bevölkerung weisen die Migränekriterien mit einer Ausnahme

Die Migräne gehört zu den häufigsten chronischen Erkrankungen

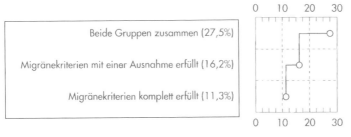

◘ Abb. 31. Häufigkeit der Menschen in der deutschen Bevölkerung, die während ihres Lebens Migräneattacken erleiden. Die Zahlen sind einer Untersuchung an 5000 repräsentativ ausgewählten Bundesbürgern entnommen.

auf. Auch diese Kopfschmerzen sind nach der internationalen Klassifikation als Migräne zu bezeichnen.

Fasst man diese beiden Gruppen zusammen, ergibt sich, dass 27,5 % der Deutschen im Laufe ihres Lebens Migräneanfälle erleiden.

## Zusammenhang zwischen Geschlecht und Migräne

Die Migräne ist keine Frauenerkrankung

Ist Migräne eine Frauenerkrankung? Nein! Die vorhergehenden Ausführungen haben dies schon verdeutlicht. Merkwürdigerweise ist die Annahme, dass Migräne eine Frauenkrankheit ist, immer noch sehr verbreitet. Einige Frauen sehen tatsächlich auch den Frauenarzt als primären Ansprechpartner für die verschiedenen Arten von Kopfschmerzen an.

In Deutschland ist die Geschlechtsverteilung der Migräne sehr gut bekannt. Ca. 32 % der Frauen und 22 % der Männer leiden im Laufe ihres Lebens an Migräneattacken. Das bedeutet, dass zwar deutlich mehr Frauen als Männer über Migräne klagen, dass aber diese Erkrankung keineswegs nur auf die Frauen beschränkt bleibt.

## Tageszeitliche Bindung von Migräneattacken

Zwischen 2 und 6 Uhr am Morgen ist die Schmerzempfindlichkeit am höchsten

Es ist bekannt, dass das Schmerzwahrnehmungssystem von Frauen eine größere Empfindlichkeit aufweist als das von Männern. Gibt man Frauen und Männern die gleichen experimentellen Schmerzreize im Labor, werden diese von den Frauen ca. doppelt so schmerzhaft erlebt wie von den Männern. Auch findet sich eine deutliche Abhängigkeit der Schmerzempfindlichkeit von der Tageszeit: In der Nacht und am frühen Morgen werden die Schmerzen wesentlich intensiver erlebt als am Tage. Dieser Verlauf der Schmerzempfindlichkeit, die sog. zirkadiane Rhythmik, ist bei Männern und Frauen identisch. Möglicherweise ist dieser Aspekt des Schmerzwahrnehmungsapparates des Menschen ein Grund

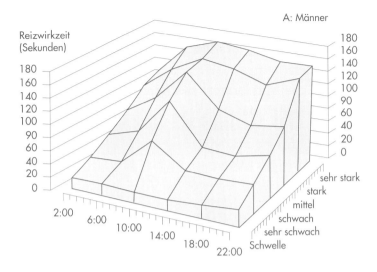

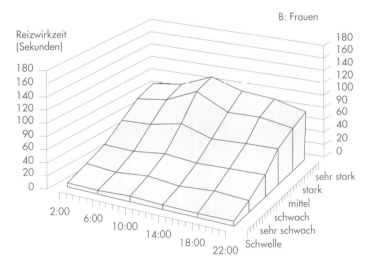

■ **Abb. 32.** Die Schmerzempfindlichkeit für verschiedene Schmerzin-
tensitäten bei Männern und Frauen im Tagesverlauf. Bei freiwilligen Ver-
suchspersonen wurde im Labor experimentell Kopfschmerz erzeugt
und die Schmerzempfindlichkeit gemessen. Zur Auslösung gleicher
Schmerzempfindungen sind bei Frauen niedrigere Reize erforderlich
als bei Männern. Die Empfindlickeit im Tagesverlauf unterscheidet sich
dagegen nicht zwischen Frauen und Männern: In der Nacht und am
frühen Morgen ist die Schmerzempfindlichkeit am größten, gegen Mittag ist sie am geringsten.

dafür, warum Kopfschmerzanfälle besonders häufig am frühen Morgen beginnen (◧ Abb. 32).

## Beginn der Migräneerkrankung in der Lebensspanne

Am häufigsten beginnt die Erkrankung zwischen dem 15. und 25. Lebensjahr. Neue Untersuchungen zeigen, dass das Lebensalter des erstmaligen Auftretens der Migräne sich nicht zwischen Jungen und Mädchen unterscheidet. Gleiches gilt auch für das Auftreten der Migräne im Alter. Im Gegensatz zu der früheren Meinung zeigen aktuelle Studien, dass die Häufigkeit der Migräne im Alter weder zu noch abnimmt. Nach dem vierzigsten Lebensjahr ist das Neuauftreten einer Migräneerkrankung sehr selten.

## Auftretenshäufigkeit von Migräneattacken

Im Mittel berichten die Patienten, dass die Migräne an ca. drei Tagen im Monat besteht. Über ein ganzes Jahr gerechnet bestehen also ca. 36 Tage mit Migränekopfschmerzen. 66 % der Migränepatienten geben an, an ein bis zwei Tagen pro Monat an Migräneattacken zu leiden. Die mittlere Attackenhäufigkeit der Migräne beträgt 2,82 Tage pro Monat bzw. 34 Tage pro Jahr.

Nur 2 % der Betroffenen gibt Attacken an 15 bis 20 Tagen pro Monat an.

## Intensität

Die Schmerzintensität bei Migräne ist bei über 60 % der Patienten stark und bei 36 % mittelstark ausgeprägt. Migränekopfschmerzen sind deutlich stärker als die vieler anderer Kopfschmerzformen.

## Alter

Die Migräne zeigt in den verschiedenen Altersgruppen ein unterschiedlich hohes Vorkommen mit weniger häufigem Auftreten in den höheren Altersgruppen. Für die Gesamtgruppe der Kopfschmerzen vom Migränetyp findet sich in der Altersgruppe bis einschließlich 36 Jahre eine Häufigkeit von 30 %, in der Altersgruppe ab 36 bis 55 Jahre von 27 % und in der Altersgruppe älter als 56 Jahre von 21 %.

## Schulbildung

Die Häufigkeit der Migräne unterscheidet sich nicht zwischen Menschen mit Hauptschulabschluss oder höherer Schulbildung.

## Bundesländer und Migräne

Die Bevölkerungen der einzelnen Bundesländer Deutschlands weisen keine bedeutenden Unterschiede in der Häufigkeit der Migräne auf. Es gibt auch keinen nennenswerten Unterschied der Migränehäufigkeit in Abhängigkeit von der Größe des Wohnortes oder Bundeslandes.

## Migräne im internationalen Vergleich

Die Häufigkeit der Migräne in Deutschland, 32 % bei Frauen und 22 % bei Männern, liegt im oberen Bereich vergleichbarer Zahlen anderer Länder. Die internationalen Zahlen umspannen Häufigkeiten von 5 % bis 19 % bei Männern und 11 % bis 35 % bei Frauen.

Eine Übersicht zur Häufigkeit der Migräne in Mitteleuropa gibt ◼ Abb. 33.

Die relativ hohe Auftretenshäufigkeit der Migräne in Deutschland erklärt sich durch die Einbeziehung aller Migräneformen. Außerdem ist das Auftreten während der ge-

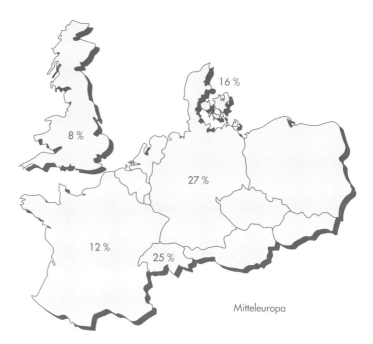

**Abb. 33.** Migränehäufigkeit in einzelnen Ländern Mitteleuropas.

samten Lebensspanne und nicht nur während eines willkürlich definierten Lebensabschnitts berücksichtigt. Schließlich sind sämtliche Schweregrade von Kopfschmerzformen einbezogen, und es sind nicht nur die schwer betroffenen Patienten berücksichtigt.

Nach Studienergebnissen anderer Länder sollen Frauen zwei- bis viermal häufiger an Migräne leiden als Männer.

Paradox ist, dass die Migräne bei älteren Menschen weniger häufig gefunden wird als bei jüngeren Menschen. Da die gesamte Lebensspanne berücksichtigt wird, sollte man eigentlich erwarten, dass mit zunehmendem Alter häufiger über das Auftreten von Migräneattacken berichtet werden kann. Das Gegenteil ist jedoch der Fall. Wahrscheinlich entsteht dieses Paradoxon dadurch, dass man Migräneattacken in früheren Jahren mit zunehmendem Alter einfach vergisst. Entsprechendes Verhalten zeigt sich ebenfalls in vergleichbaren Studien anderer Länder. Allerdings fand die Kopfschmerzforscherin

Birte Rassmussen in Dänemark keine bedeutsamen Änderungen der Migränehäufigkeit bei verschiedenen Altersgruppen.

In jedem Fall zeigen die Daten, dass die häufige Annahme eines „Ausbrennens" der Migräne im höheren Lebensalter nur für einen geringen Teil der Patienten zutrifft und auch im höheren Lebensalter die Migräne sehr häufig anzutreffen ist.

*Auch im höheren Lebensalter ist die Migräne sehr häufig anzutreffen*

## Migräne und Psyche

### Eine Migränepersönlichkeit gibt es nicht

Verständnislose Mitmenschen sehen in Patienten, die über Migräne klagen, manchmal „hysterische" Personen, die sich nicht so empfindlich anstellen sollten. Diese Meinung ist jedoch so falsch wie die Vorstellung, dass die Erde eine Scheibe ist. Früher wurde auch immer wieder eine spezifische Persönlichkeit als Voraussetzung für die Entstehung einer Migräne diskutiert. Man schrieb diesem Menschentyp Ordentlichkeit, Pünktlichkeit, Genauigkeit, Pflichtbewusstsein und andere, meist etwas zwanghaft gefärbte Eigenschaften zu.

Diese Theorien entstammen alten psychologischen Überlegungen, die heute jedoch eindeutig überholt sind. Anfang dieses Jahrhunderts glaubte man, dass vorgegebene oder definierte Merkmale, wie z.B. die Intelligenz, die Persönlichkeit oder auch die Rasse, das gesamte weitere Leben gesetzmäßig bestimmen sollten. Solche Vorstellungen haben schon früher z.B. den Sklavenhandel legitimiert. Aber auch vor wenigen Jahrzehnten noch wurden auf der Basis solcher Vorstellungen fürchterliche politische Entscheidungen gegen verschiedenste Bevölkerungsgruppen getroffen. Der Begriff der „Migränepersönlichkeit" hat seinen Ursprung in diesem Denken. Große Untersuchungen zeigen, dass überdauernde Persönlichkeitsfaktoren nicht mit dem Auftreten von Migräneattacken in Verbindung zu bringen sind.

*Merke:* Migränepatienten weisen die gesamte Breite der Ausprägungsmöglichkeiten von Persönlichkeitsfaktoren auf wie andere Menschen auch. Eine spezifische Migränepersönlichkeit gibt es nicht!

## Was die Psyche bewirken kann

Psychologische Vorgänge spielen bei Migräne die gleiche Rolle wie sonst auch:

 **Die Psyche ist bei allen Lebensvorgängen beteiligt und lässt sich nicht von körperlichen Vorgängen abtrennen.**

Ein Beispiel soll dies verdeutlichen. Dass die Hautentzündung nach einem zu langen Sonnenbad, also ein Sonnenbrand, ein ausschließlich körperlicher Vorgang ist, wird wahrscheinlich von den meisten Menschen akzeptiert. Aber ist er das wirklich? Damit ein Sonnenbrand entsteht, ist zumeist ein komplexes Verhalten erforderlich, das z. B. so aussehen kann:

 **Man hat viel gearbeitet und ist erschöpft. Also fährt man in den Urlaub. Urlaub am Strand in der Sonne ist besonders gut im sozialen Umfeld angesehen. Man möchte attraktiv sein. In den Medien wird gebräunte Haut als wünschenswert herausgestellt. Weil man alles besonders schnell realisieren will, legt man sich in die pralle Sonne und wendet keine Sonnencreme an. Der Sonnenbrand ist vorprogrammiert.**

Bei all diesen Verhaltensweisen sind komplexe psychische Mechanismen beteiligt. Faktoren wie soziale Kompetenz, Selbstwertgefühl, Sexualität, Partnerverhalten, Lernen am Modell, Selbstsicherheit sind nur einige der Bedingungen. Diese Faktoren und deren Zusammenwirken sind im genannten Beispiel unentbehrlich für das Entstehen des Sonnenbrandes.

*Viele Verhaltensfaktoren beeinflussen maßgeblich den Krankheitsverlauf*

Ist der Sonnenbrand jedoch entstanden, laufen die Entzündungsvorgänge in der Haut nach festem Muster ab. Der Heilungsverlauf wird selbstverständlich erneut wieder durch viele Verhaltensweisen beeinflusst. Ähnliche Beispiele lassen sich in mehr oder weniger ausgeprägter Form für alle Erkrankungen aufführen. Oft sind die *Verhaltensfaktoren* nicht auf den ersten Blick zu erkennen, sie sind aber generell bei jeder Erkrankung beteiligt, sei es bei einem Autounfall mit schweren Verletzungen, einem Herzinfarkt, Zahnschmerzen durch Karies oder anderen Krankheiten.

Auch bei der Migräne können solche Mechanismen eine wichtige Rolle bei der Auslösung und Unterhaltung von Migräneattacken spielen. Man muss sich jedoch davor hüten, die Migräne als eine psychische Erkrankung einzuordnen: Die Migräne ist genauso wenig eine *psychische Erkrankung* wie ein Knochenbruch nach einem Autounfall, der durch Zeitdruck aufgrund einer Überbewertung der Wichtigkeit eines Termines und zu schnelles Fahren ausgelöst wurde.

## Rolle der Vererbung

Aufgrund der großen Häufigkeit der Migräne ist es nicht erstaunlich, dass in manchen Familien mehrere Personen an Migräne leiden. Schon im 19. Jahrhundert ging man deshalb davon aus, dass Migräne vererbt werde. Es wurde eine große Reihe von Untersuchungen durchgeführt, um diese Hypothese zu untermauern. Die Ergebnisse dieser Studien unterscheiden sich jedoch sehr. Das hängt damit zusammen, dass früher die Migräne nicht eindeutig definiert war. Andere Gründe sind, dass unterschiedliche Altersgruppen untersucht wurden oder bestimmte Personenkreise (ambulant, stationär etc.) in die Studien eingeschlossen wurden.

Bei Betrachtung der Studien scheint sich abzuzeichnen, dass Ehepartner und Kinder von Migränepatienten eine größere Wahrscheinlichkeit für Migräne aufweisen als andere Menschen. Dieses Fazit legt nahe, dass Vererbungsfaktoren eine geringe Rolle spielen und möglicherweise Lernfaktoren mehr im Vordergund stehen.

*Die Rolle der Vererbung bei der Migräneentstehung ist noch nicht genau geklärt*

Sicher kann man derzeit nur sagen, dass das X-Chromosom nichts mit der Vererbung der Migräne zu tun hat. Über das X-Chromosom wird das weibliche Geschlecht bestimmt, über das Y-Chromosom das männliche. Da in allen Studien eine Weitergabe der Migräne vom Vater auf den Sohn beobachtet werden konnte, kann das X-Chromosom als Bedingung ausgeschlossen werden. Davon abgesehen sind bisher nahezu alle möglichen Vererbungswege vorgeschlagen worden.

Einige Forscher gehen davon aus, dass Migräne polygenetisch vererbt wird, also die Informationen mehrerer Gene zusammen kommen müssen. Außerdem sollen sich die Informationen aufgrund unterschiedlicher Einflussfaktoren verschieden stark auswirken können. Sicher ist, dass es eine familiäre Häufung der Migräne gibt. Aber genauso sicher ist, dass es Menschen gibt, deren Verwandte nicht an Migräne leiden.

Eine familiäre Häufung einer Erkrankung bedeutet nicht ohne weiteres, dass die Erkrankung angeboren sein muss. Familienmitglieder haben meist die gleiche Umwelt, die gleiche Erziehung und andere ähnliche Bedingungen.

Auch Zwillingsuntersuchungen konnten keinen Beweis für irgendeine bestimmte Vererbungsform erbringen.

- Ob und auf welche Weise Migräne vererbt wird, weiß niemand ganz genau.
- Sicher ist nur, dass viele Migräneexperten eine Rolle der Vererbung für die Migräne aufgrund der familiären Häufung *vermuten*.

## Behinderung, Arbeitsausfall und Freizeitverlust durch Migräne

*Migräne verursacht großes Leid und hohe Kosten*

Nahezu alle Betroffenen geben eine schwere (37 %) oder sehr schwere (58 %) Behinderung durch ihre Migräne an (◘ Abb. 34). 96 % berichten über eine Reduktion ihrer Arbeitsproduktivität von unterschiedlichem Ausmaß. Während der Migräneattacken sind 14 % der Betroffenen sogar an das

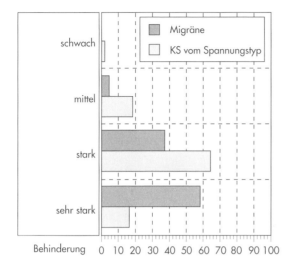

☐ **Abb. 34.** Patienten wurden befragt, wie stark sie durch ihre Kopfschmerzen behindert sind.

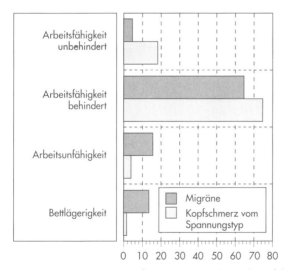

☐ **Abb. 35.** Patienten wurden befragt, wie stark ihre Arbeitsfähigkeit
durch die Kopfschmerzen reduziert ist.

Bett gebunden (☐ Abb. 35). 6 % müssen sich regelmäßig, 25 %
gelegentlich wegen ihrer Migräneattacken krankschreiben lassen. Arbeitsunfähigkeit besteht im Mittel an 17 Tagen pro Jahr,
und die normale Freizeitaktivität wird an weiteren 17 Tagen
pro Jahr unmöglich gemacht (☐ Abb. 36 und 37).

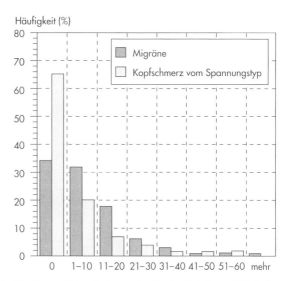

◘ **Abb. 36.** Tage mit kopfschmerzbedingter Arbeitsunfähigkeit pro Jahr.

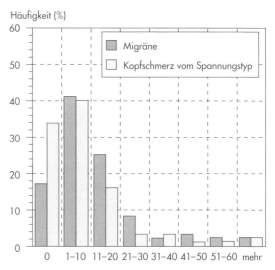

◘ **Abb. 37.** Tage pro Jahr, an denen es kopfschmerzbedingt unmöglich ist, Freizeitaktivitäten nachzugehen.

Wird von den Patienten angegeben, dass Kopfschmerzattacken an bestimmten Wochentagen bevorzugt erscheinen, dann wird für Migräneattacken der Samstag am häufigsten genannt, was zu einer erheblichen Behinderung des sozialen Lebens und der Freizeit führt (◘ Abb. 38).

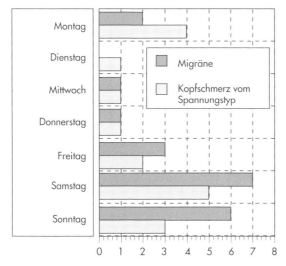

○ **Abb. 38.** Patienten wurden befragt, an welchen Wochentagen ihre Kopfschmerzen am häufigsten auftreten.

Die meisten Menschen verlassen die Arbeitsstätte nicht wegen ihrer Kopfschmerzen und verursachen somit keine unmittelbaren direkten Kosten für das Gesundheitswesen. In Anbetracht des erheblichen Ausmaßes der kopfschmerzinduzierten Behinderungen ist jedoch die Produktivität stark reduziert. Es ergeben sich somit erhebliche indirekte Kosten durch die Kopfschmerzerkrankungen.

**Patienten mit primären Kopfschmerzen haben durch ihre Erkrankungen sowohl in der Freizeit als auch während der Arbeitszeit einen erheblichen Leidens- und Behinderungsdruck. Das Vorurteil, dass Migräne als Ausrede für Arbeitsunwillen benutzt wird, ist unhaltbar.**

## Behinderung zwischen den Migräneattacken

Migräne ist mehr als Kopfschmerz, der vorübergeht. Migräne ist vielmehr eine ständig wiederkehrende, gemeine Erkrankung, die zu einer extremen Einschränkung der Lebensqualität führt und eine ernsthafte Behinderung darstellt.

**Migräne behindert weitaus stärker als Diabetes oder Koronare Herzkrankheit**

Dies zeigt sich bei einem Vergleich der Lebensqualität von Menschen, die an Migräne oder anderen Erkrankungen leiden. Die amerikanische Wissenschaftlerin Jane Osterhaus hat im Jahre 1992 die Dimensionen der Lebensqualität mit einem Fragebogen bei Menschen, die an Migräne, und bei Menschen, die an anderen Erkrankungen leiden, standardisiert erfasst. Folgende Dimensionen der Lebensqualität wurden dabei analysiert:

- Körperliche Aktivität: die Fähigkeit, sich körperlich zu betätigen
- Alltagsaktivität: die Fähigkeit, die Tätigkeiten des Alltags zu regeln
- Soziale Aktivität: die Fähigkeit, Freundschaften, Familienleben und andere soziale Beziehungen aufrechtzuhalten
- Psychische Gesundheit: Ausmaß der Stimmung und der Befindlichkeit
- Gesundheitswahrnehmung: das allgemeine Gesundheitsgefühl
- Schmerz: das Vorhandensein von Schmerzen

Menschen ohne chronische Erkrankungen kann man als Vergleichsgruppe mit „normaler Lebensqualität" heranziehen. In ◘ Abb. 39 ist diese normale Lebensqualität auf die Ausprägung 0 standardisiert. Negative Zahlen belegen eine Verminderung der Lebensqualität. Menschen, die an Migräne leiden, wichen deutlich bei allen Dimensionen von der gesunden Vergleichsgruppe ab, und zwar auch dann, wenn gar keine aktuelle Attacke vorliegt.

Um die Bedeutung der Behinderung besser einordnen zu können, wurden auch Erhebungen bei anderen Patienten mit chronischen Erkrankungen durchgeführt. Dazu wurden Patienten mit Zuckerkrankheit (Diabetes mellitus) und anfallsartigen Schmerzen hinter dem Brustbein bei Erkrankung der Herzkranzgefäße (Angina pectoris) herangezogen. Obwohl es sich hier um „anerkannte" schwerwiegende Erkrankungen handelt, zeigen diese Patienten eine deutlich geringere Reduk-

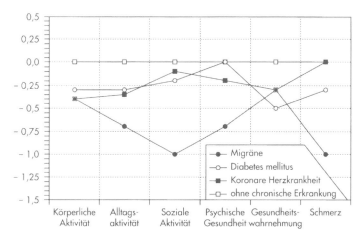

■ **Abb. 39.** Verminderung der Lebensqualität zwischen den Migräneanfällen bei Menschen, die an Migräne oder anderen chronischen Erkrankungen leiden. Migräne behindert besonders die Alltagsaktivitä-
ten, die sozialen Beziehungen und das psychische Befinden.

tion ihrer Lebensqualität. Das Ausmaß des Leidens „Migräne"
im Vergleich zu anderen Erkrankungen wird hier besonders
prägnant. Patienten mit Migräne sind besonders in ihrer
Alltagsaktivität, in ihrer sozialen Aktivität und durch den
Schmerz behindert.

Diese Behinderungen beziehen sich nicht nur auf die Zeiten während einer akuten Attacke, sondern auch auf die an-
fallsfreien Zeiträume. Auch während der Zeit ohne Kopfschmerzen müssen viele Migränepatienten ihr Leben nach der
Migräne ausrichten (■ Abb. 40). Sie leben in Angst vor der
nächsten Attacke. Sie planen keine Aktivitäten am Wochenende. Sie verabreden sich nicht zu einem abendlichen Treffen,
weil Sie wissen, dass mit großer Wahrscheinlichkeit die
nächste Attacke vorprogrammiert ist und alles verhindert.

**Die Migräne behin-
dert auch zwischen
den Attacken**

## Behinderung während der Migräneattacke

Die Behinderung durch die Migräne während der Attacke
selbst umfasst den gesamten betroffenen Menschen und dessen Befindlichkeit. Migräne betrifft keinesfalls nur neurologi-

**Die Migräne hat
den gesamten
Menschen im Griff**

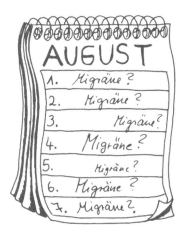

■ **Abb. 40.** Viele Menschen mit Migräne leben mit der Angst vor der nächsten Attacke. Eine langfristige Planung von sozialen Aktivitäten ist erschwert, weil die Betroffenen immer in der Furcht leben, von der Migräne einen Strich durch die Rechnung gemacht zu bekommen ...

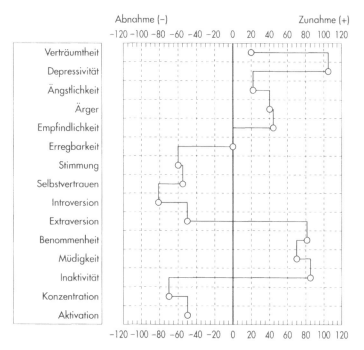

■ **Abb. 41.** Behinderung während der Migräneattacke. Aufgezeichnet sind die Abweichungen (in %) der Befindlichkeit vom Normalzustand während der kopfschmerzfreien Zeit.

sche Begleitstörungen, den Schmerz, Übelkeit oder Erbrechen. Die Migräne hat den gesamten Menschen im Griff.

Vergleicht man die verschiedenen Merkmale der aktuellen Befindlichkeit bei Betroffenen während der kopfschmerzfreien Pause zwischen den Attacken mit der Zeit während der Migräneattacke, wird deutlich, dass der betroffene Mensch in seiner gesamten Erlebniswelt leidet (◘ Abb. 41). Nahezu alle Ausprägungen der verschiedenen Befindlichkeitsmerkmale sind bedeutsam von der normalen Ausprägung hin zu sehr unangenehmen Bereichen verändert.

## Was die Betroffenen über Migräne wissen

Bei der Wahl der Therapieform, der Aufnahme von Informationen, der Arztwahl und dem Verhalten im Zusammenhang mit der Kopfschmerzerkrankung spielen die Konzepte und die Bezeichnungen der Patienten für ihre Kopfschmerzen eine entscheidende Rolle. Falsche Bezeichnungen können Patienten abhalten, eine adäquate Therapie zu suchen und auch zu einer fehlerhaften Kommunikation im Arzt-Patienten-Gespräch führen.

Die Namensgebung der Kopfschmerzen durch die Betroffenen selbst kann in fünf Gruppen eingeteilt werden:
- ursachenorientierte Klassifikation
- eine symptomorientierte Klassifikation
- eine nach Erkrankungen orientierte Klassifikation
- eine nach der Lokalisation orientierte Klassifikation
- eine durch allgemeine Bezeichnungen gekennzeichnete Klassifikation.

Nur 27 % der Migränepatienten bezeichnen ihre Kopfschmerzen als Migräne, obwohl die Kriterien der Migräne bei allen Patienten erfüllt sind. Am häufigsten werden die Kopfschmerzen als „Druckkopfschmerz", „Stresskopfschmerz", „Wetterkopfschmerz", „Menstruationskopfschmerz" oder „psychischer Kopfschmerz" bezeichnet. 48 % der Patienten haben überhaupt

*Vorurteile und falsches Wissen können eine erfolgreiche Behandlung verhindern*

*Nur rund einer von vieren weiß, dass er an Migräne leidet*

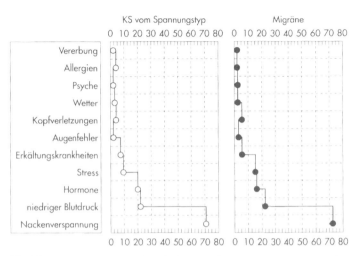

KS vom Spannungstyp          Migräne

0 10 20 30 40 50 60 70 80   0 10 20 30 40 50 60 70 80

Vererbung
Allergien
Psyche
Wetter
Kopfverletzungen
Augenfehler
Erkältungskrankheiten
Stress
Hormone
niedriger Blutdruck
Nackenverspannung

0 10 20 30 40 50 60 70 80   0 10 20 30 40 50 60 70 80

**▣ Abb. 42.** Patienten wurden befragt, welche Ursache sie selbst für ihre Kopfschmerzen annehmen.

keine Vorstellung darüber, wie sie die Kopfschmerzen speziell benennen sollten.

50 % der Betroffenen nehmen eine körperliche Erkrankung als Ursache ihrer Kopfschmerzen an (▣ Abb. 42). Am häufigsten wird eine Störung der Halswirbelsäule oder der Nackenmuskulatur angeschuldigt (75 %), gefolgt von Erkrankungen des Kreislaufes (25 %) oder des Hormonstoffwechsels (11 %).

In der Bevölkerung ist spezifisches Wissen über Kopfschmerz extrem unterentwickelt (▣ Abb. 43). Wenn überhaupt, werden Informationen nur zufällig zugänglich (▣ Abb. 44).

*In der Bevölkerung ist spezifisches Wissen über Kopfschmerz extrem unterentwickelt*

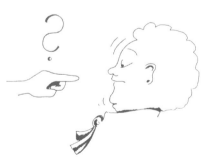

**▣ Abb. 43.** Zum Thema Kopfschmerzen gibt es keine öffentliche Gesundheitserziehung. Das Wissen der Betroffenen ist gering, es besteht „Kopfschmerz-Analphabetismus" in der Bevölkerung.

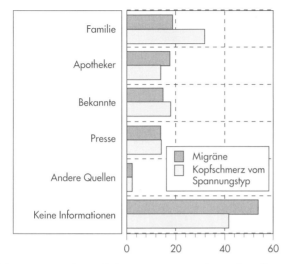

■ Abb. 44. Wie sich Kopfschmerzpatienten über Behandlungsmöglichkeiten informieren.

Moderne Konzepte zur Behandlung und Verursachung von Kopfschmerzen sind weitgehend unbekannt. Nur ein Drittel der Patienten mit Migräne sind in der Lage ihre Kopfschmerzerkrankung richtig zu benennen. Daher muss angenommen werden, dass Kopfschmerzpatienten derzeit in der Regel keine spezifischen Therapiemöglichkeiten und Verhaltensweisen realisieren können, um ihren Kopfschmerzen mit gesicherten Maßnahmen entgegentreten zu können.

## Migräne und Arztkonsultation

### Nur wenige gehen zum Arzt

Ein großer Teil der Menschen, die an primären Kopfschmerzen leiden, nimmt trotz erheblicher Behinderung ärztliche Behandlung nicht in Anspruch. Wie die betroffenen Patienten ihre Kopfschmerzerkrankungen behandeln, welche medikamentösen und nichtmedikamentösen Behandlungsverfahren eingesetzt werden und welche Kenntnisse die Patienten zu den Behandlungsverfahren haben, ist deshalb von besonderer Bedeutung.

Ein großer Teil der Menschen nimmt ärztliche Behandlung nicht in Anspruch

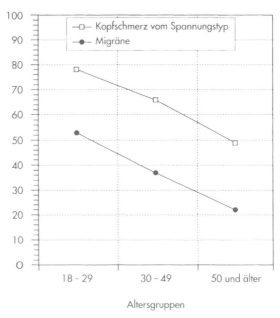

**◘ Abb. 45.** Prozentualer Anteil der Menschen, die an Migräne oder Kopfschmerz vom Spannungstyp leiden und bisher noch nie deswegen beim Arzt waren.

 **38 % der Migränepatienten geben an, bisher** *noch nie* **wegen Kopfschmerzen ärztlich behandelt worden zu sein. Jedoch suchen mit zunehmendem Alter die Patienten den Arzt eher auf (◘ Abb. 45).**

Die folgenden Gründe, nicht zum Arzt zu gehen, werden am häufigsten angegeben: 51 % nehmen Kopfschmerzen hin, 41 % behandeln sich selbst und 15 % gehen davon aus, dass Ärzte bei Kopfschmerzen eh nicht helfen können.

## Welche Diagnose Ärzte den Migränepatienten mitteilen

Ärzte, zu denen Migränepatienten gehen, sind in den meisten Fällen Allgemeinärzte (80 %), gefolgt von Neurologen (29 %), Internisten (26 %) und Orthopäden (26 %). Obwohl alle Pa-

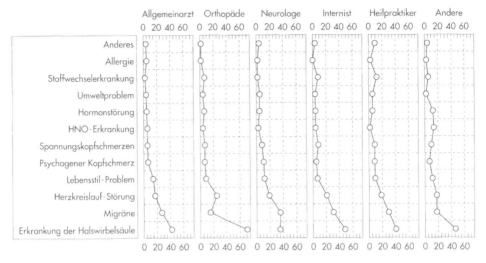

■ Abb. 46. Diagnosezuordnung durch verschiedene Fachgruppen bei
Patienten, die die Kriterien der Migräne erfüllen.

tienten die Kriterien der Migräne erfüllten, wurde bei nur 26 %
von den behandelnden Ärzten die Diagnose Migräne gestellt.
Meistens wurde ihnen gesagt, dass eine Erkrankung der Halswirbelsäule vorliege. Wie sich die verschiedenen Diagnosen
auf die Fachdisziplinen verteilen, ist in ■ Abb. 46 dargestellt.

Ärzte verschiedener Fachgruppen haben größtenteils fun-
damental unterschiedliche Konzepte zur Klassifikation und
Diagnostik von Kopfschmerzen.

In Folge dieser unterschiedlichen Ansichten werden unspezifische Behandlungsverfahren eingesetzt: Augenärzte ver-
schreiben am ehesten eine Brille, Orthopäden versuchen die
Halswirbelsäule „einzurenken", Internisten behandeln den
Blutdruck, Anästhesisten geben Betäubungsspritzen, Frauen-
ärzte versuchen Hormone etc. (■ Abb. 47).

Das Vertrauen in die Kompetenz der medizinischen Versorgung wird durch die teilweise völlig unterschiedlichen Erklärungen, Klassifikationen und Therapien von Kopfschmerzen seitens der Patienten reduziert. Dies ist sicher ein wichtiger
Grund, warum ein großer Teil der Patienten auf den Arztbesuch verzichtet und sich anderweitig Informationen einholt.

> **Ärzte verschiedener Fachgruppen haben größtenteils fundamental unterschiedliche Konzepte zur Klassifikation und Diagnostik von Kopfschmerzen**

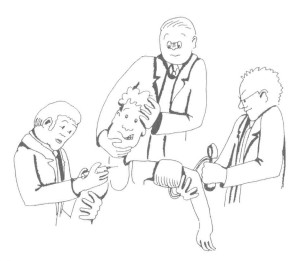

■ **Abb. 47.** Die unterschiedlichen Konzepte verschiedener ärztlicher Fachgruppen zur Migräne.

## Entstehung der Migräne

### Unterscheidung von Auslösefaktoren und Ursachen

Um die Entstehung von Migräneanfällen zu verstehen, muss man zwei Faktoren streng unterscheiden, nämlich
- die Auslöser von Migräneanfällen
- die Ursachen von Migräneanfällen (Anfallsbereitschaft)

Bei bestehender Anfallsbereitschaft können Auslöser eine Attacke starten

Bei Menschen, die mit einer *Fähigkeit ausgestattet sind* (Ursache), Migräneattacken zu bekommen, können *viele verschiedene Faktoren* (Auslöser) einen Kopfschmerzanfall in Gang bringen.

Lassen Sie uns nochmals das Beispiel des Sonnenbrandes bemühen, um dies zu verdeutlichen: Legen sich zwei Menschen an den Strand in die Sonne, ist das Entstehen eines Sonnenbrandes nicht allein von der Sonne abhängig. Menschen mit heller Haut werden sehr schnell einen Sonnenbrand entwickeln. Bei Menschen mit sehr dunkler Haut dagegen entsteht überhaupt kein Sonnenbrand. Hier wird deutlich, dass die *Fähigkeit*, mit einem Sonnenbrand zu reagieren, in der angeborenen geringen Konzentration von Hautfarbstoffen als *eigentliche Ursache* begründet ist. Die Sonneneinstrahlung selbst dient nur als *Auslöser* und kann bei Vorliegen der Ursache bei Menschen mit heller Haut zur Krankheit führen, bei den anderen Menschen mit dunkler Haut nicht.

**Nach heutiger Auffassung kann als *Ursache* der Migräne eine angeborene, besondere Empfindlichkeit für plötzliche Änderungen im Nervensystem aufgefasst werden.**

Diese Anfallsbereitschaft muss vorliegen, damit Menschen mit Migräneattacken reagieren können. Plötzliche Änderungen im Nervensystem können sehr vielfältig ablaufen und durch mannigfaltige Auslöser bedingt werden.

Auslösende Änderungen sind z. B.:
- äußere Reize, wie Licht, Lärm oder Gerüche
- Wetteränderungen (Föhn, Hitze usw.)
- außergewöhnliche körperliche Belastungen (Erschöpfung, Hungern usw.)
- außergewöhnliche psychische Belastungen (Stress, Freude, Trauer usw.)
- Änderungen des üblichen Tagesablaufes (Auslassen von Mahlzeiten, zuviel oder zuwenig Schlaf)
- Hormonveränderungen (Menstruation)
- Änderung der normalen Nahrungszufuhr (Alkohol, Kaffee, Käse, Gewürze usw.).

Ist man sich dieser Auslöser bewusst, kann man versuchen, sie zu vermeiden (◨ Abb. 48). In einigen Fällen geht das sehr leicht, z. B. indem man keinen Alkohol trinkt oder regelmäßig isst. In anderen Fällen ist es aber nur sehr schwer oder überhaupt nicht möglich, z. B. bei Wetterwechsel oder Prüfungsstress. Aber halt! – Manchmal lassen sich auch Dinge im Leben ändern, die auf den ersten Blick völlig unveränderbar erscheinen.

Das Vermeiden von Auslösern verhindert die Migräneattacke

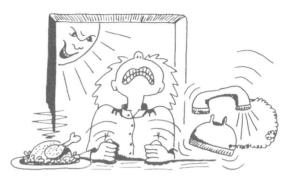

⬛ Abb. 48. Auslösefaktoren können individuell sehr unterschiedlich sein. Bei diesem Zeitgenossen sind Stress und unregelmäßige Nahrungsaufnahme im Spiel …

**Persönliche Auslösefaktoren**    Als optimale Behandlungsmethode gilt deshalb, persönliche Auslösefaktoren zu finden und möglichst zu vermeiden. Da man nur Dinge finden kann, nach denen man sucht, ist nachfolgend eine Auslöser-Identifizierungsliste für Sie abgedruckt. Kreuzen Sie an, welche Auslöser bei Ihnen eine Rolle spielen könnten. Ein Migränetagebuch (s. Anhang 4) kann Ihnen bei der weiteren erfolgreichen Suche nach Ihren Migräneauslösern sehr behilflich sein.

### Checkliste für Kopfschmerzauslöser

Bei vielen Menschen, die eine angeborene Reaktionsbereitschaft für Migräne haben, können nicht nur ein, sondern auch mehrere Auslösefaktoren wirksam sein. Wirken mehrere zusammen, z. B. Stress, Schlafmangel und Alkohol, ist die Wahrscheinlichkeit für Migräneattacken sehr hoch. Nahrungsmittel oder Hormonumstellungen sind als Auslösefaktoren während der Menstruation besonders bekannt. Es gibt jedoch sehr viel mehr Auslösefaktoren.

Einige können Sie hier finden. Sind darunter auch welche bei Ihnen wirksam? Kreuzen Sie an:

- ❏ Stress
- ❏ Angst
- ❏ Sorgen
- ❏ Traurigkeit
- ❏ Depression
- ❏ Rührung
- ❏ Schock
- ❏ Erregung
- ❏ Überanstrengung
- ❏ körperliche Erschöpfung
- ❏ geistige Erschöpfung
- ❏ plötzliche Änderungen
- ❏ Wochenende
- ❏ spätes Zubettgehen
- ❏ langes Schlafen
- ❏ Urlaubsbeginn oder -ende
- ❏ Reisen
- ❏ .............................

- ❏ Auslassen von Mahlzeiten
- ❏ Wetterumschwung
- ❏ Klimawechsel
- ❏ Föhnwind
- ❏ helles Licht
- ❏ Überanstrengung der Augen
- ❏ Heißes Baden oder Duschen
- ❏ Lärm
- ❏ intensive Gerüche
- ❏ Nahrungsmittel
- ❏ Gewürze
- ❏ Medikamente
- ❏ Alkohol
- ❏ Achten auf die schlanke Linie
- ❏ Menstruation
- ❏ Blutdruckänderungen
- ❏ Tragen schwerer Gewichte
- ❏ .............................

Überlegen Sie, wie Sie Ihre Auslöser „unschädlich" machen können: Nehmen Sie ein Blatt Papier und schreiben Sie Strategien auf. Versuchen Sie es am besten jetzt gleich ...

## Was im Körper bei Migräneanfällen geschieht

### Historische Migränetheorien

Da die Migräne keine moderne Erkrankung ist, sondern seit frühester Zeit besteht, haben sich auch unsere Vorfahren intensive Gedanken zur Entstehung der Kopfschmerzen gemacht.

In der Antike glaubte man, dass böse Geister Migräne verursachen

Der Kopfschmerz wurde als Werk böswilliger Wesen angesehen oder schlechter Energieflüsse, die im Schädel ihr Unwesen treiben. Die Behandlung erfolgte entsprechend durch Geisterbeschwörung, Exorzismus oder noch drastischer durch Bohrung eines Loches in den Kopf (sog. Schädeltrepanation) zur Befreiung der Geister.

Die vaskuläre Migränetheorie sieht Durchblutungsstörungen als Ursache an

Die Ansichten über die Migränepathophysiologie (Pathophysiologie ist die Lehre von der Entstehung von Krankheiten und den Krankheitsabläufen) änderten sich dann viele Jahrhunderte nicht. Im Jahre 1664 publizierte T. Willis die Annahme, dass Blutstauung und Erweiterung von Blutgefäßen den Migränekopfschmerz verursachen würden. Dies kann als erste Formulierung der *vaskulären Migränetheorie* (vasa [lat.] Gefäß, gemeint sind die Blutgefäße) angesehen werden. H. Airy (1870) nahm bereits an, dass die Migräneaura durch Durchblutungsstörungen im Gehirn zustande komme.

Die neurogene Migränetheorie vermutet elektrische Störungen als Ursache

Die Ursache der Blutflussänderungen führte E. Liveing (1873) auf übermäßige Entladungen von Nerven im Gehirn zurück. Die verantwortlichen Nerven lokalisierte er im Thalamus, eine Region des Gehirns, die besonders mit Gefühlen und Affekten in Verbindung gebracht wird. Mit dieser Überlegung war erstmals die *neurogene Migränetheorie* formuliert.

Diese historischen Migränekonzepte beruhten jedoch ausschließlich auf Spekulation am Schreibpult und waren durch experimentelle Befunde aufgrund wissenschaftlicher Untersuchungen im Labor nicht belegt.

## Reaktionen von Blutgefäßen

Erste umfassende experimentelle Untersuchungen zur Entstehung der Migränesymptomatik wurden von Graham und Wolff (1938) publiziert, also erst im zweiten Drittel des 20. Jahrhunderts. An einigen ausgewählten Migränepatienten untersuchten die beiden Forscher das Pulswellenverhalten in Blutgefäßen des Kopfes. Sie fanden in ihren Untersuchungen, dass die Kopfschmerzintensität nach Gabe von Ergotamin abklang

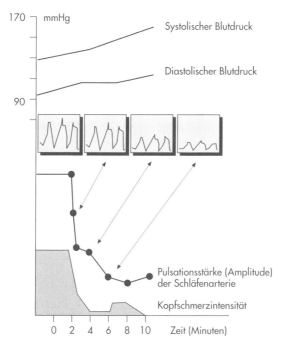

**◘ Abb. 49.** Das Untersuchungsergebnis der Migränewissenschaftler Graham und Wolff aus dem Jahre 1938. Bei Gabe von Ergotamin konnten sie eine deutliche Abnahme der Pulsationen an der Schläfenarterie feststellen, während der Kopfschmerz verschwand. Dies war der Beginn der Annahme, dass Migräne durch eine Gefäßerweiterung entstehe und die Migränemedikamente gefäßverengend wirken müssten.

und parallel dazu die Stärke der Pulsationen in der Schläfenarterie sich verkleinerte (◘ Abb. 49).

Da auch das Zusammendrücken der Schläfenarterie mit der Hand zu einer Kopfschmerzbesserung führte, lag die Annahme nahe, dass eine Gefäßerweiterung (Vasodilatation) die Kopfschmerzursache sei.

An ausgesuchten Patienten wurde auch demonstriert, dass bereits drei Tage vor Beginn der Migräneattacke die Pulsationsamplitude der oberflächlichen Schläfenarterie (Arteria temporalis superficialis) größer ist und die Arterie stärkere Veränderungen ihres Durchmessers aufweist.

Zur Erklärung der neurologischen Symptome bei der Migräne mit Aura wurde eine Verengung von Blutgefäßen innerhalb des Gehirns angenommen, welche zu einer mangelnden Blutversorgung von bestimmten Hirnbereichen führen sollte.

**Kopfschmerzen können im Labor gemessen werden**

Die Ergebnisse der Arbeitsgruppe um Wolff sind teilweise aufgrund technischer Einschränkungen der eingesetzten Messverfahren und statistischer Probleme nach heutigen Kriterien vorsichtig zu interpretieren. Wolff hat jedoch erstmalig gezeigt, dass Kopfschmerzmechanismen experimentell im Labor untersucht werden können und damit eine besondere wissenschaftliche Pionierleistung erbracht.

## Vermittlung der Gefäßreaktionen

Im Bereich der schmerzhaften und erweiterten Blutgefäße kann während der Migräneattacke häufig eine Rötung und Schwellung beobachtet werden. Diese Merkmale sind Zeichen einer lokalen Entzündung, und man hat nach Stoffen gesucht, die diese Entzündung auslösen. Ostfeld und seine Mitarbeiter identifizierten 1957 einen Eiweißstoff in der Flüssigkeit um die entzündeten Gefäße. Diesen Stoff machten sie für die gesteigerte Schmerzempfindlichkeit verantwortlich.

 **Einer der wichtigsten Meilensteine in der Erforschung der Migräne ist eine Beobachtung des italienischen Migräneforschers Sicuteri aus dem Jahr 1961. Er fand, dass die 5-Hydroxyindolessigsäure (5-HIES), ein Abbaustoff des Serotonins (chemisch: 5-Hydroxytryptophan, Abkürzung: 5-HT), während der Migräneattacke verstärkt im Urin ausgeschieden wird.**

**Serotonin steuert viele Körperfunktionen**

Dieser Befund konnte mehrfach von anderen Forschern bestätigt werden. Serotonin ist im Körper zum größten Teil in den Blutplättchen, den Thrombozyten, gespeichert. Der Name „Serotonin" sagt, dass dieser Stoff in der Lage ist, die Blutgefäße zu verengen.

Die Serotoninkonzentration der Blutplättchen steigt vor der Migräneattacke bei den meisten Patienten über den normalen Wert an und sinkt während der Kopfschmerzphase unter diesen ab. In weiteren Studien konnte dies mehrfach bestätigt werden und dabei ein Abfall des Serotonins zwischen 15% bis 52% ermittelt werden. Als Ursache der Serotoninfreisetzung aus den Thrombozyten wurde ein Serotoninfreisetzungsfaktor angenommen. Dieser Faktor konnte jedoch bis heute nicht gefunden werden. Die Existenz eines solchen Freisetzungsfaktors wurde jedoch von anderen Forschern bezweifelt.

Einen weiteren Hinweis auf die Rolle von Serotonin in der Migräneentstehung gibt uns Reserpin, ein älteres Medikament, das früher oft zur Senkung von Bluthochdruck eingesetzt wurde: Es kann sowohl den Plasmaspiegel des Serotonin senken als auch typische Migräneattacken auslösen. Die Gabe von Serotonin in das Gefäßsystem mit einer Spritze kann sowohl den durch Reserpin verursachten Kopfschmerz als auch den spontan aufgetretenen Migränekopfschmerz beenden.

## Die vaskuläre Theorie der Migräne

Serotonin kann Blutgefäße verengen und die Wirkung von Entzündungsstoffen verstärken. Nach der sog. *humoral-vaskulären Theorie* (d.h. Blutstoff-Blutgefäß-Theorie) der Migräne wird zu Beginn im Migräneanfall aus den Blutplättchen Serotonin freigesetzt. Die zirkulierenden Stoffe führen dann zu einer Verengung der kleinen Blutgefäße im Gehirn und verursachen damit die neurologischen Symptome in der Auraphase. Das freigesetzte Serotonin wird jetzt schnell abgebaut, deshalb besteht kurzfristig ein Serotoninmangel, der eine schmerzhafte Gefäßerweiterung zur Konsequenz haben soll (◼ Abb. 50).

Können Schwankungen des Serotinspiegels als Ursache der Migräne gelten?

**Nach der vaskulären Theorie ist die Migräne eine Erkrankung der Blutplättchen.**

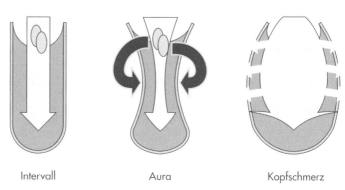

Intervall       Aura       Kopfschmerz

◘ **Abb. 50.** Die vaskuläre Theorie der Migräne.

### Widersprüche in der Gefäßtheorie

Serotinspiegel-
veränderungen
können nicht
als primäre Ursache
der Migräne
angesehen werden

Aus mehreren Gründen ist es unwahrscheinlich, dass das im Blut zirkulierende Serotonin als *primäre Ursache* der Migräne angesehen werden kann. So ist der Anstieg von Serotonin im Blut während der Migräneattacke zu klein, um die entsprechenden Gefäßreaktionen zu erklären. Darüber hinaus sind die Serotoninkonzentrationen im Blut nicht mit der Ausprägung der Aura- bzw. der Kopfschmerzsymptomatik in Zusammenhang zu bringen. Man würde erwarten, dass die Aura um so stärker ausgeprägt ist, je höher die Serotoninkonzentration ansteigt. Umgekehrt sollte der Kopfschmerz um so schlimmer sein, je größer der Mangel an Serotonin ist. Diese Zusammenhänge bestehen jedoch nicht. Auch können die Serotoninkonzentrationen noch mehrere Tage nach Abklingen der Kopfschmerzphase unterhalb des Normbereiches liegen, obwohl dann keine Kopfschmerzen mehr bestehen.

Eine allgemeine Erhöhung der Serotoninkonzentration kann nicht erklären, warum es zur typischen umschriebenen (= fokalen) Aurasymptomatik kommt, da das Serotonin an allen Gefäßen wirkt und entsprechend eine allgemeine Symptomatik die Folge sein sollte.

Gleiches gilt für den halbseitigen oder umschriebenen Migränekopfschmerz, der ebenfalls nicht mit einer allgemeinen Serotoninfreisetzung zu erklären ist.

Es ist denkbar, dass nicht die absolute Höhe des Serotoninspiegels, sondern die plötzliche relative Konzentrationsänderung zu Beginn der Migräneattacke bei deren Auslösung entscheidend ist. Ein Beleg gegen diese Annahme ist eine bestimmte Krebserkrankung, bei der der Tumor plötzlich in großen Mengen Serotonin in den Kreislauf freigibt, das sog. Karzinoidsyndrom. Kopfschmerz ist dabei kein typisches Symptom.

## Untersuchungen des Blutflusses im Gehirn

Die Ergebnisse der Arbeitsgruppe um den Schmerzforscher Wolff konnten teilweise in späteren Studien nicht bestätigt werden. So berichteten Blau und Dexter im Jahre 1981, dass sich bei nur 21 von 47 Migränepatienten der Kopfschmerz bei Zusammendrücken der Blutgefäße an der Außenseite des Schädels besserte und die Mehrzahl über eine Zunahme der Kopfschmerzintensität bei Husten oder Pressen klagte. Husten und Pressen erhöht den Druck im Körperinnern, deshalb wurde nunmehr angenommen, dass der Migräneschmerz doch im Gehirn selbst entstehen soll.

*Die äußere Schläfenarterie ist nicht der Ort der Kopfschmerzentstehung*

Aus weiteren Untersuchungen bei Patienten mit einseitigem Migränekopfschmerz, bei denen systematisch verschiedene Blutgefäße des Kopfes durch Druck verengt wurden, zeigte sich, dass bei einem Drittel der Patienten ein Ursprung des Kopfschmerzes an den Schläfenarterien zu verzeichnen war, dass bei einem weiteren Drittel der Kopfschmerz hauptsächlich durch Gefäße innerhalb des Schädels ausgelöst wurde und beim letzten Drittel überhaupt keine Beeinflussung des Kopfschmerzes durch Gefäßeinwirkungen festzustellen war.

Es wird somit deutlich, dass das Kopfschmerzgeschehen nicht notwendigerweise mit einer Erweiterung der Schläfenarterie einhergeht, vielmehr Reaktionen von Gefäßen außerhalb und innerhalb des Schädels und fehlende Gefäßreaktionen in gleicher Häufigkeit festzustellen sind.

**Die Änderungen von *räumlichen Gefäßeigenschaften*, d.h. Weit- oder Engstellung, erscheinen somit sekundär und können die Entstehung des Migränekopfschmerzes nicht erklären.**

### Direkte Messung der Hirndurchblutung

**Die Messung der Hirndurchblutung erlaubt Rückschlüsse auf Störungen der Gehirnfunktion**

Hauptsächlich in den Jahren zwischen 1980 und 1990 versuchte man, nicht nur die Durchmesser von Blutgefäßen des Kopfes bei Migräne zu bestimmen, sondern vielmehr die Durchblutung des Gehirns direkt zu ermitteln. Dies wurde durch moderne Computertechnik möglich. Die Ergebnisse solcher Untersuchungen haben vielen Annahmen der früheren Jahre die Grundlage entzogen.

In das Kreislaufsystem kann z. B. radioaktiv markiertes Edelgas, wie z. B. das Xenon[133], aufgenommen werden. Mit mehreren Empfängern kann dann die räumliche Verteilung des Gases zu verschiedenen Zeitabschnitten im Gehirn gemessen und damit direkt auf die Durchblutung in verschiedenen Regionen des Gehirns geschlossen werden. Die sog. Single-Photon-Emissionscomputertomographie (SPECT) erlaubt eine noch genauere Darstellung der Hirndurchblutung.

**Während der Auraphase besteht eine Mangeldurchblutung im hinteren Hirnbereich**

In neueren Untersuchungen (1981) konnten der Kopenhagener Migräneforscher Jes Olesen und seine Mitarbeiter bei Patienten mit *Migräne mit Aura* beobachten, dass während der Auraphase eine Mangeldurchblutung im hinteren Hirnbereich besteht, die erst allmählich mit der Kopfschmerzphase abklingt. Mit der Ausbreitung der Mangeldurchblutung nimmt gleichzeitig die Aurasymptomatik zu. Das ist interessant, denn die Hirnrinde im Bereich des Hinterkopfes ist für das Sehen zuständig.

Die Ausbreitungsgeschwindigkeit entsprach dabei der Ausbreitungsgeschwindigkeit von visuellen Zickzacklinien im Gesichtsfeld (Fortifikationsspektren) während der Migräneattacke.

Zusätzlich konnten schnelle Zu- und Abnahmen (Oszillationen) des Blutflusses in der Auraphase beobachtet werden,

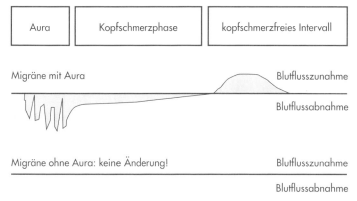

**Abb. 51.** Veränderung der Hirndurchblutung während verschiedener Migränephasen und Migränetypen. Bei der Migräne mit Aura zeigt sich während der Auraphase eine deutliche Reduktion der regionalen Durchblutung des Gehirns. Die Migräne-Kopfschmerzen lassen sich jedoch mit Durchblutungsänderungen nicht erklären, bei der Migräne ohne Aura sind keine Änderungen der Hirndurchblutung festzustellen.

wobei die Durchblutung zwischen normalen und erniedrigten Werten schwankt (■ Abb. 51).

**Die Forscher erklären mit diesen Beobachtungen das seltene Auftreten von Schlaganfällen während einer Migräneaura. Normalerweise entsteht nämlich ein *Schlaganfall* (Hirninfarkt) durch eine umschriebene Mangeldurchblutung des Gehirns.**

## Durchblutungsänderungen erklären nicht Migränekopfschmerzen

Die Gegenüberstellung der verschiedenen Befunde in ■ Abb. 51 verdeutlicht aber, dass ein fester Zusammenhang zwischen der Aura, also den neurologischen Begleitstörungen während der Migräneattacke, und der regionalen Minderdurchblutung im Gehirn besteht.

Dagegen sind Untersuchungen des Blutflusses nicht in der Lage einen bedeutsamen Zusammenhang zwischen *Kopfschmerz* und Blutflussänderungen im Gehirn aufzuzeigen, unabhängig davon, ob die *Migräne mit oder ohne Aura* einhergeht. Die Ergebnisse unterstreichen eindeutig, dass Migränekopfschmerzen unabhängig von Änderungen des Blutflusses auftreten.

 **Kopfschmerzen können bei erhöhter, bei normaler und bei erniedrigter regionaler Hirndurchblutung bestehen.**

Der Kopfschmerz während der Migräneattacke ist nach modernen wissenschaftlichen Untersuchungen *nicht* mit Durchblutungsänderungen im Gehirn zu erklären.

### Elektrische Störung der Gehirnrinde

Spreading depression    Der Wissenschaftler Leaõ beobachtete im Jahre 1944 bei Versuchen an Hirnen von Katzen, dass eine Verletzung der Hirnrinde zu einer Unterdrückung deren elektrischer Aktivität führt. Diese Unterdrückung breitet sich langsam über die Hirnrinde aus, weshalb sie mit dem englischen Begriff „spreading depression" bezeichnet wurde (◨ Abb. 52). Auch die spreading depression geht mit einer örtlichen Mangeldurchblutung des Gehirns einher. Nach diesen Befunden soll eine sich langsam ausbreitende elektrische Störung zu einer

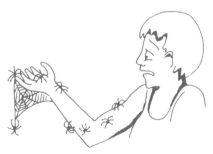

◨ **Abb. 52.** Die „spreading depression" ist eine sich langsam über die Hirnrinde ausbreitende Störung der Nervenfunktion. Kann sie erklären, warum das typische Migränesymptom die langsame Ausbreitung von neurologischen Störungen ist, wie z. B. sich über den Arm langsam ausdehnende Kribbelmissempfindungen?

Veränderung der regionalen Hirndurchblutung führen. Es wurde angenommen, dass solche Störungen für die Migräneaura verantwortlich sein könnten.

Nun hatten die Migräneforscher neuen Stoff für Streit. Die Diskussionen folgten dem Motto: „Was war zuerst, das Huhn oder das Ei?" Es musste die Frage geklärt werden, ob zunächst eine Mangeldurchblutung im Hirn besteht, die die Unterdrückung der elektrischen Aktivität zur Folge hat, oder umgekehrt. Die Diskussionen wurden sehr lebhaft geführt. Die Vertreter der sog. vaskulären Migränetheorie sahen eine Bestätigung ihrer Annahmen in dem Umstand, dass die Durchblutungsstörung zu einer Veränderung der elektrischen Aktivität führe. Die Anhänger der sog. neurogenen Migränetheorie behaupteten natürlich das Gegenteil.

Andere Forscher haben sich auf solche Diskussionen nicht eingelassen. Ein Grund dafür ist, dass die „spreading depression" bisher nur bei Tieren, nicht aber bei Menschen beobachtet werden konnte.

*Durchblutungsänderungen können Ursache, aber auch Folge der Migräne sein*

## Entstehung der veränderten Gefäßschmerzempfindlichkeit

Migränekopfschmerz ist typischerweise pulsierend, pochend und hämmernd. Er verstärkt sich mit jedem Pulsschlag an die Gefäßwände. Eine wesentliche Frage zur Klärung der Entstehung von Migränekopfschmerzen ist somit, weshalb es zu der erhöhten Schmerzempfindlichkeit der Blutgefäße im Kopf kommt.

### Entzündung – Reaktion des Körpers auf Schaden

Entzündungsvorgänge sind aus dem Alltag gut bekannt. Sie treten auf bei Verletzungen, bei Infektionen und anderen Schädigungen des Körpers. Der Körper setzt die Entzündung bei äußerlichen oder innerlichen Schädigungen mit dem Zweck ein, den Schaden zu beseitigen, zu inaktivieren oder die Schadensauswirkungen zu reparieren.

In der Medizin werden Entzündungsvorgänge mit der Endigung „-itis" bezeichnet, also z. B. die Hautentzündung als Dermatitis oder die Gefäßentzündung als Vaskulitis.

Die Entzündungen laufen in einer gesetzmäßigen Reihenfolge ab. Sie beginnen mit einer kurzen Gefäßverengung und mit einer kurzen Mangeldurchblutung. Darauf folgen die klassischen Entzündungszeichen:

- *Rötung* aufgrund einer Gefäßerweiterung
- *Wärme* durch beschleunigte Stoffwechselvorgänge
- *Schwellung* durch Austritt von eiweißreicher Flüssigkeit aus den Gefäßwänden
- *eingeschränkte Organfunktion* durch erhöhte Schmerzempfindlichkeit.

Im Anschluss an diese Vorgänge wandern verschiedene Blutzellen durch die Gefäßwände, um den Entzündungsreiz zu bekämpfen und das geschädigte Gewebe zu entfernen. Zur weiteren Bekämpfung des Schadens werden insbesondere bei bakteriellen und viralen Entzündungen Antikörper gebildet, um zukünftig die Schädlinge noch schneller zu bekämpfen. Zusätzlich kann die Blutgerinnung aktiviert werden. Der gesamte Körper kann außerdem mit Stress, Fieber und anderen Äußerungen reagieren.

Bei Entzündungen müssen nicht immer Bakterien oder Viren beteiligt werden. Ein bekanntes Beispiel ist die Hautentzündung nach zu langer Sonneneinstrahlung. Hier werden die Entzündungsvorgänge besonders deutlich: Die Haut ist gerötet, geschwollen und überwärmt, daher der Name „Sonnenbrand". Schon leichte Berührungen der Haut sind sehr schmerzhaft, und das Reiben des Hemdes tut weh.

 **Nach neueren Vermutungen soll auch bei Migräne eine Entzündung für die erhöhte Schmerzempfindlichkeit verantwortlich sein. Diese Entzündung wird an den Gefäßwänden durch eine erhöhte Nervenaktivität verursacht, weshalb sie „neurogene Entzündung" genannt wird.**

## Neurogene Entzündung

Der Begriff der „neurogenen Entzündung" stammt von dem amerikanischen Wissenschaftler Lewis, der schon im Jahre 1937 die Vorgänge der neurogenen Entzündung beschrieb und diese als „nocifensives System" (= System, das Schaden abwehrt) bezeichnete.

Die neurogene Entzündung ist eine gezielte Reaktion zur Schadensabwehr

Der Ablauf der neurogenen Entzündung kann als eine Erklärung der abnormen Schmerzempfindlichkeit der Blutgefäße und für die Entstehung von Migränekopfschmerzen dienen. Es ist darüber hinaus möglich, im Tierversuch am Modell der experimentell ausgelösten neurogenen Entzündung die Wirkungsweise von Migränemedikamenten zu studieren.

Der amerikanische Wissenschaftler Michael Moskowitz aus Boston beschrieb 1984 systematisch die Zusammenhänge zwischen der Aktivität des die Blutgefäße des Kopfes versorgenden Nerven, dem Nervus trigeminus, und den Reaktionen der Blutgefäße im Schädelinneren. Er konnte belegen, dass Botenstoffe nicht nur von den Gefäßen zu den Nervenfasern wirken können, sondern auch in umgekehrter Richtung, also von den Nervenfasern zu den Gefäßen hin.

**So können einerseits Informationen vom Gefäß zum Nerven weitergeleitet werden und das Gehirn kann andererseits über den Nerven auf die Gefäße einwirken und u. a. die Gefäßmuskulatur, den Gefäßdurchmesser und die Schmerzempfindlichkeit regulieren.**

Verschiedene Eiweißstoffe, sog. Neuropeptide, insbesondere
- die Substanz P,
- das Neurokinin A und
- das „calcitonin gene related peptide" (CGRP)

werden für die Gefäßreaktionen verantwortlich gemacht.

Diese Neuropeptide bewirken an dem Ort ihrer Freisetzung eine Gefäßerweiterung (Vasodilatation). Substanz P und Neurokinin A bewirken zusätzlich auch eine abnorme Durchlässigkeit der Blutgefäße, was zu einem lokalen Austritt von Blutflüssigkeit aus dem Gefäßinnern führt (Plasmaextravasation). Diese Plasmaextravasation kann im Labor sichtbar gemacht werden, indem man radioaktive Marker in das Gefäßsystem gibt und anschließend die Radioaktivität an der Gefäßaußenseite misst.

Als Folgen der neurogenen Entzündung können u. a. eine Gefäßwandquellung (Ödem) und eine Verklebung von Blutplättchen an der Gefäßwand beobachtet werden.

### Wie die Gefäßentzündung während der Migräne ablaufen könnte

Mit den folgenden Überlegungen sollen die möglichen Entzündungsvorgänge während der Migräneattacke an den Gefäßen mit den Erscheinungsmerkmalen der Migräne in Zusammenhang gebracht werden. Es handelt sich dabei um *Modellvorstellungen*, die im einzelnen noch *nicht experimentell nachgewiesen* sind.

Zu Beginn der Migräneattacke entsteht durch eine zu schnelle, zu intensive oder übermäßige Reizeinwirkung auf das Gehirn eine erhöhte Aktivität in den Nerven, die Informationen vom Gehirn zu den Blutgefäßen transportieren. Die Blutgefäße des Kopfes werden vom Nervus trigeminus versorgt. Dieser Nerv ist paarig angelegt, und so wie man zwei Hände hat, gibt es auf jeder Kopfseite einen Nervenstamm. Eine einseitige Störung dieses Nerven erklärt zwanglos die Einseitigkeit des Migränekopfschmerzes.

**Durch zu starke Freisetzung von Nervenbotenstoffen entsteht eine lokale Vergiftungsreaktion im Gehirn**

Durch die verstärkte Aktivität des Nerven werden zu viele Botenstoffe aktiv, und es kommt zu einer Überreaktion an der Gefäßwand. Die Folge ist die Entstehung einer neurogenen Entzündung (◨ Abb. 53). Die Gefäßwand quillt auf, sie verdickt sich. Dadurch wird der Gefäßinnendurchmesser reduziert, und es kommt zu einem Wasserhahneffekt mit Drosselung der Blutzirkulation nach der Gefäßverengung. Die Folge

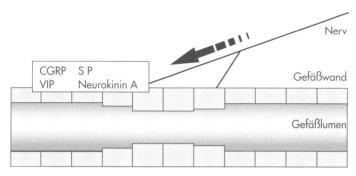

■ Abb. 53. Beginn der neurogenen Entzündung.

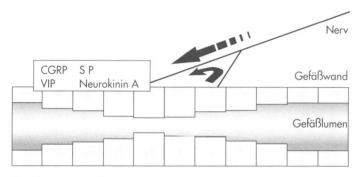

■ Abb. 54. Fortschreiten der neurogenen Entzündung.

ist eine umschriebene Mangeldurchblutung des Hirnbereiches, der von dem Gefäßast versorgt wird: *Die Migräneaura entsteht.*

Die neurogene Entzündung breitet sich jetzt langsam an der Gefäßwand aus und nimmt zu (■ Abb. 54). Der Wasserhahneffekt wirkt sich damit zeitlich zunehmend aus, die Durchblutungsstörung nimmt kontinuierlich zu. Die neurologische Aurastörung muss deshalb ebenfalls zunehmen, da das Hirnareal zunehmend weniger durchblutet wird: *Die Aura breitet sich aus.* Durch Kurzschlüsse am Nerven, sog. Axonreflexe, kann die erhöhte Nervenaktivität aufrechterhalten werden und die neurogene Entzündung sich selbst unterhalten.

**Ausbreitung der Aura**

Nach einiger Zeit hat die neurogene Entzündung die gesamte Gefäßwand erfasst. Die Verbindungen zwischen den ein-

**Rückbildung der Aura**

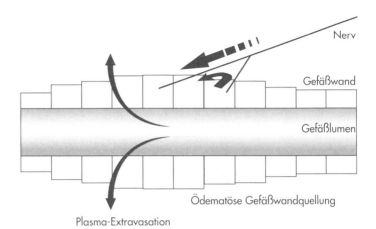

◨ **Abb. 55.** Übergang der Auraphase in die Kopfschmerzphase im Verlauf der neurogenen Entzündung.

zelnen Gefäßwandzellen werden dadurch gestört, und die Folge ist ein Verlust der Elastizität der Gefäßwand, das Gewebe wird weich. Der Blutdruck im Gefäß vermag jetzt die verdickte Gefäßwand aufzudrücken, wodurch der Wasserhahneffekt nachlässt: *Die Aura bildet sich zurück.* Durch die gestörten Gefäßwandverbindungen kann jetzt zudem eiweißreiche Flüssigkeit aus dem Gefäß austreten (◨ Abb. 55).

**Beginn des Migränekopf-schmerzes**    Durch die lokale Entzündung ist die Schmerzempfindlichkeit des Gefäßes mittlerweile derart gestiegen, dass nunmehr jeder Pulsschlag an die entzündete Wand zu einem pulsierenden, pochenden Schmerz führt: *Der Migränekopfschmerz beginnt.* So wie bei einem Sonnenbrand die Berührung der Haut schmerzt, führt jede Pulswelle nun zu einem lokalisierten Gefäßschmerz.

Möglicherweise beginnt bei der *Migräne ohne Aura* die neurogene Entzündung sehr langsam, und deshalb kommt der beschriebene „Wasserhahneffekt" nicht zur Auswirkung. Bei einer schnell einsetzenden und schweren neurogenen Entzündung dagegen wird das Gefäßlumen eingeengt, und die Aura schreitet dem Migränekopfschmerz voraus.

## Fragliche Gültigkeit des Modells der neurogenen Entzündung

Es ist bis heute unklar, ob das Modell der neurogenen Entzündung überhaupt etwas mit der Migräne zu tun hat oder nicht. Als Hauptargument für die Bedeutung dieses Modells für die Migräne wird angeführt, dass Medikamente, die zu einer Linderung der Migräne führen, ebenfalls die experimentell ausgelöste neurogene Entzündung blockieren können. Dieses Hauptargument ist allerdings wenig stichhaltig. Ein häufiger Fehler in der Medizin war und ist, dass man aufgrund der Wirkung eines Medikamentes auf eine bestimmte Diagnose oder Krankheitsursache schließt. Diese Art der Diagnostik umschreibt man elegant in der Medizin mit dem lateinischen Begriff „Diagnosis ex juvantibus" (juvans: helfend), was frei übersetzt etwa heißt, dass die Diagnose mit einem hilfreichen Griff in die Trickkiste gefunden wurde. Tatsächlich beschreibt der Ausdruck etwas, was den Gesetzen der Logik zuwiderläuft.

> Die Wirksamkeit einer Behandlung beweist weder Krankheitsursache noch Diagnose

Diese Annahme geht typischerweise davon aus, dass eine Erkrankung A sich durch das Medikament B bessert. Umgekehrt soll eine Besserung durch das Medikament B bei einer unbekannten Erkrankung dafür sprechen, dass die Vorgänge der Erkrankung A vorliegen, es sich also um die Erkrankung A handelt. Wirkt das Medikament B nicht, soll auch die Erkrankung A nicht bestehen.

Jeder weiß jedoch, dass solche Schlussfolgerungen wenig lebensnah sind, wie folgendes Beispiel verdeutlichen soll: Wenn man Urlaub macht, bekommt man in der Regel eine gebräunte Haut. Also stimmt auch umgekehrt, dass jeder, der eine dunkle Hautfarbe hat, im Urlaub ist …!?

Die Konsequenz ist, dass die Schlussfolgerungen aus den Untersuchungsergebnissen des Modells der neurogenen Entzündung nur mit größter Zurückhaltung auf die Erkrankung Migräne übertragen werden dürfen.

Unabhängig davon ist das Modell der neurogenen Entzündung für sich genommen von großem wissenschaftlichen Wert, weil es völlig neue Einblicke in die Regulation der Blutgefäße ermöglicht hat.

### Wirkung von Migränemedikamenten im Modell der neurogenen Entzündung

Im Tierversuch kann man nachweisen, dass Medikamente zur Behandlung der Migräneattacke die experimentell ausgelöste neurogene Entzündung blockieren können (◼ Abb. 56).

 Aus diesem Grund kann man annehmen, dass Migränemedikamente entweder die Freisetzung oder die Auswirkung der Botenstoffe verhindern: Die neurogene Entzündung wird gestoppt!

**Acetylsalicylsäure = Aspirin wirkt entzündungshemmend und schmerzlindernd**

Die in der Therapie von leichten und mittelschweren Migräneattacken seit langem bewährte und gut wirksame Substanz Acetylsalicylsäure und verwandte Arzneistoffe blockieren die neurogene Entzündung. Einen gefäßverengenden Effekt haben diese Medikamente nicht. Es wird hier deutlich, dass die

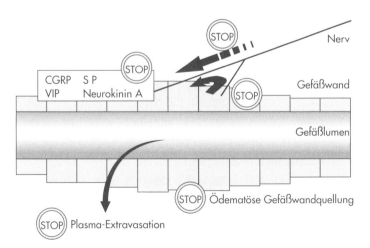

◼ Abb. 56. Angriffspunkte für eine medikamentöse Therapie zur Blockierung der Mechanismen der neurogenen Entzündung.

gefäßverengende Wirkung von Medikamenten wenig relevant zu sein scheint.

**Offensichtlich kann Acetylsalicylsäure sowohl die Freisetzung der Entzündungsmediatoren verhindern als auch deren Wirksamkeit nach erfolgter Freisetzung blockieren.**

*Sumatriptan*, ein erst 1992 in Deutschland zugelassenes Medikament zur Behandlung der schweren Migräneattacke, führt zu einer Blockierung der neurogenen Entzündung durch Stimulierung von speziellen Serotoninrezeptoren. Auch Ergotalkaloide wirken u. a. auf diese Rezeptoren. Sumatriptan unterscheidet sich von den Ergotalkaloiden allerdings durch seine *Selektivität*. Die Ergotalkaloide sind an vielen verschiedenen Stellen des Körpers wirksam. Die Folge ist, dass neben der erwünschten Wirkung auf die Migräne sehr viele unerwünschte Wirkungen auf den Gesamtorganismus in Kauf genommen werden müssen (s. Kap. 7).

> Triptane stoppen gezielt die neurogene Entzündung

Das Neue an dem Wirkstoff Sumatriptan und weiterer Triptane ist, dass diese Medikamente normalerweise selektiv nur an den Bereichen des Gefäßsystems wirksam sind, an denen die neurogene Entzündung sich abspielt. Dadurch belasten diese Substanzen den Organismus wesentlich weniger als die Ergotalkaloide.

Da die Serotoninrezeptoren wahrscheinlich auch bei der neurogenen Entzündung eine sehr wichtige Rolle einnehmen, wird die Bedeutung von Serotonin in der Entstehung der Migräne erneut unterstrichen.

## Wozu Rezeptoren da sind

Damit ein so komplexes Gebilde wie der menschliche Körper ordnungsgemäß funktionieren kann, müssen ständig Informationen zwischen den Organen ausgetauscht werden. Ähnlich wie Telefon und Brief wichtige Kommunikationsmittel im Alltag mit bestimmten Funktionen sind, gibt es auch im

**Rezeptoren sind Empfänger für Informationen im Körper**

menschlichen Organismus zwei unterschiedliche Informations- und Steuerungssysteme: Genauso wie bei telefonischer Benachrichtigung können Informationen auf dem elektrischen Weg über Nervenfasern, die tatsächlich nichts anderes als lebende Kabel sind, schnell und gezielt ausgetauscht werden. Der Vorteil dieses Systems ist, dass man an einen bestimmten Adressaten sehr schnell die Informationen weitergeben kann.

Sollen sehr viele Adressaten benachrichtigt werden, ist die elektrische Benachrichtigung unpraktisch. Theoretisch würde die Möglichkeit bestehen, alle Empfänger hintereinander zu informieren. Dies würde jedoch sehr lange dauern. Würde man alle wie bei einer Konferenzschaltung gleichzeitig über das Kabelnetz benachrichtigen können, würde das Informationsnetz für eine gewisse Zeit komplett belegt sein und für andere Datenübertragungen nicht zur Verfügung stehen. Ein Notruf in dieser Situation wäre nicht möglich, und eine kleine Gefahr könnte sich zu einem Desaster auswirken.

Für die gleichzeitige Benachrichtigung vieler Adressaten ist deshalb der Briefverkehr wesentlich besser geeignet. Man kann Briefe mit unterschiedlichem Inhalt auch gleichzeitig gezielt über Postwurfsendung an mehrere Gruppen von Adressaten senden, z. B. nach bestimmten Postleitzahlen geordnet. So können auch komplexe Informationen sicher und schnell verbreitet werden.

**Bestimmte Rezeptoren können gezielt aktiviert werden**

Sehr ähnliche Informationssysteme sind auch im menschlichen Organismus etabliert. Bei Bedarf können durch bestimmte Organe in das Kreislaufsystem Botenstoffe abgegeben werden. Diese Botenstoffe, meist bestimmte Eiweißkörper, enthalten ganz ähnlich wie ein Briefbogen die jeweiligen Informationen. Durch den Blutkreislauf können die Botenstoffe schnell im Körper verteilt werden und prinzipiell in alle Winkel des Organismus gelangen. Natürlich sind unterschiedliche Botenstoffe erforderlich, um die verschiedenen Nachrichten differenziert weitergeben zu können.

Rezeptoren sind nun, ähnlich wie die Briefkästen der Adressaten im Briefverkehr, die Empfänger der Botenstoffe. Damit

die Nachrichten je nach Situation nur von spezifischen Gruppen von Rezeptoren empfangen werden, haben die Rezeptoren
verschiedene Kennmerkmale, etwa vergleichbar mit den Postleitzahlen der Empfänger. Deshalb sprechen die verschiedenen
Rezeptoren nur auf bestimmte Botenstoffe an. Bestimmte Rezeptoren können ganz unterschiedlich auf den verschiedenen
Organen verteilt sein. Damit ist eine sehr differenzierte Benachrichtigung möglich (■ Abb. 57).

Alle Botenstoffe unterscheiden sich durch zwei prinzipiel-
le Eigenschaften. Sie können entweder den für sie vorgesehe-
nen Rezeptor aktivieren, man nennt sie dann einen „Rezeptor-

**Spezielle Rezep-
toren sprechen
nur auf bestimmte
Botenstoffe an**

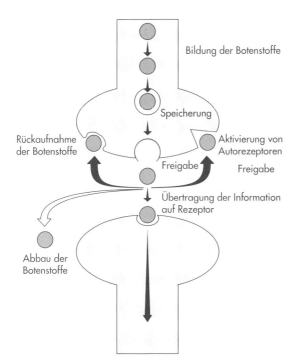

■ Abb. 57. Die Übertragung von Informationen im Nervensystem
kann durch Botenstoffe erfolgen. Die Botenstoffe bestehen aus verschiedenen Eiweißzusammensetzungen. Sie werden nach ihrer Bildung
in Speichern angesammelt, um bei Bedarf freigegeben zu werden. Die
Botenstoffe binden an Rezeptoren und geben somit die Informationen weiter. Unverbrauchte Botenstoffe können wieder in den Nerv zu-
rückgenommen werden. Außerdem können die Botenstoffe den frei-
gebenden Nerven über sog. Autorezeptoren selbst aktivieren.

agonisten" (= Mitspieler). Oder sie können einen Rezeptor blockieren, dann bezeichnet man sie als „Rezeptorantagonisten" (= Gegenspieler).

 Botenstoffe, die nur einen einzelnen Rezeptortyp aktivieren, nennt man *selektive* Botenstoffe.

 Botenstoffe, die sehr viele unterschiedliche Rezeptortypen ansprechen, werden *nichtselektive* Botenstoffe genannt.

### Serotoninrezeptoren

Die Serotonin- oder 5-HT-Rezeptoren sind möglicherweise für die Entstehung und Auslösung der Migräne von besonderer Bedeutung. Die Wissenschaftler Gaddum und Picarelli haben 1957 bereits zwei Typen von Serotoninrezeptoren unterschieden.

*Serotoninrezeptoren wurden in 3 Hauptgruppen unterteilt*

Es zeigte sich jedoch bald, dass weitere, atypisch reagierende Serotoninrezeptoren, insbesondere an den Blutgefäßen des Kopfes, existieren. Deshalb wurden die Serotoninrezeptoren von Bradley und seinen Kollegen im Jahre 1986 in drei Hauptgruppen eingeteilt:

 die *5-HT$_1$-Rezeptoren* (bestehend aus mehreren weiteren Unterrezeptoren),

 den *5-HT$_2$-Rezeptor*,

 den *5-HT$_3$-Rezeptor*.

Der Wissenschaftler Dumuis und seine Kollegen beschrieben 1989 einen gesonderten *5-HT$_4$-Rezeptor*.

Von den vielleicht etwas unverständlichen Bezeichnungen der Rezeptoren sollte man sich nicht verwirren lassen. Es handelt sich dabei um nichts anderes, als ein Ersatz für Postleitzahlen im Organismus.

### 5-HT$_1$-Rezeptoren

Die 5-HT$_1$-Rezeptoren stellen eine sehr unterschiedliche Gruppe von Rezeptoren mit verschiedenen funktionellen Eigenschaften dar und sind insbesondere an Blutgefäßen des Kopfes lokalisiert:

- Die Aktivierung des $5\text{-HT}_{1A}$-Rezeptors führt zu Verhaltensänderungen und Blutdruckerhöhung.
- Der $5\text{-HT}_{1B}$-Rezeptor übt Funktionen im Gehirn aus.
- Die funktionellen Eigenschaften des $5\text{-HT}_{1C}$-Rezeptors sind noch nicht geklärt.
- Die Aktivierung des $5\text{-HT}_{1D}$-Rezeptors führt zu einer Verengung der Blutgefäße des Kopfes, Verengung von Querverbindungen zwischen Arterien und Venen des Kopfes (arteriovenöse Anastomosen), sowie zur Reduktion der Freisetzung von Botenstoffen. Wahrscheinlich ist dieser Rezeptor für die Blockierung der neurogenen Entzündung verantwortlich.
- Die Bindungsstellen von zwei weiteren $5\text{-HT}_1$-Rezeptoren sind noch nicht aufgedeckt, weswegen sie als $5\text{-HT}_{1X}$-Rezeptor und $5\text{-HT}_{1Y}$-Rezeptor bezeichnet werden.

> Aktivierung von
> $5\text{-HT}_{1D}$-Rezeptoren
> stoppt die neurogene Entzündung

Serotonin ist zwar in der Lage, den Migränekopfschmerz zu beenden. Durch seine generelle Wirkung auf alle unterschiedlichen Serotoninrezeptoren und damit auf weite Teile des Gesamtorganismus sind jedoch schwerwiegende Nebenwirkungen zu verzeichnen, die einen therapeutischen Einsatz von Serotonin als „Migränemedikament" nicht erlauben. Serotonin ist also mit einer Postwurfsendung an alle Haushalte zu vergleichen.

**Die Kunst bei der Erfindung von Medikamenten ist, möglichst eine Substanz zu finden, die ganz gezielt nur einen Adressaten im Organismus anspricht, der die gewünschte Wirkung des Medikamentes vermittelt.**

In den Blutgefäßen außerhalb des Kopfes bewirkt Serotonin eine Gefäßverengung durch Aktivierung der $5\text{-HT}_2$-Rezeptoren. Dieser Effekt ist besonders für die Durchblutung der Herzkranzgefäße von Bedeutung.

Die Effekte auf die Blutgefäße des Kopfes werden dagegen durch Aktivierung der $5\text{-HT}_1$-Rezeptoren herbeigeführt.

Es zeigte sich, dass andere Rezeptoren bei der Vermittlung der Gefäßreaktionen im Kopfbereich nicht beteiligt sind.

 **Es gelang mittlerweile, selektive 5-HT$_1$-Agonisten zu entwickeln, die Triptane, die zu einer gezielten, *selektiven Blockierung der neurogenen Entzündung* an Gefäßen im Hirnkreislauf führen.**

Die selektiven 5-HT$_1$-Agonisten, die Triptane, haben eine besonders hohe Affinität zu 5-HT$_{1D}$-Rezeptoren. Auch die gefäßverengend wirkenden Ergotalkaloide, die in der Migränetherapie sehr häufig eingesetzt werden, sind 5-HT$_1$-Rezeptoragonisten; allerdings haben sie weder eine Selektivität für die 5-HT$_1$-Rezeptoren noch für die sonstigen Serotoninrezeptoren.

### 5-HT$_2$-Rezeptor

**Der 5-HT$_2$-Rezeptor ist für die Migränevorbeugung bedeutsam**

5-HT$_2$-Rezeptor*antagonisten* haben sich als wirksam in der Vorbeugung der Migräne erwiesen. Auch diese Medikamente wirken auf viele andere Rezeptoren ein. Allerdings sind Medikamente, die selektiv auf diese anderen Rezeptoren wirken und keine Bindung zu 5-HT$_2$-Rezeptoren haben, in der Migräneprophylaxe ohne Wirkung.

Es kann angenommen werden, dass die 5-HT$_2$-Antagonisten durch Hemmung der erhöhten Blutgefäßdurchlässigkeit (Plasmaextravasation), Hemmung der Blutplättchenverklebung (Thrombozytenaggregation), Hemmung der Serotoninfreisetzung, Hemmung der Gefäßverengung, sowie durch ihre Wirkung auf das zentrale Nervensystem und auf hormonelle Funktionen in der Migräneprophylaxe effektiv sind.

### Gemeinsames Wirken von 5-HT$_2$- und 5-HT$_{1C}$-Rezeptoren

Da die Medikamente, die in der Vorbeugung der Migräneattacke wirksam sind, allesamt auch eine hohe Bindung zu 5-HT$_{1C}$-Rezeptoren haben, besteht die Möglichkeit, dass auch dieser Rezeptor in der Migräneentstehung eine besondere Rolle spielt. Umgekehrt zeigen Substanzen, die lediglich eine hohe

Bindung zu 5-HT$_2$-Rezeptoren haben, nicht jedoch auch zu 5-HT$_{1C}$-Rezeptoren, keine vorbeugende Wirksamkeit.

Die Bedeutung des 5-HT$_{1C}$-Rezeptors in der Migräne-entstehung wird auch durch die Beobachtung von Brewer-ton und seinen Kollegen im Jahre 1988 unterstützt, nach der m-Chlorophenylpiperazin (m-CPP), das ein Hauptabbaustoff des Antidepressivums Trazodon (ein Medikament gegen Depressionen) ist und eine relativ selektive Bindung zum 5-HT$_{1C}$-Rezeptor aufweist, bei Patienten, die an einer Migräne leiden, in einer hohen Prozentzahl Migräneattacken auslösen kann.

Bei Untersuchungen an Ratten fand man, dass m-CPP sehr wirkungsvoll Serotonin im zentralen Nervensystem freisetzen kann. Die Substanz zeigte eine besonders große Aktivierung von Serotonin an einer Stelle des Gehirns, im Hypothalamus. Dort wird auch die Entstehung der Ankündigungssymptome einer Migräneattacke, wie z. B. Hunger, Gähnen, Frösteln usw., vermutet. Diese Untersuchungen sind von großer Bedeutung, da sie darauf hinweisen, dass *Serotoninstörungen* im zentralen Nervensystem eine besondere Rolle in der Entstehung der Migräne spielen.

*Serotoninstörungen im Gehirn, nicht im Blut, sind für die Migräne bedeutsam*

## 5-HT$_3$-Rezeptor

Von der Theorie her ist die mögliche Beteiligung von *5-HT$_3$-Rezeptoren* in der Migräneentstehung sehr naheliegend. Diese Rezeptoren sind sowohl in Regionen des Hirns lokalisiert, die für Schmerz, Übelkeit und Erbrechen verantwortlich sind. Selektive 5-HT$_3$-Antagonisten können sowohl den Entzündungs-schmerz als auch den durch Serotonin hervorgerufenen oder verstärkten Gefäßschmerz blockieren. Deshalb wurden 5-HT$_3$-Antagonisten zur Kupierung und Prophylaxe der Migräne getestet.

Mit Ausnahme einer deutlichen Linderung der Übelkeit erwiesen sich die 5-HT$_3$-Rezeptorantagonisten jedoch in der Migränetherapie als *ineffektiv* und darüber hinaus mit er-heblichen Nebenwirkungen versehen.

Aus diesem Verhalten der 5-HT$_3$-Rezeptoren wird nochmals deutlich, dass man von der Medikamentenwirkung nicht unmittelbar auf die Krankheitsabläufe schließen darf.

### Stickstoffmonoxid (NO)

**Stickstoffmonoxid reguliert die Reaktionen von Blutgefäßwänden**

Die Rolle der Gefäßwände und deren Aufbau im Zusammenhang mit Gefäßreaktionen ist ein sehr junges wissenschaftliches Interessenfeld. Früher nahm man an, dass die Gefäßwand lediglich eine Art Behälterbegrenzung sei. Heute weiß man jedoch, dass die Gefäßwand ein kompliziertes Organ mit vielfältigen Aufgaben ist. Die Gefäßwandzellen, die sog. Endothelien, produzieren eine große Menge verschiedener Stoffe, die auf die Durchblutung bedeutsamen Einfluss haben. Besondere Aufmerksamkeit hat dabei das Stickstoffmonoxid, chemisch NO, erweckt. Aufgrund der enormen Bedeutung wurde NO sogar zum „Molekül des Jahres 1992" gekürt!

NO ist wahrscheinlich der wichtigste Faktor bei der Erweiterung von Blutgefäßen. NO spielt jedoch auch eine herausragende Rolle als Botenstoff im peripheren und zentralen Nervensystem. Der Stoff soll bei der Vermittlung des Langzeitgedächtnisses beteiligt sein, wichtige immunologische Wirkungen haben, bei der Wahrnehmung von Schmerz beteiligt sein und bei Stressreaktionen die Hormonfreisetzung steuern.

Aber auch bei einzelnen neurologischen Erkrankungen scheint NO sehr wichtige und diesmal unangenehme Funktionen zu haben. Bei Hirnblutungen sollen durch NO Gefäßkrämpfe vermittelt werden, es scheint bei degenerativen Erkrankungen des Gehirns beteiligt zu sein und insbesondere sollen Kopfschmerzen über NO vermittelt werden.

**Aktuelle Hypothese: Während der Migräneattacke besteht eine erhöhte Empfindlichkeit für NO**

Eine aktuelle Hypothese der Migräneentstehung ist, dass während der Migräneattacke eine erhöhte Empfindlichkeit für NO an den Gefäßwänden besteht. Möglicherweise wird während der Attacke zuviel NO durch die Gefäßwände produziert. Eine Folge davon soll die erhöhte Durchlässigkeit der Gefäßwände für Blutplasma sein, was auch bei der neurogenen Entzündung beobachtet werden kann.

## Migränemittel der Zukunft

NO wird in der Gefäßwand aus dem L-Arginin hergestellt. Die chemische Reaktion wird durch ein bestimmtes Enzym, die NO-Synthetase (NOS) gesteuert. Eine große Hoffnung von Migräneforschern besteht derzeit darin, Stoffe zu finden, die die Synthese von NO blockieren können und damit die Gefäßreaktionen bei Migräne wieder normalisieren.

Weitere Forschungsanstrengungen zielen auf die Entdeckung von Substanzen, die die neurogene Entzündung blockieren können. Solche Stoffe sind insbesondere weitere Serotoninagonisten mit größerer Rezeptorspezifität und -bindung als die derzeitigen Substanzen sowie Substanz P-Hemmer und andere Stoffe.

## Zentrales Nervensystem und Migräne

Die bisherigen Ausführungen zeigten, dass mit dem Ablauf von Mechanismen außerhalb des Gehirns nicht erklärt werden kann, wodurch die Migräneattacke angestoßen wird. Die bereits beschriebene Wirkungen von m-CPP bei Migränepatienten weisen auf eine Störung des Serotoninstoffwechsels im zentralem Nervensystem bei Migräne hin.

Es gibt auch andere Hinweise auf *Veränderungen im Bereich des zentralen Nervensystems* im Zusammenhang mit der Migränepathogenese: Der Wissenschaftler Lashley berichtete schon 1941, dass seine eigene Gesichtsfeldstörung (Flimmerskotom) im Rahmen einer Migräneaura sich mit einer Geschwindigkeit von ca. 3 mm/Minute ausbreiten würde. Diese Geschwindigkeit entspricht in etwa der Ausbreitungsgeschwindigkeit der von Leaō beschriebenen „spreading depression", der lokalen Reduktion der Hirnströme bei Schädigung der Hirnrinde im Tierversuch (s. oben). Die gleiche Ausbrei-

*Migräne entsteht im Gehirn*

tungsgeschwindigkeit sahen andere Untersucher bei Beobachtung der regionalen Durchblutungsstörungen während einer Migräneaura.

### Die Contingente Negative Variation (CNV)

Besonders wirkungsvolle Auslöser von Migräneattacken sind plötzliche Veränderungen des normalen Lebensrhythmus. Es scheint so, als ob diese Veränderungen eine kurzzeitige Störung des normalen Informationsflusses bewirken. Es ist ein besonderes Verdienst des belgischen Migräneforschers Jean Schoenen und seiner Mitarbeiter, diese besondere Bereitschaft zu einer veränderten Reizverarbeitung durch Labormessungen 1984 sichtbar gemacht zu haben.

Es handelt sich dabei um eine spezielle Ableitung der Hirnströme, dem Elektroenzephalogramm (EEG), während dessen die Patienten auf bestimmte Reize achten und reagieren müssen. Die Veränderungen im EEG während dieser Aufgabenstellung werden Contingente Negative Variation (CNV) genannt. Die CNV scheint auf den ersten Blick sehr geheimnisvoll, die Vorgänge sind uns jedoch alle aus dem Alltag sehr gut bekannt, z. B. beim Autofahren:

Ein Autofahrer muss vor einer roten Ampel anhalten. Er hat keine Ahnung, wie lange die Ampel schon auf Rot geschaltet war und weiß deshalb nicht genau, wann die Gelbphase kommen wird. Er hält sich deshalb in einer Phase mittlerer Bereitschaft und beobachtet aufmerksam, ob die Ampel umschaltet. Sobald die Ampel auf Gelb umschaltet, weiß der Autofahrer, dass nach einem festen Zeitintervall von wenigen Sekunden Grün folgen wird und er dann die Kupplung loslassen und Gas geben muss. Deshalb ist der Autofahrer jetzt besonders konzentriert, bereitet sich innerlich auf seine Aufgabe vor und führt sie umgehend nach Umschaltung der Ampel auf Grün aus (◨ Abb. 58).

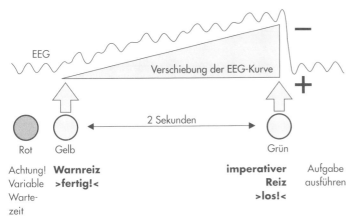

**▫ Abb. 58.** Schematische Darstellung der Vorgänge bei der Entstehung der Contingenten Negativen Variation (CNV).

Während der Phase der erhöhten Bereitschaft vor Ausübung der motorischen Handlung muss das Gehirn besonders aktiv sein. Es muss die Handlung vorplanen, damit sie umgehend ausgeübt werden kann. Es muss eine innere Uhr berücksichtigen, um die Zeitspanne zwischen Gelb- und Grünphase vorausplanen zu können.

Interessanterweise ist es möglich, diese besondere Bereitschaftssituation im EEG sichtbar zu machen. Es entsteht nämlich eine Verschiebung des normalen EEG-Potenzials. Die EEG-Kurve verschiebt sich auf dem Registrierpapier etwas nach oben. Definitionsgemäß ist bei EEG-Ableitungen der negative Pol an der oberen, der positive Pol an der unteren Papierseite. Das EEG-Potenzial variiert also zum negativen Pol. Ganz allgemein ausgedrückt: Die elektrische Spannung im Hirn wird größer.

**Da diese negative Variation der elektrischen Spannung im Hirn zeitlich benachbart (contingent [lateinisch]: benachbart) mit dem Umschalten der Ampel von Rot auf Gelb entsteht, nennt man dieses elektrische Verhalten des Gehirns „Contingente Negative Variation", oder abgekürzt CNV.**

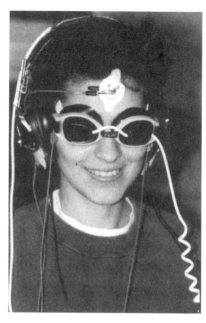

### Messung der CNV im Labor

Die CNN-Messung belegt eine übermäßige Aktivierung des Gehirns bei Migränepatienten

Um die CNV im Labor zu messen, baut man keine Straßenampeln auf. Das Prinzip ist aber das Gleiche. Üblicherweise geht man z. B. so vor, dass der Patient einen Kopfhörer und eine verschlossene Brille mit eingebauten Lämpchen aufsetzt (◙ Abb. 59). Gleichzeitig bringt man noch EEG-Elektroden am Kopf an und leitet das EEG ab. Dem Patient wird berichtet, dass z. B. 3 Sekunden, nachdem im Kopfhörer ein Hinweisreiz (z. B. ein kurzes Klicken) gegeben wurde, das Lämpchen in der Brille aufleuchtet. Sobald dieses Lichtsignal kommt, soll der Patient auf eine Taste drücken. Um die CNV genau zu messen, wird dieser Vorgang in der Regel mindestens 30-mal wiederholt. Die Pause zwischen den einzelnen Messungen ist dabei unterschiedlich lang, sodass der Patient nie genau weiß, wann der nächste Hinweisreiz kommt. Die einzelnen Messungen werden dann mit einem Computer gemittelt, und die Höhe der elektrischen Spannungsverschiebung kann aufgrund des Mittelwertes sehr genau bestimmt werden.

Mit dieser Methode konnte Schoenen erstmals zeigen, dass das Gehirn von Migränepatienten anders auf diese Aufgabe reagiert als das Gehirn von Gesunden oder von Menschen mit anderen Kopfschmerztypen. Interessanterweise finden sich diese Unterschiede im kopfschmerzfreien Intervall zwischen den Attacken, also dann, wenn die Migräne gerade gar nicht besteht. Es bestehen zwei Auffälligkeiten:

— Die Größe der Spannungsverschiebung ist deutlich größer als bei anderen Menschen.

— Während bei Gesunden die Spannungsverschiebung nach mehreren Messungen zunehmend kleiner wird (= habituiert), bleibt sie bei Migränepatienten hoch.

*Das Gehirn von Migränepatienten reagiert aktiver*

Diese Messungen sind ein wichtiger Beleg dafür, dass das Gehirn von Migränepatienten offensichtlich besonders aktiv auf Reize reagiert und Änderungen der Lebenssituation mit unvorhergesehenen Reizen Migräneattacken auslösen können. Aber nicht nur das:

*Änderungen der Lebenssituation mit unvorhergesehenen Reizen können Migräneattacken auslösen*

**Während bei gesunden Menschen die Aufmerksamkeit bei mehrmaliger Reizwiederholung mehr und mehr nachlässt, bleibt das Gehirn des Migränepatienten in maximaler Bereitschaft. Das Gehirn kann anscheinend nicht „abschalten" und steht im wahrsten Sinne des Wortes ständig unter „Hochspannung"!**

Interessanterweise kann eine erfolgreiche Behandlung der Patienten mit Medikamenten zur Migränevorbeugung, den sog. Betarezeptorenblockern, dieses veränderte elektrische Verhalten des Gehirns wieder normalisieren. Somit kann angenommen werden, dass in der Entstehung der Migräne u.a. eine Hyperaktivität von Nervenzellen im Gehirn besteht, die ihre Informationen über Betarezeptoren austauschen.

## Die innere Uhr

Veränderungen des
Lebensrhythmus
können Migräne
auslösen

Für die Entstehung von Ankündigungssymptomen der Migräne, wie Hunger, Durst, Müdigkeit etc., werden Störungen im Bereich des Hypothalamus verantwortlich gemacht. In dieser Region wird auch die innere Uhr des Organismus, der sog. „endogene Zeitgeber", vermutet. Störungen dieser inneren Uhr könnten ebenfalls zu einer Irritierung der Reizverarbeitung beitragen und eine Migräneattacke zur Folge haben. Dies könnte mit ein Grund sein, warum offensichtlich die Migräne weiß, wann Wochenende oder früher Morgen ist. Zu diesen Zeiten finden bekanntlich die meisten Migräneattacken statt. Da alle diese Vorgänge in bestimmten Lebenssituationen besonderen Bedingungen unterliegen, kann verstanden werden, warum die Migräne im Laufe des Lebens unterschiedliche Verläufe aufweist. Dies gilt für den Urlaub, das Wochenende, besondere Wettersituationen, den Besuch der Schwiegermutter, den Beginn einer neuen Behandlungsmethode mit möglicherweise mystischem Flair, die Schwangerschaft, die Menstruation, das Alter usw.

Solche Einflüsse können sowohl positiv als auch negativ auf den Verlauf der Migräne wirken.

## Körpereigene Schmerzabwehrsysteme

Körpereigene
Schmerzabwehr-
systeme sollen
eine übermäßige
Aktivierung
blockieren

Der menschliche Körper verfügt über eine Reihe verschiedener Mechanismen, um auf Schmerzempfindungen einwirken zu können. Man nennt diese Systeme körpereigene Schmerzabwehrsysteme. Die Wissenschaftler benutzen auch den Begriff „endogene antinociceptive Systeme". Hypothetisch kann angenommen werden, dass aufgrund einer Erschöpfung bestimmter Botenstoffe diese endogenen (= aus dem Inneren entstehenden) Schmerzkontrollsysteme in ihrer Wirkungsweise zeitweise ausfallen. Ausschlaggebend dafür könnte sein, dass aufgrund der erhöhten Reaktionsbereitschaft ein zeitweise verstärkter Verbrauch von Botenstoffen anfällt. Die

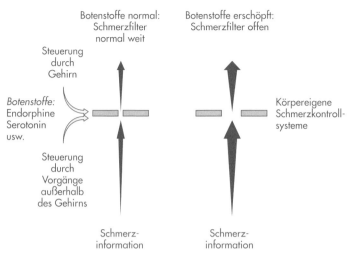

Botenstoffe normal:
Schmerzfilter
normal weit

Botenstoffe erschöpft:
Schmerzfilter offen

Steuerung
durch
Gehirn

Botenstoffe:
Endorphine
Serotonin
usw.

Körpereigene
Schmerzkontroll-
systeme

Steuerung
durch
Vorgänge
außerhalb
des Gehirns

Schmerz-
information

Schmerz-
information

◼ **Abb. 60.** Funktion der körpereigenen Schmerzkontrollsysteme. Bei erschöpftem Botenstoffvorrat ist eine gestörte Funktion mit ungefiltertem Einstrom von Schmerzinformationen die Folge.

Botenstoffe stehen dann den Schmerzabwehrsystemen nicht mehr zur Verfügung (◼ Abb. 60).

Solange die in ihrer Konzentration erschöpften Botenstoffe nicht nachgebildet werden, könnte die Regulation für bestimmte Schmerzabwehrreaktionen gestört sein und eine neurogene Entzündung ausgelöst werden (s. oben). Erst mit der Nachproduktion der Botenstoffe klingt dann die Migräneattacke wieder ab.

Tatsächlich fanden Forscher, dass während der Migräneattacken ohne Aura die Endorphinspiegel gegenüber den Konzentrationen im migränefreien Intervall oder der von gesunden Probanden reduziert seien. Die Bezeichnung Endorphine stammt aus den beiden Wörtern „endogen" und „Morphium". Die Endorphine sind vom Körper selbst produzierte schmerzstillende Stoffe, die ähnlich wie das durch den Arzt gegebene Morphium Schmerzen lindern können.

Für eine kontinuierliche Störung der körpereigenen Schmerzabwehrsysteme spricht auch, dass Migränepatienten im Vergleich zu Kontrollpersonen eine wesentlich größere Anfälligkeit für spontane Gesichts- und Kopfschmerzen haben,

**Die körpereigene Schmerzabwehr ist während der Migräneattacke reduziert**

wie Kopfschmerz bei Kälte oder eine besondere Schmerzempfindlichkeit der Kopfhaut beim Kämmen.

## Wirkung von Schmerzmitteln im Hirn

*ASS wird am häufigsten gegen Migränekopf-schmerzen eingesetzt*

Acetylsalicylsäure (ASS), das Aspirin, ist diejenige Substanz,
die am häufigsten gegen Migränekopfschmerzen eingesetzt
wird. Die Wirksamkeit wurde vorwiegend durch Hemmung
der Bildung von Entzündungsstoffen, die sog. Prostaglandine,
erklärt. Für diese Entdeckung erhielt der englische Wissenschaftler Sir John R. Vane im Jahre 1982 den Nobelpreis für
Medizin.

Aufgrund neuer Untersuchungen weiß man zudem, dass
auch beim Menschen ASS Abwehrreflexe auf Schmerzreize
aktivieren und damit gezielt in die gestörten Funktionen im
Hirn bei primären Kopfschmerzen normalisierend eingreifen kann. ASS hat anscheinend schon seit 100 Jahren „gewusst",
wo die Störungen im Gehirn lokalisiert sind und greift dort ein.

## Schlussfolgerung: die neurogene Migränetheorie

*Die neurogene Migränetheorie bringt Blutfluss- und Nerven-reaktionen in Zusammenhang*

Die Migräneforscher haben viel Wissen angehäuft. Die vielen
Einzelbefunde lassen staunen. Diese Ansammlung beinhaltet
jedoch auch ein großes Problem. Es scheint, dass die vielen Daten zwar zu einem Anstieg des Wissensberges führen, aber
gleichzeitig ein Verständnis der Vorgänge für den Einzelnen
immer schwieriger wird.

Viel wichtiger als die Aneinanderreihung von Ergebnissen
ist die Aufstellung einer Theorie, die möglichst viele dieser Daten aufeinander bezieht. Die Theorie sollte prinzipiell Erklä-
rungswert für die Erscheinungsweisen der Migräne haben,
darüber hinaus sollte sie nachprüfbar sein.

Aus diesem Grund wurden die oben skizzierten Daten zur
*neurogenen Migränetheorie* zusammengefasst, die sowohl
Gefäßfaktoren als auch Nervenfunktionen berücksichtigt
(◧ Abb. 61). Obwohl viele Annahmen der neurogenen Migrä-

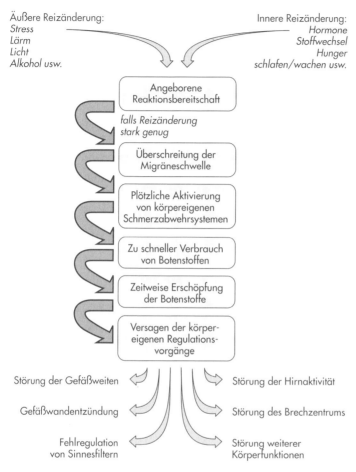

Äußere Reizänderung:
*Stress*
*Lärm*
*Licht*
*Alkohol usw.*

Innere Reizänderung:
*Hormone*
*Stoffwechsel*
*Hunger*
*schlafen/wachen usw.*

Angeborene
Reaktionsbereitschaft

*falls Reizänderung
stark genug*

Überschreitung der
Migräneschwelle

Plötzliche Aktivierung
von körpereigenen
Schmerzabwehrsystemen

Zu schneller Verbrauch
von Botenstoffen

Zeitweise Erschöpfung
der Botenstoffe

Versagen der körper-
eigenen Regulations-
vorgänge

Störung der Gefäßweiten

Gefäßwandentzündung

Fehlregulation
von Sinnesfiltern

Störung der Hirnaktivität

Störung des Brechzentrums

Störung weiterer
Körperfunktionen

◻ **Abb. 61.** Die neurogene Migränetheorie.

netheorie noch nicht in allen Einzelheiten durch Forschungs-
daten abgesichert sind, wird dieses Modell derzeit von vielen
Kopfschmerzforschern genutzt. Diese Theorie setzt sich aus
folgenden Gedankenschritten zusammen:

- Nach der neurogenen Migränetheorie besteht bei Migränepatienten eine angeborene Besonderheit der Reizverarbeitung im Gehirn.
- Das Wahrnehmungssystem der betroffenen Menschen
  steht in ständiger Überbereitschaft und bleibt auch bei
  Reizwiederholungen „hochgespannt".

— Die Annahme der Vererbung dieser besonderen Reizverarbeitung stützt sich auf die typische familiäre Häufung der Migräne.

— Plötzliche interne oder externe Veränderungen, sog. Trigger (Stress, Emotionen, Ernährung, Lärm, Licht etc.) sollen zu Überreaktionen von Steuerungsvorgängen im Hirn führen.

— Interne Zeitgeber können über Beeinflussung zirkadianer Rhythmen auf die Regulationsvorgänge Einfluss nehmen.

— Durch die Triggerfaktoren soll eine *plötzliche Aktivierung* von Nerven im Gehirn bedingt werden.

— Dadurch werden plötzlich zu viele Botenstoffe, insbesondere Serotonin aktiviert. Die freigesetzten Botenstoffe werden abgebaut.

— Durch den schnellen Abbau des zu stark freigesetzten Botenstoffes Serotonin schließt sich eine Phase der *Serotoninerschöpfung* an.

— Bis die Botenstoffe wieder nachgebildet sind, ist die Informationsverarbeitung im Gehirn gestört.

— In dieser Phase der Serotoninerschöpfung sollen schließlich die Erregungen des Nervus trigeminus durch Ausfall der körpereigenen Schmerzabwehrsysteme zu einer neurogenen Entzündung an bestimmten Gefäßabschnitten führen können.

— Durch eine Störung des regionalen Blutflusses in diesen Gefäßabschnitten können neurologische Symptome (Aura) erzeugt werden.

— Die verstärkte Schmerzempfindlichkeit des entzündeten Gefäßabschnittes erklärt den umschriebenen pochenden Migräneschmerz.

— Nach Neubildung der übermäßig verbrauchten Botenstoffe normalisieren sich die Regulationsvorgänge wieder und die Attacke klingt ab.

### Die Auswirkungen der Störungen

Die vorgenannten Ausführungen geben viele Hinweise dafür, dass die Migräne durch eine angeborene Empfindlichkeit des Gehirns für plötzliche Veränderungen und Störungen entsteht. Diese besondere Empfindlichkeit ist mit heutigen Methoden nicht wegzuzaubern, genausowenig, wie man seine angeborene Hautfarbe ändern kann. Wir gehen davon aus, dass durch außergewöhnliche äußere oder innere Reizeinwirkungen die angeborene Empfindlichkeit des Gehirns zum Tragen kommt und eine Migräneattacke entstehen kann. Viele Vorgänge während der Migräne sind wissenschaftlich noch nicht eindeutig geklärt. Die nachfolgenden Ausführungen beruhen deshalb z. T. noch auf Annahmen und Modellen und müssen in Zukunft noch durch wissenschaftliche Untersuchungen untermauert werden.

*Das Gehirn von Migränepatienten ist besonders empfindlich für Reizveränderungen*

### Die Vorgänge im Gehirn

Im Gehirn gibt es eine sehr große Anzahl von Nerven, die gegenseitig Informationen austauschen. Der Informationsaustausch erfolgt durch Botenstoffe, die von einem Nerv zum nächsten geschickt werden. Durch die angeborene erhöhte Empfindlichkeit wird bei den vorgenannten Störungen plötzlich zu schnell und zu viel von diesen Botenstoffen ausgesendet. Das Gehirn überreagiert. Diese zu große und zu schnelle Reaktion führt zu einer übermäßigen Freisetzung von Botenstoffen. Die Folge ist ein plötzlicher und zu großer Verbrauch dieser Botenstoffe.

*Plötzlicher und zu großer Verbrauch dieser Botenstoffe*

Bis dieser übermäßige Verbrauch wieder ausgeglichen ist, kommt es zu einer Störung des Informationsaustausches im Gehirn. Migräne ist eine neurologische Erkrankung.

### Versagen der Steuerungsvorgänge im Gehirn

Das Gehirn muss viele Vorgänge im Organismus steuern. Aufgrund des plötzlichen Überverbrauches von Botenstoffen kommt es zu einer zeitweisen Erschöpfung der Informations-

*Zeitweise Erschöpfung der Informationsübertragung*

übertragung. Die Folge ist eine Fehlsteuerung der normalen Abläufe während der Migräne. Da das Gehirn praktisch alle Vorgänge im Körper reguliert, können sehr viele Störungen auftreten.

### Störung der Blutversorgung des Gehirns

Die Durchblutung des Gehirns wird sehr fein nach dem der augenblicklichen Situation entsprechenden Bedarf gesteuert. Während der Migräneattacke ist die Steuerung der Gefäße gestört. Die Patienten haben ein blasses, bleiches Gesicht. Die Blutgefäße sind zu eng gestellt. Im Gehirn kann es zu einer mangelnden Versorgung bestimmter Gehirnareale mit Nährstoffen kommen. Die Folge ist die Entstehung der umschriebenen neurologischen Aurasymptome, also z. B. Gesichtsfeldstörungen, Schwindel, Lähmungen oder anderes.

### Entzündungsvorgänge an Blutgefäßen

Das Hirn braucht von allen Organen des Körpers am meisten Sauerstoff und Energie. Die Blutgefäßwände im Gehirn müssen deshalb durch das Gehirn besonders fein reguliert werden, da diese für den Transport von Sauerstoff und die Energiezufuhr als auch für den Schutz der empfindlichen Gehirnhäute besonders wichtig sind. Bei zu starker Erregung der betroffenen Nervenfunktion kann an den Gefäßwänden eine lokale Entzündung entstehen.

Da diese Entzündung ohne Beteiligung von Bakterien oder Viren durch erhöhte Nervenaktivität entsteht, wird sie *aseptische* oder *neurogene Entzündung* genannt (s. oben).

### Fehlsteuerung von Sinnesorganen

Eine der wichtigsten Funktionen des Gehirns ist die Wahrnehmung von äußeren und inneren Reizen. Bevor solche Reize bewusst werden, reguliert das Gehirn automatisch, wieviel dieser Daten an das Bewusstsein zur Empfindung weitergeleitet werden. Die Reize werden also normalerweise *gefiltert* und außerdem gefühlsmäßig gefärbt. Ein Beispiel: Das Gehirn reguliert durch die Steuerung der Pupille, wieviel Licht in das Auge eintreten darf. Bei Schreck ist das Gehirn kurzfristig anderweitig beschäftigt, die Pupillensteuerung ist gestört und die Regulation kurzfristig ausgefallen, was sich an einer weiten Pupille mit ungehemmtem Lichteinfall zeigt.

Während der Migräneattacke sind solche Vorgänge der Reizsteuerung und -filterung zeitweise gestört. Die Filterung der Sinneseindrücke versagt, die Sinnesreize können ungehindert passieren. Es entsteht Lichtüberempfindlichkeit, Lärmüberempfindlichkeit und Geruchsüberempfindlichkeit. Die Patienten sind im wahrsten Sinne des Wortes „gereizt" oder gar „überreizt". Gerüche können unangenehm wahrgenommen werden, Musik aus dem Radio und selbst freundliches Zureden und Trösten von Angehörigen kann „nerven". Man ist „aufgekratzt" und verträgt nicht einmal ein Streicheln der Haut. Bei leichteren Störungen zwischen den Migräneattacken können auch entsprechende Symptome verspürt werden: Es prickelt z. B. an der Kopfhaut, das Kämmen der Haare schmerzt oder Stellen am Kopf sind besonders empfindlich.

Auch Schmerzreize werden verstärkt wahrgenommen und sind besonders unangenehm. Die Folge davon ist, dass die Auswirkung der neurogenen Entzündung an den Gefäßen verstärkt zum Tragen kommt. Durch einen Rückkopplungsmechanismus wird jetzt zudem noch die Nervenfunktion, die vom Gehirn zu den Gefäßen hin wirkt, aktiviert, und die neurogene Entzündung aufrechterhalten und verstärkt.

*Während der Migräneattacke sind Vorgänge der Reizsteuerung und -filterung zeitweise gestört*

*Schmerzreize werden verstärkt wahrgenommen*

## Störung des Brechzentrums

Die Fehlregulation im Gehirn wirkt auch auf das Brechzentrum ein. Ebenso wie auf einem schwankenden Schiff Seekrankheit durch ein Durcheinander an Sinneseindrücken entsteht, führt das oben beschriebene Regulationsdesaster im Gehirn zur Aktivierung des Brechzentrums mit Übelkeit und Erbrechen.

### Störung von weiteren Körperfunktionen

Die Fehlsteuerung betrifft auch weitere Körperfunktionen. Die Patienten frösteln aufgrund einer Fehlsteuerung der Temperaturregulation. Die Magen-Darm-Tätigkeit wird gestört, es kommt zu einer verlangsamten Aufnahme und Transport von Nahrungsmitteln im Magen und Darm. Auch Durchfall kann entstehen.

### Störung der allgemeinen Hirnaktivität

Die Störung der Informationsvorgänge betrifft natürlich auch die Hirnvorgänge selbst und deren psychische und geistige Funktionen. Gedächtnis und Konzentration sind während der Migräneattacke gestört. Die Patienten können depressiv und im wahrsten Sinne des Wortes „verstimmt" und „abgespannt" sein.

## Migränevorbeugung ohne Medikamente

**Die Migränebereitschaft kann nicht weggezaubert werden**

Eine *ursächliche Behandlung* der Migräne ist bis heute nicht möglich. Ursächliche Behandlung würde bedeuten, dass man die angeborene spezifische Migränereaktionsbereitschaft normalisiert. Eine genaue Kenntnis der Vorgänge, die zu dieser spezifischen Reaktionsbereitschaft führen, ist bis heute nicht vorhanden. Selbst wenn man die Mechanismen dieser Reaktionsbereitschaft exakt kennen würde, müsste man möglicherweise zur Beeinflussung der Mechanismen direkt in das Gehirn eingreifen. Ob dies jeweils möglich ist, ist heute nicht zu beantworten. Ob man dies der Menschheit wünschen sollte, ist eine weitere unbeantwortete Frage. Das Gehirn ist nicht austauschbar – das ist auch gut so.

**Gegen Migräne kann viel gemacht werden**

Wenn unter dieser Rücksicht die Anlage zur Migräne im eigentlichen Sinne nicht änderbar ist, bedeutet das noch lange nicht, dass man gegen dieses Leiden auch nichts tun kann. Wir haben heute sehr wirksame Strategien zur Hand, um die Behinderung durch Migräne zu reduzieren. Die Medizin hat dazu drei Therapiestrategien entwickelt:

- Die Vorbeugung durch Vermeidung von Auslösefaktoren
- Die Vorbeugung durch Reduktion der Anfallsbereitschaft
- Die Behandlung der akuten Auswirkungen der Migräne-
attacke

Für jede dieser drei Strategien gibt es eine Reihe von Methoden, die man einsetzen kann. Grundsätzlich stehen dazu
nichtmedikamentöse und medikamentöse Maßnahmen zur
Verfügung.

## Verhaltensmaßnahmen zur Vermeidung von Auslösefaktoren

Auch bei Migräne gilt:

**Das Hauptaugenmerk sollte auf die Vorbeugung und die
Vermeidung gelegt werden!**

Mit etwas Geduld und Fleiß können Sie erreichen, dass durch
reine Verhaltensmaßnahmen Migräneattacken wesentlich weniger stark und nicht mehr so häufig auftreten. Hier einige
praktische Tipps:

*Die Neigung zur Migräne kann bei vielen Menschen vorhanden
sein, aber „ruhen", bis Auslösefaktoren zur Wirkung gelangen.
Es ist wichtig, seine ganz persönlichen Auslösefaktoren für die
Migräneattacken ausfindig zu machen. Hier finden Sie Tipps
dazu:*

- Erkennen und meiden Sie Ihre persönlichen Migräneauslöser!
- Beim Ausfindigmachen Ihrer individuellen Auslöser kann
Ihnen ein „Kopfschmerztagebuch" helfen. Füllen Sie es
*regelmäßig* aus (s. Anhang 4)!
- Behalten Sie einen *gleichmäßigen* Schlaf-/Wachrhythmus bei
– vor allem am Wochenende –, denn Änderungen können
eine Attacke auslösen. Deshalb am Wochenende Wecker auf

die gewohnte Weckzeit einstellen und zur gleichen Zeit frühstücken wie sonst auch. Ist zwar hart, vermeidet aber die Migräne!

- Achten Sie auf *regelmäßige* Nahrungseinnahme. Versuchen Sie, Ihre Essenszeiten *gleichmäßig* einzuhalten!
- Treiben Sie *regelmäßig* gesunden Sport – z. B. Schwimmen, Radfahren, Wandern – das hilft Ihnen und Ihrem Gehirn zu „entspannen"!
- Versuchen Sie eine ausgeglichene Lebensführung. Ein *gleichmäßiger* Tagesablauf kann Kopfschmerzen verhindern!
- Lernen Sie „nein" zu sagen. Lassen Sie sich nicht zu Dingen drängen, die ihren *gleichmäßigen* Rhythmus außer Takt bringen – es kommt schließlich auf Sie an!
- Lernen Sie das Entspannungstraining „Progressive Muskelrelaxation nach Jacobsen" – Kurse werden an Volkshochschulen angeboten. Bücher, Hör- und Videokassetten sind über den Buchhandel zu beziehen. Fragen Sie danach, und üben Sie *regelmäßig*!
  (Bezugsquelle siehe www.neuro-media.de
- Lassen Sie öfters einmal fünfe gerade sein. Gut geplante, *regelmäßige* Pausen sind der Geheimtipp für produktive Arbeit!
- Haben Sie etwas Geduld! – Enttäuschen Sie sich nicht selbst mit nichterfüllbaren Erwartungen; denn ein guter Behandlungserfolg ist meist nicht von heute auf morgen zu erzielen, sondern benötigt Zeit. Mit *regelmäßiger* Übung können auch Sie Meister in der Behandlung *Ihrer* Migräne werden.

### Vorbeugung durch Reduktion der Anfallsbereitschaft

**Stabilisierung der Gehirnaktivität**

Die zweite Möglichkeit, die Auslösung von Migräneattacken zu verhindern, ist die Reduktion der erhöhten Anfallsbereitschaft des Gehirns. Dazu stehen medikamentöse und nichtmedikamentöse Möglichkeiten zur Verfügung.

## Planung eines regelmäßigen Tagesablaufs

Auslösefaktoren wirken durch eine *plötzliche Veränderung* der normalen Hirnaktivität. Nichtmedikamentöse Verfahren zur Vorbeugung der Migräneattacke versuchen, die Hirnaktivität zu stabilisieren, damit plötzliche Störungen sich nicht auswirken können. Die Verfahren können nicht streng von den Möglichkeiten der Identifizierung von Auslösefaktoren abgetrennt werden, und es gibt deshalb einige Überschneidungen zu den vorher genannten.

Plötzliche Verän-
derungen müssen
vermieden werden

**Oberstes Gebot ist ein möglichst regelmäßiger Tagesablauf. Plötzliche, unvorgesehene Veränderungen, Höhen und Tiefen, können zu Störungen der Gehirntätigkeit führen und einen Migräneanfall auslösen. Ein regelmäßiger Tagesablauf führt zu einer Synchronisation der Gehirntätigkeit und damit zu einer geringeren Störanfälligkeit.**

Ein regelmäßiger Tagesablauf erfordert Planung und Regeln, an die man sich selbst halten muss. Aber auch andere sind gehalten, auf diese Regeln Rücksicht zu nehmen.

Deshalb: Werden Sie *Ihr eigener Gesetzgeber*, und stellen Sie Regeln für Ihren *regelmäßigen Tagesablauf* auf! Fordern Sie, dass auch Ihre Mitmenschen diese Regeln beachten.

- Fertigen Sie sich einen Stundenplan für die Woche an. Achten Sie dabei darauf, dass Sie feste Zeiten für Mahlzeiten, Arbeit und Freizeit vorsehen. Hängen Sie den Stundenplan auf, und erklären Sie ihn zum Gesetz.
- Lassen Sie in Ihrem Stundenplan auch Platz für spontane Entscheidungen. Der Plan soll Sie nicht an ein starres Zeitkorsett binden. Sinn ist vielmehr, ein unkontrolliertes Zeitschema gegen eine klare Struktur einzutauschen.
- Jeden Tag sollten Sie mindestens 15 Minuten für Ihr Entspannungstraining einplanen. Die beste Zeit dafür ist, wenn anschließend etwas Positives und Angenehmes auf dem Plan

steht, z. B. eine Teepause oder der tägliche Spaziergang mit Ihrem Hund…

▬ Planen Sie einen Belohnungstag ein. Wenn Sie Ihren geplanten Ablauf eingehalten haben, besteht ausreichender Grund, sich etwas Angenehmes zu gönnen. Das kann ein Konzertbesuch sein, ein Ausflug oder etwas anderes, das Ihnen Spaß macht.

▬ Geben Sie nicht gleich auf, wenn es am Anfang nicht so klappt, wie gewünscht. Normalerweise funktioniert nichts auf Anhieb. Ihr Stundenplan lässt sich mit zunehmender Erfahrung optimieren.

## Verhaltensmedizinische Maßnahmen

Der Vorteil der obengenannten Methoden liegt darin, dass Sie selbstständig in der Lage sind, diese durchzuführen und anzuwenden. In den letzten Jahrzehnten wurden auch Verfahren entwickelt, die in der Regel durch Psychotherapeuten eingesetzt werden. Es handelt sich dabei um *Biofeedback-Therapie* und *Selbstsicherheitstraining*.

### Biofeedback-Therapie

Die willentliche Beeinflussung unbewusster Körperreaktionen kann durch Biofeedback gelernt werden

In der Biofeedback-Therapie (feed back [engl.] = zurückleiten) wird vom Therapeuten mit einem Gerät eine bestimmte Körperfunktion gemessen. Bei Kopfschmerzen sind dies häufig die Kopfmuskelaktivität oder der Pulsschlag. In wissenschaftlichen Versuchen wird auch die Weite von Blutgefäßen oder die Blutflussgeschwindigkeit zu messen versucht. Die Messergebnisse werden für die Patienten in der Regel auf einem Bildschirm angezeigt. Ändert sich die Körperfunktion, ändert sich auch die Anzeige. Durch diese Rückmeldung der Körperfunktion („feedback") kann der Patient direkt sehen, ob seine Muskeln entspannt sind oder sein Puls regelmäßig und langsam schlägt. In der weiteren Therapie wird gelernt, diese Körperfunktionen direkt und gezielt willentlich zu beeinflussen.

**Es ist das Ziel der Biofeedback-Therapie, eine unmittelbare willentliche Steuerung der Körperfunktionen, die normalerweise nicht der willentlichen Steuerung unterliegen, zu erreichen.**

So wie Ihr Stundenplan helfen soll, vorausschauend Ihren Tagesablauf willentlich zu planen, soll Biofeedback dazu beitragen, bereits entstandene Fehlfunktionen sichtbar zu machen und willentlich in den Griff zu bekommen.

Wie sich in wissenschaftlichen Studien gezeigt hat, kann die Biofeedback-Therapie tatsächlich Migräneanfälle beeinflussen. Das Ausmaß der Therapieerfolge ist vergleichbar, allerdings nicht besser als das der progressiven Muskelrelaxation nach Jacobsen.

### Besonderheiten der Biofeedback-Therapie

Biofeedback-Therapie hat im Vergleich zu anderen Therapieverfahren mehrere Besonderheiten: Sie bindet den Patienten an einen Therapeuten und an eine Maschine. Dies beinhaltet organisatorische Probleme und bedeutet einen zumindest zeitweisen Verlust der Selbstständigkeit. Außerdem ist diese

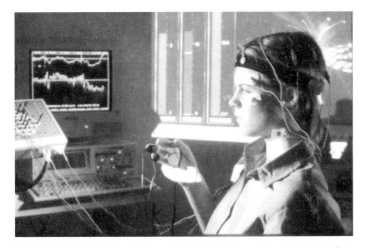

◘ Abb. 62. Biofeedback-Therapie durch Rückmeldung der Hirnaktivität zur Migränebehandlung.

Therapieform im Vergleich zu anderen Verfahren sehr kosten-intensiv. Biofeedback eröffnet jedoch Patienten einen schnellen und aktiven Zugang zur Körperkontrolle und Entspannung. Auch ist die wissenschaftliche Erprobung solcher Methoden von unschätzbarem Wert, da die Verfahren Einblicke in mögliche Krankheitsprozesse geben können.

### Stressbewältigungstraining, Selbstsicherheitstraining

Selbstsicherheit und soziale Kompetenz kann man lernen

Das Selbstsicherheitstraining soll Patienten in die Lage versetzen, für ihre persönlichen Rechte einstehen zu können und ihre eigenen Gedanken, Gefühle und Einstellungen ausdrücken zu können. Selbstsicherheit und soziale Kompetenz können dazu führen, dass man sein Leben mit mehr innerer Gelassenheit und Ruhe leben kann. Wünsche werden mit möglichst geringem Aufwand realisiert.

In Trainingssituationen werden den Patienten Aufgaben zur sozialen Kompetenz gestellt, die zu bewältigen sind. Die Übungen werden entweder im Rollenspiel in einer Gruppe mit einem Therapeuten oder Trainer oder als Hausaufgabe „live" geübt. Es gibt sehr viele unterschiedliche Trainingsprogramme. Beispielhaft sollen hier einige Übungen genannt werden:

- Entgegenkommenden Passanten nicht ausweichen; als erster durch die Tür eines Lifts gehen
- Inanspruchnahme eines vorreservierten Platzes; Durchsetzen von Beschwerden
- Ablehnen unberechtigter Forderungen eines Partners
- Anprobieren diverser Schuhe und Verlassen des Geschäftes ohne Kauf
- Aufmerksamkeit in der Öffentlichkeit auf sich lenken
- Vordrängler, Ruhestörer, Vertreter, Betrüger in Schranken weisen oder ablehnen.

Ein Selbstsicherheitstraining ist in der Regel eine tolle Sache. Eine spezifische Therapie aber für die Migräne ist es sicher nicht. Es hilft, unbegründete Ängste abzubauen und sich

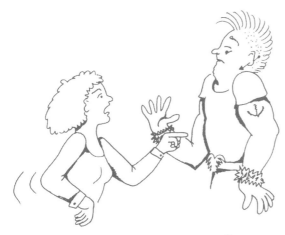

◻ Abb. 63. Ein Selbstsicherheitstraining hilft soziale Ängste abzubauen.

nicht aus dem Rhythmus bringen zu lassen (◻ Abb. 63). Dadurch wird eine größere Sicherheit im Alltag ermöglicht, und plötzliche Störungen des Gleichgewichtes werden weniger wahrscheinlich.

Ein Selbstsicherheitstraining ist aufwendig und teuer. Ein Therapeut und eine Gruppe sind erforderlich, außerdem sind Zeit und insbesondere Geld notwendig. Ein Kostenträger für ein solches Behandlungsprogramm findet sich in der Regel nicht. Außerdem ist ein Therapeut und eine Gruppe oft nicht verfügbar. Damit ist das Selbstsicherheitstraining eine zwar prinzipiell mögliche, aber eher theoretische Behandlungsmöglichkeit für den Alltag.

## Das Migräne-Patientenseminar

Das von Gerber und Göbel entwickelte Migräne-Patientenseminar zielt auf eine umfassende *neurologisch-verhaltensmedizinische* Betreuung von Patienten ab. Diese Betreuung bezieht sich sowohl auf eine *verhaltensmäßige* Vorbeugung und Behandlung von Kopfschmerzen als auch auf die spezifische *medikamentöse* Prophylaxe und Therapie nach einem wissenschaftlichen ganzheitlichen Ansatz. In einer umfassenden Aus-

Wissen und Informationsvermittlung in Seminarform für Patienten

und Weiterbildung werden die Ärzte dazu befähigt, das Patientenseminar im Rahmen von Gruppensprechstunden durchzuführen. Die Grundgedanken sind dabei, *Information* in kompakter Form an Betroffene weiterzugeben, *Selbsthilfegruppen* zu initiieren und durch den gegenseitigen Austausch von Informationen zwischen den Gruppenmitgliedern eine effektive *interaktive* Behandlung zu ermöglichen. Organisatorisch ist das Patientenseminar eine vom Arzt angebotene Veranstaltung. Es wird z. B. an einem Wochentag für die Dauer von 60 bis 90 Minuten in einer kleinen Gruppe von Problempatienten (etwa 5 – 10 Teilnehmer) mit vergleichbaren Erkrankungen durchgeführt.

**Migräne – Patientenseminar**

Das Patientenseminar folgt dabei nachstehendem Ablauf:

– Auswahl der Gruppenmitglieder: Im *Einzelgespräch* soll der Arzt in Frage kommende *Patienten auswählen*, über das Patientenseminar informieren und zur Teilnahme motivieren. Selbstbeobachtungsmaßnahmen werden erklärt. Ein *Kopfschmerztagebuch* wird ausgegeben.

– In den ersten Sitzungen finden dann *gruppenspezifische Erstgespräche* statt. Dabei wird die *Symptomatik* der einzelnen Kopfschmerzerkrankungen mit den Patienten diskutiert, der *Leidensdruck*, die *Entwicklungsgeschichte* und *Chronifizierungsfaktoren* werden herausgearbeitet. Insbesondere sollen dabei chronifizierende Faktoren und die verschiedenen Verhaltensmuster im Alltag, die der Behandlung des Kopfschmerzes entgegenstehen, erfasst und analysiert werden.

– Erläuterung der *Diagnose* durch den Arzt und *Information* über die Entstehungsbedingungen: In dieser Sitzung werden den teilnehmenden Patienten die zugrundeliegenden Mechanismen der Kopfschmerzerkrankung und der Kopfschmerzpathophysiologie erläutert. Darauf aufbauend werden entsprechend strukturierte Schritte zur Behandlung der Kopfschmerzen vermittelt. Dabei sollen den Patienten nicht nur biologische, sondern auch psychologische Prozesse und Verhaltensmuster bewusst gemacht werden.

Dazu gehören insbesondere Stress und ungünstige Kogni-
tionen.

– Beratungsgespräch und Gruppendiskussion: In dieser Sek-
tion des Patientenseminares werden *weitere Informationen*
interaktiv in der Gruppe vermittelt und die pathogeneti-
schen und pathophysiologischen Zusammenhänge erläutert. Neben den *individuellen Reizbedingungen* sollen insbesondere Faktoren der *Lebensführung* wie z.B. unregelmä-
ßiger Schlaf, Tagesplanung, Stress, Arbeitsplatzgestaltung
etc. besprochen werden. Die Basis des Gesprächs sollte hier
ein spezifischer *Stressanalysebogen* sein, der in Verbindung
mit einer Kopfschmerz-Checkliste die verschiedenen Bedingungen für die Kopfschmerzattacken herausarbeiten
soll. Bereits in dieser Sitzung soll den Patienten eine kombinierte Behandlungsstrategie, nämlich die Verbindung
zwischen nichtmedikamentösen und medikamentösen Verfahren aufgezeigt werden.

– Medikamentenbesprechung: In dieser Sitzung werden
ausführlich die *Medikamentenvorgeschichte*, die Art und
Weise, wie Medikamente bislang eingenommen wurden,
*Wirkungen und Nebenwirkungen*, aber auch *Einstellungen*
zu Medikamenten besprochen. Gleichzeitig soll auf die
besondere Bedeutung selbstregulativer Mechanismen wie
z.B. Schmerzkontrolle und Stressbewältigung hingewiesen
werden.

– Stressanalyse I: Zu Beginn der Sitzung wird zunächst auf die
besondere Bedeutung von *Belastungsfaktoren* und *ungüns-*
*tigen Einstellungs-* und *Verhaltensmustern* hingewiesen.
Dazu füllen die Patienten spezielle Stressanalysebögen aus,
wobei die *Stressoren hierarchisch geordnet* werden. Stress
und Belastung werden auch im Sinne psychobiologischer
Konzepte erläutert. So wird etwa dargestellt, dass durch bestimmte Techniken, z.B. Entspannungsverfahren, Neuro-
transmitter besser und schneller abgebaut werden können.
So wird verständlich, dass eine spezifische *Körperwahrneh-*
*mung* notwendig ist. Die Wirkung von Belastungsfaktoren

auf den Körper wird durch *gezielte Stressinduktionen*, wie z. B. einen belastenden Film, quasi körpernah eingeführt. Die bei extremer Belastung auftretenden Körpersignale, wie z. B. Druckempfinden in der Stirn, und die Bedeutung von Entspannung und Gegenkonditionierungsstrategien erklärt. Die Patienten werden in die *progressive Muskelentspannung* nach Jacobson eingeführt. Die dann folgenden Entspannungsübungen werden auf Tonband aufgezeichnet; anschließend wird die Kassette kopiert, sodass jedem Patienten ein Übungsband zur Verfügung gestellt werden kann. Die Patienten erhalten neben der Kassette ein *Übungsprotokoll*, in dem sie Übungszeiten eintragen sollen.

— Stressanalyse II: In dieser Sitzung werden die Patienten zunächst in einer ausführlichen Entspannungsübung zur *Tiefenentspannung* hingeführt. Wie in den vorangegangenen Sitzungen werden die Kopfschmerztagebücher besprochen. Eventuell aufgetretene Schwierigkeiten mit Medikamenten oder mit dem Jacobson-Training werden zunächst in der Gruppe erläutert. Diese Sitzung ist darauf ausgerichtet, die Entspannungstechniken im Sinne der *differenziellen Entspannung* anzuwenden. Das bedeutet, dass die Patienten lernen, in einer Alltagssituation, z. B. beim Sitzen, beim Gehen, Stehen oder Sprechen, durch eine kurze Anspannung die Entspannungsreaktionen einzuleiten. Jetzt erfolgt eine Stressinduktion, z. B. das Klingeln eines Telefons, um mögliche Gegenwirkungen zu erproben. Es werden nun verschiedene Belastungssituationen des Alltags durchgespielt wie z. B. Diskussionen, Streit oder Selbstbehauptungssituationen. Die Patienten lernen, bei aufkommenden Körperempfindungen mit *Entspannungsübungen* zu reagieren.

— Schmerzbewältigung: Diese Sitzung ist auf das Erlernen von Schmerzbewältigungsstrategien gerichtet (*Schmerzbewältigungstraining*). Zunächst schildern die Patienten ihre letzten Anfälle bzw. den letzten Anfall. Danach werden sie aufgefordert, ihre Anfälle erneut durchzuspielen. Durch spezifische kognitive Techniken (z. B. *Imaginationstechnik*) sollen dann gemeinsame Strategien erarbeitet werden, wie ein Anfall ohne oder mit Medikamenten kupiert werden könnte. Neben dem Schlaf sollen insbesondere auch Aktivierungsprozesse in den Vordergrund gestellt werden.

— **Abschluss:** Das Patientenseminar endet mit einer Zusammenfassung und Übersicht über das Gelernte und mit der Vereinbarung, sich ggf. zu *Auffrischsitzungen* wieder zusammenzufinden. Gleichzeitig werden die Patienten ermutigt, eine Selbsthilfegruppe zu besuchen bzw. zu gründen.

*Migräne – Patientenseminar*

### Weitere Methoden

Es gibt eine Vielzahl von weiteren nichtmedikamentösen Maßnahmen, die bei manchen Patienten günstig auf den Migräneverlauf wirken. Hier sind zu nennen:

*Eigenständigkeit in der Therapie bevorzugen!*

— Entspannungsverfahren wie Yoga oder verschiedene Meditationsarten. Diese Verfahren müssen erlernt werden und können nur bei regelmäßiger Anwendung wirken (◨ Abb. 64).

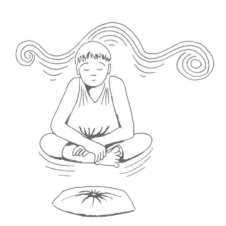

◨ Abb. 64. Nichtmedikamentöse Therapieverfahren sollten möglichst ohne die Droge Arzt oder sonstige Therapeuten realisierbar sein. Yoga erfüllt z. B. diese Voraussetzungen.

— Auch regelmäßiger Sport, Spazierengehen und bewusste Lebensführung sind Möglichkeiten, Stress im Alltag abzubauen und die Migräne günstig zu beeinflussen;

— physikalische Therapieverfahren wie Gymnastik, Massagen, Hydro- und Thermotherapie dienen dem gleichen Zweck.

## Migränevorbeugung mit Medikamenten

**Die Vorbeugung soll die zu häufige Einnahme von Akutmedikamenten vermeiden helfen**

Mit der Einführung der Triptane zur Attackentherapie der Migräne hat sich der Stellenwert der medikamentösen Migräneprophylaxe verändert. Die große Bedeutung der vorbeugenden medikamentösen Therapie beruhte in der Vergangenheit auf der Tatsache, dass wirksame und ausreichend verträgliche Substanzen zur Attackenkupierung nicht ausreichend vorhanden waren. Primäres Ziel der Prophylaktika war es, die Zahl der Migräneattacken zu reduzieren. Die weiterhin auftretenden Migräneattacken mussten mangels effektiver oder verträglicher Akuttherapie dann jedoch meist durchlitten werden. Damit sahen sich die Betroffenen vor die Alternative gestellt, zwischen häufigen und unter Umständen schlecht behandelbaren Migräneattacken ohne medikamentöser Prophylaxe oder möglicherweise selteneren Migräneattacken mit medikamentöser Prophylaxe zu wählen. Die Entscheidung fiel in der Regel zugunsten der medikamentösen Prophylaxe. Als geringeres Übel mussten jedoch die Nebenwirkungen dieser medikamentösen Dauerbehandlung hingenommen werden – sofern nur die gewünschte Wirkung zu erreichen war.

Viele der heute noch empfohlenen Substanzen zur Prophylaxe der Migräne stammen aus dieser Zeit. Dazu zählen u.a. Methysergid (Nebenwirkungen: Bindegewebsverwachsungen) oder Flunarizin (Nebenwirkungen: Depressionen, deutliche Gewichtszunahme, Parkinsonoid). Das Ziel einer Verbesserung der Lebensqualität der Migränepatienten konnte letztlich häufig nur bedingt erreicht werden.

Heute haben sich die Bedürfnisse der Patienten grundlegend verändert. Steht einem Migränepatienten eine verträgliche und effektive Akutmedikation zur Verfügung, wird er einer vorbeugenden Behandlung, die mit einer relativ hohen Wahrscheinlichkeit mit Nebenwirkungen einhergeht und deren Wirkung auch noch unsicher ist, eher ablehnend gegenüber stehen. Dies gilt insbesondere, wenn man sich das übliche Wirksamkeitskriterium für die medikamentöse Vorbeugung vor Augen hält, welches lediglich eine 50 prozentige Abnahme der Attackenzahl fordert. Eine Reduktion der Einnahmehäufigkeit eines wirksamen Triptans von 6 Tagen auf 3 Tage im Monat bei einer Verschlechterung des Allgemeinbefindens an den übrigen 27 Tagen im Monat, wird heute erfahrungsgemäß und verständlicherweise von den Patientinnen und Patienten nicht als erstrebenswerter Erfolg angesehen.

Vor diesem Hintergrund erklärt sich auch die zunehmende Bedeutung der nichtmedikamentösen Migräneprophylaxe, die einer medikamentösen Prophylaxe *immer* voran gehen sollte und auch eine eventuelle spätere medikamentöse Prophylaxe begleiten sollte. Übergeordnetes Ziel ist es, durch Ausschalten oder Reduzieren von Triggerfaktoren der Migräne, deren Häufigkeit zu senken. Das Erlernen und das regelmäßige Anwenden von Entspannungsverfahren wie der progressiven Muskelrelaxation nach Jacobson gehört hier ebenso dazu, wie die Anwendung von verhaltensmedizinischen Verfahren der Stressbewältigung. Von hoher Priorität ist auch eine Rhythmisierung des Tagesablaufes. Dies betrifft die regelmäßige Nahrungszufuhr zur Stabilisierung des Blutzuckerspiegels ebenso wie ein fester Tag/Nacht-Rhythmus – an Wochentagen wie am Wochenende.

**Optimierung des Verhaltens geht vor!**

## Die Entscheidung zur medikamentösen Vorbeugung

Trotz der heutigen hocheffektiven Möglichkeiten in der medikamentösen Attackentherapie der Migräne gibt es eine Reihe von Gründen für die medikamentöse Vorbeugung. Zum einen

gibt es auch weiterhin Patienten, die vom Fortschritt der Triptane nicht profitieren können, weil bei Ihnen entweder Gegenanzeichen für die Einnahme vorliegen (z. B. eine koronare
Herzkrankheit) oder sie zu der Minderheit von Patienten gehören, bei denen Triptane nicht wirksam oder nicht verträglich
sind. Zum anderen, und dies ist ein entscheidendes Argument
für die Migräneprophylaxe, besteht auch bei Einsatz von Triptanen das Risiko der Entstehung von medikamenteninduzierten Kopfschmerzen.

**Als wichtigste Grundregel in der Migräneakuttherapie
gilt, dass die Einnahme von Kopfschmerzakutmedikation
(Triptane wie Schmerzmittel) maximal an zehn Tagen pro
Monat erfolgen sollte, in anderen Worten: an 20 Tagen pro
Monat sollte keine Migräneakutmedikation verwendet
werden.**

Bestehen Migränebeschwerden an einem 11., 12. oder 13. Tag
im Monat, muss der Patient diese Beschwerden ohne Akutmedikation durchstehen, will er nicht das Risiko der Entstehung von medikamenteninduzierten Kopfschmerzen einge-
hen. Folglich liegt das primäre Ziel der medikamentösen
Migräneprophylaxe heute in der Reduktion der Tage an denen
Migränebeschwerden auftreten, um damit die Häufigkeit der
Einnahme von – im Gegensatz zu früher meist wirksamer –
Akutmedikation zu senken. Übergeordnetes Ziel ist das Verhindern der Entstehung von medikamenteninduzierten Kopfschmerzen.

–  Damit ist für die Entscheidung zur Migräneprophylaxe weniger die Häufigkeit der Migräneattacken bedeutsam als
   vielmehr die Zahl von Migränetagen im Monat.
–  Die althergebrachte Regel, eine Prophylaxe bei mindestens
   3 Migräneattacken im Monat zu empfehlen, sollte daher
   aufgegeben und statt dessen eine Häufigkeit von mehr als
   sieben Migränetagen im Monat als primärer Einsatzgrund

gewählt werden, damit zu der Grenze „10 Tage pro Monat"
noch ein Sicherheitsabstand besteht. Ziel ist die Reduktion
der Migränetage im Monat um mindestens 50 %.

— Andere, sekundäre Entscheidungsgründe sind das regelmäßige Auftreten eines Status migränosus, d. h. Attacken die
länger als drei Tage andauern, sowie von Migräneattacken,
die zwar an weniger als sieben Tagen im Monat bestehen,
jedoch entweder einer Akuttherapie nicht zugänglich sind
oder mit ausgeprägten, subjektiv sehr belastenden Auren
einhergehen. Der Extremfall wäre die Sekundärprophylaxe
eines migränösen Hirninfarktes.

Insgesamt ist im Vergleich zu Zeiten vor der Triptaneinfüh-
rung der Leidensdruck der Betroffenen deutlich relativiert
und damit ist auch die Bereitschaft reduziert, Nebenwirkungen oder nur mäßige Erfolge einer medikamentösen Migräneprophylaxe hinzunehmen. Damit erhöht sich die Notwendigkeit, wirksame und gleichzeitig verträgliche Medikamente
zur Migränevorbeugung auszuwählen. Folgende Gründe gelten daher für den Einsatz der medikamentösen Migränevorbeugung:

## Allgemeine Regeln

Eine medikamentöse Migräneprophylaxe ist notwendigerweise eine Dauertherapie. Aus Sicht des Migränepatienten ist
eine solche Dauertherapie nur akzeptabel bei guter Wirksamkeit bei gleichzeitig guter Verträglichkeit. Darüberhinaus ist
eine Unbedenklichkeit im Langzeiteinsatz Grundvoraussetzung. Hieraus leiten sich allgemeine Regeln für das Erreichen
dieser Ziele ab.

### Behandlungsziel „Effektivität":

Die medikamentöse Migräneprophylaxe ist ein spezifisches
Verfahren zur Behandlung der Migräne – nicht von häufigen
Kopfschmerzen generell. Insbesondere medikamentenindu-

zierte Kopfschmerzen bleiben praktisch unbeeinflusst. Hier ist die Medikamentenpause (drug holiday) Therapie der ersten Wahl. Anschließend ist das Einhalten einer Obergrenze von maximal 10 Tagen im Monat, an denen Medikamente zur Akuttherapie von Kopfschmerzen eingenommen werden, essentiell und eine medikamentöse Migräneprophylaxe meist unumgänglich. Abgesehen von wenigen Ausnahmen sind die eingesetzten Substanzen jedoch auch bei Vorliegen eines chronischen Kopfschmerzes vom Spannungstyp oder eines Clusterkopfschmerzes ineffektiv. Eine medikamentöse Migräneprophylaxe hat damit nur bei tatsächlichem Vorliegen einer Migräne eine Erfolgsaussicht.

Neben der Auswahl der Substanz hängt die Effektivität einer medikamentösen Migräneprophylaxe entscheidend von der eingesetzten Dosis ab. Eine Unterdosierung ist der häufigste Grund für das Scheitern einer Prophylaxe. Medikamenten der 1. Wahl (s. u.) ist der Vorrang zu geben, da hier die angestrebten, meist höheren Dosierungen am ehesten erreicht und auch beibehalten werden.

Der Wirkeintritt von Migräneprophylaktika ist deutlich verzögert. Meist verstreichen 2 bis 8 Wochen, bis es zu einer merklichen Abnahme der Migränehäufigkeit kommt. Die Beurteilung der Effektivität einer Substanz sollte daher erst nach 8 bis 12 Wochen erfolgen.

Es gibt praktisch keine Untersuchungen darüber, wie lange eine Migräneprophylaxe fortgeführt werden sollte. Eine kurze Einnahme über wenige Wochen führt jedoch in der Regel zu keiner anhaltenden Wirkung. Empfohlen werden Zeiträume von 6 bis 9 Monaten.

 **Eine Migräneprophylaxe führt in der Regel zu keiner kompletten Migränefreiheit; lediglich die Pausen zwischen den Attacken werden länger. Hierüber muss der Patient aufgeklärt sein, damit er nicht bei Auftreten der nächsten Migräneattacke nach Beginn einer Prophylaxe diese aufgrund mangelnder Wirksamkeit abbricht.**

Vor Behandlungsbeginn sollte eine realistisches Behandlungsziel mit dem Patienten besprochen werden. Am besten lässt sich das Erreichen eines solchen Behandlungsziel (z. B. eine Abnahme der Migränetage im Monat um 50 %) überprüfen, wenn vor Beginn der Prophylaxe bereits über einen Zeitraum von mindestens 4 Wochen die spontane Migränehäufigkeit dokumentiert wurde und diese Dokumentation während der gesamten Behandlung weitergeführt wird.

**Behandlungsziel „Verträglichkeit":**

Während bei einigen Migräneprophylaktika die Zieldosis sofort eingesetzt werden kann (Cyclandelat, Magnesium, Flunarizin), ist bei den meisten Substanzen eine vorsichtige und langsame Erhöhung der Dosis erforderlich, um Nebenwirkungen zu minimieren. Die Geschwindigkeit der Aufdosierung sollte dabei individuell angepasst erfolgen. Für Betarezeptorenblocker, trizyklische Antidepressiva oder auch Valproinsäure sollten mehrere Wochen für die Aufdosierung vorgesehen werden.

**Auch sollten die zu erwartenden Nebenwirkungen im Vorfeld der Einnahme bekannt sein, auch um die Dosierung eventuell anpassen zu können. Unangenehme Überraschungen werden selten toleriert.**

Über Kontraindikationen und Anwendungsbeschränkungen hinaus muss das Nebenwirkungsprofil der einzelnen Substanzen bei der Wahl der Prophylaxe individuell berücksichtigt werden. Dies betrifft nicht nur die häufige Frage des Einsatzes von Betarezeptorenblockern bei Patienten mit arterieller Hypotension und Depression, sondern auch z. B. den Einsatz appetitsteigernder Substanzen (Flunarizin, Valproinsäure, trizyklische Antidepressiva) bei bestehender Adipositas.

Bei einigen Medikamenten ist die Migränevorbeugung im Beipackzettel nicht aufgeführt, trotzdem kann deren Wirksamkeit durch aktuelle Studien bekannt sein.

**Behandlungsziel „Unbedenklichkeit
bei Langzeiteinnahme":**

In der Migräneprophylaxe kommen auch Substanzen zum Einsatz, die trotz Einhaltens aller Anwendungsvorschriften potenziell bleibende Gesundheitsschäden hervorrufen können. Da es sich bei der Migräne um eine Erkrankung handelt, die mit der seltenen Ausnahme des migränösen Infarktes selbst zu keiner Organschädigung führt, ist eine solche Komplikation durch eine medikamentösen Behandlung letztlich nicht akzeptabel. Methysergid kann zu irreversiblen Bindegewebsverwachsungen führen; Valproinsäure kann eine schwere Leberschädigung aufweisen. Der Einsatz dieser Substanzen muss daher trotz guter Wirksamkeit wohl überlegt sein und sollte als letzte Möglichkeit aufgefasst werden.

**Substanzen, deren Dauereinnahme zur Entstehung von medikamenteninduzierten Dauerkopfschmerzen führen kann, sind grundsätzlich nicht für eine Migräneprophylaxe geeignet. Hierzu zählen Schmerzmittel ebenso wie Ergotalkaloide – auch wenn bei deren Einsatz vorübergehend die Migränehäufigkeit zunächst abnehmen kann. Bei diesen Substanzklassen besteht zusätzlich noch das Risiko der Entstehung einer Nierenschädigung bzw. eines Ergotismus.**

### Fehler in der medikamentösen Migränevorbeugung

Folgende Liste führt wichtige Fehler in der medikamentösen Migränevorbeugung auf:

| Verfehltes Behandlungsziel | Fehler |
| --- | --- |
| Effektivität | Vorliegen eines medikamenteninduzierten Kopfschmerzes, nicht einer Migräne |
| | Zu niedrige Dosis |
| | Zu kurze Einnahmedauer |

| Verfehltes Behandlungsziel | Fehler |
|---|---|
| Effektivität | Behandlungsbeginn mit Migräneprophylaktika der 3. Wahl oder ineffektiven Substanzen |
| | Erwecken falscher Erwartung über die erreichbare Wirkung beim Patienten |
| | Verzicht auf den Einsatz von Kopfschmerzkalendern vor und während der Migräneprophylaxe |
| Verträglichkeit | Fehlende Information über Nebenwirkungen |
| | Zu rasche Aufdosierung nach starrem Konzept |
| | Missachtung der Bedeutung möglicher Nebenwirkungen im individuellen Fall (z. B. Gewichtszunahme) |
| Unbedenklichkeit bei Langzeiteinnahme | Ignorieren von Gegenanzeichen oder Anwendungsbeschränkungen |
| | Einsatz von organschädigenden Substanzen |
| | Einsatz von Substanzen, die medikamenteninduzierte Dauerkopfschmerzen hervorrufen können |

## Auswahl der Migräneprophylaktika

Die Therapieempfehlungen für die Behandlung der *akuten* Migräneattacke unterscheiden sich international nur wenig. Kontrollierte Studien zur Überprüfung der Wirksamkeit und Verträglichkeit von Akuttherapeutika sind verhältnismäßig einfach durchzuführen, und die Ergebnisse sind problemlos von Land zu Land übertragbar. Entscheidend für die Uniformität der Empfehlungen ist jedoch auch, dass in der Akuttherapie unbestritten hochwirksame Substanzen zur Verfügung stehen. Damit können eindeutige „harte" Effektivitätsparameter wie z. B. Schmerzfreiheit innerhalb von 2 Stunden zum Wirksamkeitsvergleich in Studien gewählt werden.

**Bei der medikamentösen Vorbeugung ist die Sachlage weniger eindeutig. Bisher steht keine Substanz zur Verfügung, die zuverlässig das Auftreten von Migräneattacken verhindern kann.**

Die Wirksamkeitsparameter tragen dieser Tatsache Rechnung. Der gebräuchlichste Parameter ist daher nicht – wie naheliegend – das Erreichen von Attackenfreiheit, sondern lediglich eine Attackenreduktion um 50 %. Auch dieser Zielwert wird bei den effektivsten Substanzen im optimalen Fall bei nur ca. 60 % der Patienten erreicht. Kontrollierte Studien in der Migräneprophylaxe sind notwendigerweise komplex. Es sind zum einen zwangsläufig Langzeitstudien. Sie sind sowohl für den Patienten, der kontinuierlich Tagebuch führen muss, als auch für den Untersucher aufwendig. Aufgrund der relativ geringen Wirksamkeit und meist eher schlechten Wirksamkeit sind Studienabbrüche häufig und ausreichende Fallzahlen schwer erreichbar.

*Die wissenschaftliche Datenlage kann nicht auf den individuellen Patienten verallgemeinert werden*

Ein besonderes Problem stellt der wissenschaftlich unumgängliche Einsatz von Placebos zu Vergleichszwecken dar. Bei einem Placebo handelt es sich um ein identisch aussehendes Medikament ohne wirksamen Inhaltsstoff. In einer placebokontrollierten Studie zur Prüfung eines Medikamentes zur Attackenbehandlung kann der Patient bei fehlender Wirksamkeit nach kurzer Zeit auf ein Ersatzmedikament ausweichen. Die mögliche Einnahme eines Placebos wird daher von den Patienten meist toleriert, zumal sich die Studie in der überwiegenden Zahl der Fälle nur auf eine bis maximal drei Migräneattacken erstreckt. Die Teilnahme an einer placebokontrollierten Prophylaxestudie hingegen bedeutet für einen Teil der Patienten die Einnahme eines Placebos über Monate ohne Möglichkeit einer wirksamen vorbeugenden Ausweichmedikation. Hierzu sind Patienten nur bedingt bereit. Die Folge sind einerseits Studien mit geringen Fallzahlen und damit auch geringer Aussagekraft. Gerade für Vergleichsstudien zwischen verschiedenen Prophylaktika, die sich in ihrer

Effektivität weniger unterschieden als gegen Placebo, wären jedoch größere Fallzahlen wichtig. Zum anderen sind durch die Auswahl der Patienten bedingt Selektionsfehler kaum zu vermeiden. In placebokontrollierten Studien mit potenziell nebenwirkungsträchtigen aber auch potenziell effektiven Substanzen finden sich überproportional viele Patienten mit überdurchschnittlich häufigen, schweren und langen Attacken. Herkömmliche Prophylaktika waren im Vorfeld bereits nicht ausreichend wirksam – kurz, es handelt sich um die sogenannten Problempatienten in spezialisierten Kopfschmerzbehandlungszentren. Die Studienergebnisse der Substanzen werden in diesem Fall schlechter ausfallen, als wenn der durchschnittliche Patient behandelt worden wäre. Im Gegensatz dazu werden voraussichtlich gut verträgliche, potenziell jedoch eher weniger wirksame Medikamente (insbesondere auch pflanzliche Präparate) häufig außerhalb der spezialisierten Zentren an Patienten getestet, die in geringerem Maße von Migräne betroffen sind, was Häufigkeit und Intensität der Attacken angeht. Hier fallen die Studienergebnisse dann relativ gesehen zu gut aus. Die Folge dieser Selektionsfehler ist, dass auf dem Papier letztlich alle Prophylaktika im Placebovergleich ungefähr gleich wirksam sind. Erst in der Praxis zeigen sich dann die wahren Effektivitätsunterschiede. Zu vermeiden wäre dies letztlich nur durch Vergleichsstudien der verschiedenen Prophylaktika untereinander – Studien, die aus den o. a. Gründen meist fehlen. Ein Vergleich der verschiedenen Migräneprophylaktika ist damit gezwungenerweise in einem beträchtlichen Maße subjektiv, womit die Unterschiede auch in offiziellen Therapieempfehlungen verschiedener Fachgesellschaften zu erklären sind.

In nachfolgender Liste sind exemplarisch die Therapieempfehlungen der Deutschen Migräne- und Kopfschmerzgesellschaft aus dem Jahre 2000 und des Quality Standards Subcommittee der American Academy of Neurology aus dem Jahre 2000 aufgeführt.

## Substanzen der 1. Wahl

| Deutsche Migräne- und Kopfschmerz- gesellschaft | Quality Standards Subcommittee der American Academy of Neurology (Auszüge) |
|---|---|
| Metoprolol | Amitriptylin |
| Propanolol | Valproinsäure |
| Flunarizin | Propanolol |
| | Timolol |
| | Fluoxetin (Racemat) |
| | Gabapentin |

## Substanzen der 2. Wahl

| Deutsche Migräne- und Kopfschmerz- gesellschaft | Quality Standards Subcommittee der American Academy of Neurology (Auszüge) |
|---|---|
| Valproinsäure | Atenolol |
| Naproxen | Metoprolol |
| Acetylsalicylsäure | Nadolol |
| Lisurid | Nimodipine/Verapamil |
| Pizotifen | Acetylsalicylsäure |
| Dihydroergotamin | Naproxen + andere NSAR |
| Magnesium | Magnesium |
| Cyclandelat | Vitamin B2 |
| | Tanacetum parthenium |
| | Doxepin/Imipramin/Nortriptylin |
| | Paroxetin/Sertralin/Venlafaxin/Fluvoxamin |
| | Ibuprofen |
| | Diltiazem |
| | Tiagabin |
| | Topiramat |

## Substanzen der 3. Wahl

| Deutsche Migräne- und Kopfschmerz- gesellschaft | Quality Standards Subcommittee der American Academy of Neurology (Auszüge) |
|---|---|
| keine | Methysergid |

## Individuelle Auswahl

Die individuelle Auswahl eines Medikamentes zur Migräneprophylaxe sollte nicht nach einem vorgegebenen Stufensche-
ma vorgenommen werden. Vielmehr sollte sich die Auswahl an
den individuellen Bedürfnissen der Patienten orientieren. Was
für den Einen gut ist, muss für den Anderen noch lange nicht
passend sein.

Nachfolgende Liste zeigt individuelle Besonderheiten der
Migräneerkankung und die damit zusammenhängende gezielte Auswahl von Wirkstoffen zur Vorbeugung. Diese
orientiert sich dabei entweder an der individuellen Symp-
tomkonstellation oder an den bestehenden Begleiterkrankungen.

Ein bestimmte Medikamentenauswahl bietet sich an bei
folgenden Begleitmerkmalen:

| Begleitmerkmale | Bevorzugte Auswahl |
| --- | --- |
| Migräne + Bluthochdruck | Beta-Blocker |
| Migräne + Herzgefäßerkrankung | Calcium-Antagonisten |
| Migräne + Stress | Beta-Blocker, Antidepressiva |
| Migräne + Depression | Antidepressiva |
| Migräne + Schlaflosigkeit | Antidepressiva |
| Migräne + Untergewicht | Antidepressiva, Pizotifen |
| Migräne + Übergewicht | Topiramat, Lisinopril |
| Migräne + Epilepsie | Valproinsäure |
| Migräne + Manie | Valproinsäure |
| Migräne + Überempfindlichkeit für Nebenwirkungen | Pestwurz, Riboflavin (Vitamin $B_2$) |
| Migräne + Schlaganfall | Acetylsalicylsäure |
| Migräne + Wadenkrämpfe | Magnesium |
| Migräne + Schiefhals | Botulinumtoxin A |

Nicht ausgewählt werden sollten die aufgeführten Medikamente bei folgenden Begleitmerkmalen:

| Begleitmerkmale | Nicht auswählen |
|---|---|
| Migräne + Epilepsie | Antidepressiva |
| Migräne + Depression | Beta-Blocker |
| Migräne + hohes Alter/ Herzerkrankungen | Antidepressiva |
| Migräne + Übergewicht | Antidepressiva, Pizotifen |
| Migräne + Asthma | Beta-Blocker, Topiramat |
| Migräne + hohe sportliche Aktivität | Beta-Blocker |
| Migräne + hohe Konzentration und Denkleistung | Antidepressiva, Beta-Blocker |
| Migräne + Leberstörung | Valproinsäure |

### Betarezeptorenblocker

Beta-Blocker haben gesicherte Wirksamkeit

Betarezeptorenblocker werden generell als Medikamente der 1. Wahl zur prophylaktischen Behandlung der Migräne angesehen, wobei die Wahl der bevorzugten Substanz international variiert. In placebokontrollierten Studien konnte eine migräneprophylaktische Wirksamkeit für **Propanolol, Metoprolol, Timolol, Nadolol** und **Atenolol** nachgewiesen werden. In Deutschland hat sich weitestgehend der Einsatz von Metoprolol und Propanolol etabliert. Der Wirkmechanismus der Betarezeptorenblocker ist nicht bekannt. Ein Effektivitätsunterschied zwischen verschiedenen Betarezeptorenblockern konnte in den durchgeführten Studien nicht festgestellt werden.

Die erforderlichen Dosierungen, um eine im Vergleich zu Placebo signifikant bessere Wirkung zu erzielen, sind relativ hoch. Während sich Metoprolol bei einer täglichen Erhaltungsdosis von 200 mg durchgehend Placebo überlegen zeigte, war das Ergebnis bei 100 mg noch uneinheitlich. Für Propanolol beginnt vergleichbar die wirksame Dosis bei 80 mg, wohingegen der zuverlässige Wirkbereich bei 160 mg bis 240 mg liegt. Für die Praxis bedeutet dies, dass zunächst eine tägliche Dosis von 100 mg Metoprolol bzw. 80 mg Propanolol angestrebt werden sollte. Bei fehlender Wirksamkeit und guter Verträglichkeit sollte dann eine Aufdosierung auf 200 mg für Metoprolol bzw. 160 mg bei Propanolol erfolgen. Erst wenn bei diesen Dosierungen keine Attackenreduktion zu erreichen ist, muss die jeweilige Substanz im individuellen Fall als nicht wirksam angesehen werden.

Der Rang der Betarezeptorenblocker in der Migräneprophylaxe beruht nicht nur auf ihrer Wirksamkeit sondern auch auf ihrer relativ guten Verträglichkeit in der Langzeiteinnahme. Die wichtigsten Gegenanzeichen sind Asthma bronchiale, Herzinsuffizienz, ausgeprägte Hypotonie, Verlangsamung des Herzschlages unter 50 Schläge/Minute, AV-Block II. oder III. Grades, Sinusknotenerkrankungen und fortgeschrittene periphere Durchblutungsstörungen. Zu Anwendungsbeschränkungen zählen Depressionen, Diabetes mit schwankenden Blutzuckerwerten, Psoriasis und schwere Leberinsuffizienz.

Werden diese Anwendungsbeschränkungen beachtet, ist die Verträglichkeit auch bei den angestrebten Zieldosierung meist gut. Am Häufigsten geklagt werden zentralnervöse Störungen (Müdigkeit, Schwindel, Schlafstörungen mit Alpträumen, seltener auch depressive Verstimmungen), Kältegefühl in den Gliedmaßen, Verlangsamung des Herzschlages und unerwünschte Blutdrucksenkung, während Potenzstörungen eher selten sind. Für die Verträglichkeit entscheidend ist eine langsame Aufdosierung über mehrere Wochen hinweg. z. B. wöchentliche Steigerung um 50 mg bei Metoprolol bzw. um 40 mg bei Propanolol. Die Einnahme kann auf ein oder zwei Tagesdosen verteilt werden. Bei Schlafstörungen empfiehlt sich eine morgendliche Einmalgabe eines Präparates mit verlangsamter Freisetzung, bei niedrigen Blutdruck hingegen eine abendliche Einmalgabe. Die Betarezeptorenblocker Metoprolol und Propanolol sind in Deutschland zur Migräneprophylaxe zugelassen.

## Kalziumantagonisten

Die Kalziumantagonisten **Nimodipin** und **Verapamil** werden in den Therapieempfehlungen der American Academy of Neurology als Substanzen der 2. Wahl aufgeführt. Für beide Substanzen existiert kein ausreichender wissenschaftlicher Effektivitätsnachweis. In Gegensatz hierzu ist die gute Effektivität des Kalziumantagonisten **Flunarizin** in der Migräneprophylaxe unbestritten. Der Wirkmechanismus ist unklar. In Vergleichsstudien mit Propanolol zeigte Flunarizin eine vergleichbare Wirkung. Die wirksamen Dosierungen lagen bei 5 und 10 mg. Eine langsame Aufdosierung ist im Allgemeinen nicht erforderlich.

Aufgrund des ungünstigen Nebenwirkungsprofils wird Flunarizin jedoch in der Praxis weit seltener eingesetzt als z. B. die Betarezeptorenblocker. Es gilt als Ausweichsubstanz bei Vorliegen von Kontraindikationen gegen oder schlechter Verträglichkeit von Betarezeptorenblockern, bzw. bei deren Ineffektivität. Kontraindikationen für den Einsatz von Flunarizin sind das Vorliegen eines Morbus Parkinson, Schlaganfalles oder depressive Syndrome. Die typischen Nebenwirkungen sind Benommenheit, Müdigkeit sowie eine deutliche Gewichtszunahme mit oder ohne erhöhtem Appetit. Seltener aber schwerwiegend sind bei Langzeitanwendung depressive Verstimmungen, insbes. bei Frauen mit Depression in der Vorgeschichte und  Bewegungsstörungen, wie z. B. Zittern.

**Cyclandelat**, ein weiterer Kalziumantagonist, wird in Deutschland deutlich häufiger als Flunarizin eingesetzt. Den häufigen Einsatz und die Einstufung als Substanz der 2. Wahl in Deutschland verdankt Cyclandelat mehr der hervorragenden Verträglichkeit als einer sehr hohen Wirksamkeit. In Untersuchungen, bei denen Flunarizin bzw. Propanolol zum Vergleich herangezogen wurden, fanden sich signifikant positive Effekte, die der Wirkung der Vergleichssubstanz entsprachen. Empirisch bewährt hat sich die Kombination mit Magnesium. Beides sind relativ milde Prophylaktika mit einer sehr guten Verträglichkeit. Sind Prophylaktika mit höherer Effektivität nicht verträglich oder kontraindiziert, bietet sich ein Versuch mit dieser Kombination an.

Die empfohlenen täglichen Erhaltungsdosen für Cyclandelat liegen bei 1200 bis 1600 mg, wobei nach der Studienlage der höheren Dosierung – auf zwei Tagesdosen verteilt – der Vorzug zu geben ist. Eine schrittweise Aufdosierung ist nicht erforderlich.

Einzige Kontraindikation ist die akute Phase eines Schlaganfalles. Das Vorliegen eines Glaukoms und Blutungsneigung gelten als Anwendungsbeschränkungen. Wenn überhaupt treten Nebenwirkungen lediglich in Form von Hautausschlägen oder Kribbelmissempfindungen auf. Die Kalziumantagonisten Flunarizin und Cyclandelat sind in Deutschland zur Migräneprophylaxe zugelassen.

## Antidepressiva

Die American Academy of Neurology stuft Amitriptylin und Fluoxetin als Medikamente der 1. Wahl und andere *trizyklische* Antidepressiva (Doxepin, Nortriptylin, Imipramin) und andere *selektive* Serotoninwiederaufnahmehemmer (Fluvoxamin, Mirtazepin, Paroxetin, Sertralin, Venlafaxin) als Medikamente der 3. Wahl ein. Ein Überblick über die zur Verfügung stehende Studienlage zeigt, dass von allen aufgeführten Antidepressiva letztlich lediglich für **Amitriptylin** ausreichend placebokontrollierte Studien vorliegen, die einen Wirkungsnachweis erbrachten. Eine Korrelation zwischen der antidepressiven Wirkung und der migräneprophylaktischen Wirkung bestand in den Studien – sofern untersucht – nicht. Die Studien sind dabei durchgängig älteren Datums. Der Einsatz anderer trizyklischer Antidepressiva erfolgt einzig aufgrund Erfahrungen.

Die empirisch gewonnenen Erfahrungen und die Studienlage belegen derzeit aus der Gruppe der Antidepressiva lediglich für Amitriptylin eine migräneprophylaktische Wirkung. Die erforderliche Zieldosis liegt bei 50 bis 75 mg pro Tag. Die

Antidepressiva sind auch in der Migränevorbeugung wirksam

Aufdosierung sollte langsam in wöchentlichen Schritten von 10 bis 25 mg erfolgen. Amitriptylin ist besonders indiziert bei gleichzeitigem Vorliegen von Migräne und einem chronischen Kopfschmerzen vom Spannungstyp, einer Depression oder von Schlafstörungen. Es sollte jedoch auch bei einer hochfrequenten Migräne in Erwägung gezogen werden, wenn eine Alternative zur Betarezeptorenblockerprophylaxe gesucht wird.

Kontraindikationen für den Einsatz von Amitriptylin sind ein Engwinkelglaukom, akutes Harnverhalten, Pylorusstenose, Ileus, Vergrößerung der Prostata mit Restharnbildung, schwere Überleitungsstörungen des Herzens (Schenkelblock, AV-Block 3. Grades). Zu den Anwendungsbeschränkungen zählen ein vorgeschädigtes Herz, schwere Leberfunktionsstörungen, erhöhte Krampfbereitschaft, Vergrößerung der Prostata ohne Restharnbildung, schwere Nierenschäden und Störungen der Blutbildung.

Zu den häufigen Nebenwirkungen zählen Müdigkeit, Mundtrockenheit, Obstipation, Beschleunigung des Herzschlages und Gewichtszunahme. Seltener sind Schwindel, Muskelzittern, Sehstörungen, Leberfunktionsstörungen, Erregungsleitungsstörungen, Blutdruckregulationsstörungen, Glaukomauslösung, Harnverhalten oder sexuelle Störungen.

Amitriptylin ist in Deutschland nicht zur Migränebehandlung zugelassen, jedoch zur langfristigen Schmerzbehandlung im Rahmen eines therapeutischen Gesamtkonzeptes.

## Serotoninrezeptorantagonisten

**Oldtimer in der Migräneprophylaxe** Die Serotonin-Antagonisten Methysergid, Lisurid und Pizotifen zählen zu den älteren Migräneprophylaktika. Die prophylaktische Wirksamkeit von **Methysergid** ist unbestritten und in Studien gut belegt. Vergleichsstudien mit Flunarizin und Propanolol zeigten eine vergleichbare Effektivität. Der Einsatz ist heute jedoch auf wenige Spezialfälle beschränkt. Hierfür ist zum einen die geringe Verträglichkeit in der Langzeitanwendung verantwortlich. Häufige Nebenwirkungen sind Übelkeit,

Benommenheit, Schwindel, Konzentrationsstörungen, Wassereinlagerungen und Gewichtszunahme. Hauptproblem ist jedoch bei der Langzeitbehandlung die Gefahr der Entstehung von Bindewebsverwachsungen. Das Risiko für diese schwerwiegenden Komplikationen liegt bei ca. 1:5000 behandelten Patienten. Die Zieldosis liegt bei 3 bis 6 mg täglich verteilt auf 3 Einzeldosen. Die Aufdosierung erfolgt langsam in Schritten zu je 1 mg alle 3 Tage. In Abständen von 3 bis 4 Monaten muss Methysergid ausgeschlichen und die Einnahme für mindestens 4 Wochen unterbrochen werden, um das Risiko für Bindewebsverwachsungen zu minimieren. Die gleichzeitige Einnahme von Triptanen oder Ergotalkaloiden zur Akuttherapie der Migräne und von Methysergid zur Prophylaxe ist zu vermeiden, um Durchblutungsstörungen vorzubeugen.

Placebokontrollierte Studien und Vergleichsstudien mit Methysergid belegen die Effektivität von **Pizotifen**. Vergleiche mit Betarezeptorenblockern liegen nicht vor. Der Einsatz wird in der Praxis jedoch durch die Nebenwirkungen Müdigkeit und vor allem Appetitsteigerung mit deutlicher Gewichtszunahme stark eingeschränkt. Die Substanz wird gezielt bei Appetitmangel bei untergewichtigen Kindern und Jugendlichen eingesetzt. Anwendungsbeschränkungen sind ein Engwinkelglaukom und akuter Harnverhalt. Die Zieldosis liegt bei 3-mal 0,5 mg pro Tag. Die Aufdosierung erfolgt schrittweise um 0,5 mg alle 3 Tage.

**Lisurid** ist sowohl ein Serotonin-Antagonist als auch ein Dopamin-Rezeptoragonist. Die Wirksamkeit dieser alten Substanz zur Migräneprophylaxe ist nur unzureichend durch Studien belegt. Häufige Nebenwirkungen umfassen Übelkeit und Schwindel. Bei höherer Dosierung sind Alpträume, Halluzinationen, paranoide Reaktionen und Verwirrtheitszustände beschrieben. Ähnlich wie bei Methysergid können Bindewebsverwachsungen auftreten. Die Einnahme sollte nach spätestens 12 Monaten unterbrochen werden. Kontraindikation sind schwere arterielle Durchblutungsstörungen. Die Aufdosierung bis zur Zieldosis von 3-mal 0,025 mg erfolgt in Schritten zu je 0,025 mg alle

3 Tage. Der Einsatz von Lisurid zur Migräneprophylaxe ist heute nicht mehr indiziert. Methysergid, Lisurid und Pizotifen sind in Deutschland zur Migränebehandlung zugelassen.

## Acetylsalicylsäure und andere nichtsteroidale Entzündungshemmer

Aspirin kann zur Vorbeugung der Migräne und des Schlaganfalles eingesetzt werden

Die tägliche Einnahme von **Acetylsalicylsäure** (Aspirin) über mindestens 3 Monate in einer Dosis von 1500 mg oder mehr führt mit einer relativ hohen Wahrscheinlichkeit zur Ausbildung eines medikamenteninduzierten Kopfschmerzes, die regelmäßige tägliche Einnahme von 300 mg Acetylsalicylsäure hingegen hat eine – wenn auch schwache – prophylaktische Wirkung bei Migräne. Die Hauptindikation für eine Migräneprophylaxe mit 300 mg Acetylsalicylsäure ist nicht eine häufige Migräne, hierfür stehen besser wirksame und auch besser verträgliche Substanzen zur Verfügung. Indikation ist vielmehr die Prophylaxe des migränösen Infarktes bei Patienten, die unter häufigen und ausgeprägt verlaufenden Migräneauren leiden (prolongierte Auren, Basilarismigräne, Familiäre hemiplegische Migräne). Jedoch wird auch hier in der Regel noch auf weitere, effektivere Prophylaktika in Kombination mit Acetylsalicylsäure zurückgegriffen. Kontraindikationen gegen den Einsatz von Acetylsalicylsäure sind Blutungsneigungen und Magen-Darm-Geschwüre. Anwendungsbeschränkungen sind Schmerzmittelunverträglichkeit, Analgetika-Asthma, chronische und rezidivierende Magen- und Zwölffingerdarmbeschwerden, Mangel an Glucose-6-Phosphat-Dehydrogenase, vorgeschädigte Nieren und schwere Leberfunktionsstörungen, gleichzeitige Anwendung von Valproinsäure und Acetylsalicylsäure besonders bei Säuglingen und Kleinkindern, Anwendung bei Kindern und Jugendlichen mit fieberhaften Erkrankungen (Reye-Syndrom). Nebenwirkungen umfassen u. a. gastrointestinale Beschwerden wie Magenschmerzen, Magenblutungen und Magenulzerationen, Übelkeit, Erbrechen, Durchfälle, Überempfindlichkeitsreaktionen (Hautreaktionen, Bronchospasmus, Analgetikaasthma), Kopfschmerzen, Schwindel, Tinnitus, Sehstörungen oder Schläfrigkeit.

Auch das nichtsteroidale Antiphlogistikum **Naproxen** weist eine prophylaktische Wirkung bei Migräne auf. Die in kontrollierten Studien untersuchten und für wirksam befundenen Dosierungen liegen bei 500 bis 1100 mg. Es muss jedoch genauso wie bei Acetylsalicylsäure darauf hingewiesen werden, dass die tägliche Einnahme von Naproxen in unwesentlich höheren Dosierungen ebenfalls mit der Gefahr der Entstehung von medikamenteninduzierten Kopfschmerzen einhergeht. Die klassische Indikation des Naproxens ist daher die Kurzzeitprophylaxe von Migräneattacken, z. B. der menstruellen Migräne oder des Wiederkehrkopfschmerzes bei einer Attackenbehandlung mit Triptanen. Häufig erfolgt der Beginn der täglichen Einnahme von 2 × 500 mg Naproxen 2 Tage vor Einsetzen der Menstruation bzw. 2 Tage vor der erwarteten Migräneattacke. Die Einnahme wird für insgesamt 7 Tage fortgeführt und dann abgesetzt. Kontraindikationen, Anwendungsbeschränkungen und Nebenwirkungen entsprechen weitestgehend der Acetylsalicylsäure.

*Naproxen eignet sich zur Vorbeugung der menstruellen Migräne und des Wiederkehrkopfschmerzes*

## Ergotalkaloide

Ergotalkaloide und hier insbesondere **Dihydroergotamin** wurden traditionell zur Migräneprophylaxe eingesetzt, ohne dass es hierfür eine wissenschaftliche Grundlage gab. Die weitverbreitete und nichtsdestotrotz irrige Auffassung, Migräne würde von einem zu niedrigen Blutdruck hervorgerufen, bildete die Rationale für die Anwendung. Die wenigen kontrollierten Studien hatten wenig Aussagekraft zum einen aufgrund niedriger Fallzahlen, zum anderen aufgrund nur kurzer Beobachtungsintervalle. Aber selbst wenn Dihydroergotamin eine vorübergehende Wirksamkeit aufwiese, bliebe das Hauptargument gegen den Einsatz in der Migräneprophylaxe unberührt, die Gefahr der Entstehung von ergotamininduzierten Dauerkopfschmerzen. Interessanterweise konnte gerade dieses Phänomen in einer ak-

*Vor der Dauereinnahme von Ergotalkaloiden muss sehr gewarnt werden*

tuellen Dihydroergotamin-Studie nachgewiesen werden. Nach anfänglicher Abnahme der Migränehäufigkeit (Dosis 10 mg) kam es nach 4 Monaten zu einer Zunahme der Migräne. Der Einsatz von Ergotalkaloiden zur Migräneprophylaxe ist heute als obsolet anzusehen. Die Zulassung für die meisten Ergotamin-Präparate ist auch seit Juli 2003 erloschen.

### Valproinsäure

In den letzten Jahren wurde die Valproinsäure zunehmend als effektives Migräneprophylaktikum erkannt. Die sehr gute Wirkung, die der der Betarezeptorenblocker entspricht, wurde in kontrollierten Studien mehrfach zweifelsfrei nachgewiesen. Der Einsatz von Valproinsäure muss sehr überlegt erfolgen, da potenziell schwerwiegende und lebensbedrohende Nebenwirkungen auftreten können. Während schwere Hautreaktionen nur in Einzelfällen beschrieben wurden, sind dosisunabhängige und besonders bei Kindern und Jugendlichen schwerwiegende bis tödlich verlaufende Leberfunktionsstörungen mit einer sehr geringen, aber konstanten Häufigkeit aufgetreten. Daher sollte in jedem Einzelfall vor Einsatz der Valproinsäure in der Migränebehandlung die Indikation genau überprüft werden, insbesondere auch vor dem Hintergrund der fehlenden Zulassung für diese Indikation in Deutschland. Daher ist die Valproinsäure trotz guter Wirksamkeit derzeit nur als Reservesubstanz anzusehen.

### Gabapentin

Gabapentin wurde von der American Academy of Neurology bereits in der Gruppe der Migräneprophylaktika der 1. Wahl eingeordnet. In einer kontrollierten Studie aus dem Jahr 2001 kam es gegenüber Placebo bei einer Dosis von 2400 mg zu einer signifikanten Abnahme der Migräneattackenzahl und der Zahl der Migränetage pro Monat. Nur 13,3 % der Patienten beendeten die Studie aufgrund von Nebenwirkungen vorzeitig, meist aufgrund von Müdigkeit oder Schwindel. Zur definitiven Festlegung des Stellenwertes von Gabapentin sind jedoch noch weitere Studien und insbesondere auch Vergleichsstudien mit anderen Prophylaktika erforderlich. Valproinsäure und Gabapentin sind in Deutschland zur Migränebehandlung nicht zugelassen.

## Topiramat

Aktuelle Daten liegen zur prophylaktischen Wirksamkeit von Topiramat (Topamax) in der Prophylaxe der Migräne vor. Dieses Medikament scheint besonders für Patienten eine Option, die an sehr hochfrequenter oder chronischer Migräne leiden.

In einer im Jahre 2002 publizierten Studie nahmen 469 Patienten mit durchschnittlich 5 Attacken an einer 26-wöchigen Studie mit Placebo, 50 mg, 100 mg und 200 mg pro Tag teil. Hauptzielparameter war die Reduktion der Migränetage pro Monat. Bei Anwendung von 100 mg langsam aufdosiert über 8 Wochen reduzierte sich die Anzahl von 5,4 auf 3,3 Migränetage pro Monat (– 39 %), bei Einnahme von 200 mg von 5,6 auf 3,3 Migränetage pro Monat (– 41 %). In der Placebogruppe fand sich dagegen nur eine Reduktion von 5,6 auf 4,6 Migränetage pro Monat. Eine Attackenreduktion von 50 % oder mehr fand sich in der 100-mg-Gruppe bei 54 % und in der 200-mg-Gruppe bei 52 % der Patienten. Die optimale Dosierung ist somit 100 mg.

Die Besonderheit der Behandlung ist die damit verbundene Gewichtsreduktion. Während bei den meisten anderen Prophylaktika zum Teil sehr große unerwünschte Gewichtszunahmen den Einsatz limitieren, findet sich bei Anwendung von Topiramat eine mittlere Gewichtsreduktion von ca. 3,8 %.

Nebenwirkungen sind dosisabhängig. In der 100-mg- bzw. 200-mg-Gruppe brachen 20 % bzw. 33 % die Behandlungen wegen Nebenwirkungen ab. In Vordergrund stehen nadelstichähnliche Kribbelempfindungen an den Beinen, Appetitmangel, Geschmacksveränderungen, Wortfindungsstörungen,

Konzentrationsreduktion und Stimmungsschwankungen. Bei Ansetzen des Medikaments remittieren diese Symptome jedoch komplett. Regelmäßige Leberwertkontrollen in Abständen von 6 Wochen sind im Therapieverlauf erforderlich.

## Magnesium

Magnesium wird in der Regel von Patienten problemlos zur Migräneprophylaxe akzeptiert. Jedoch ist die Wirkung im Vergleich zu Standardprophylaktika wie den Betarezeptorenblockern geringer ausgeprägt. In einer kontrollierten Studie konnte eine signifikant bessere Wirkung gegenüber Placebo nachgewiesen werden. Die eingesetzte Dosis lag bei 2-mal 300 mg Magnesium pro Tag. In anderen Untersuchungen gelang der Wirkungsnachweis nicht. Interessanterweise wurden kürzlich Studien vorgestellt, die eine Wirksamkeit vom Magnesium auch in der akuten Migräneattacke zeigten. Neben den Betarezeptorenblockern ist Magnesium das einzige Prophylaktikum, das während der Schwangerschaft zugelassen ist.

Bewährt hat sich empirisch eine Kombination von Magnesium mit Cyclandelat (s. oben). Die Wirkung der einzeln nur schwach wirksamen Substanzen ist bei Kombination häufig deutlich verstärkt.

## Tanacetum parthenium

Der Bedarf nach wirksamen und doch gut verträglichen Substanzen zur medikamentösen Migräneprophylaxe ist nach wie vor aktuell. Pflanzliche Wirkstoffe sind dabei für Patienten besonders attraktiv. Doch müssen sich auch diese Substanzen einem Wirkungs- und Verträglichkeitsnachweis in kontrollierten Studien unterziehen. Tanacetum parthenium (engl. „Feverfew") und Petasites spissum, die Pestwurz, sind pflanzliche Migräneprophylaktika. Tanacetum parthenium hat sich in mehreren klinischen Studien als nicht ausreichend wirksam erwiesen.

## Extr. Rad. Petasitis spissum (Pestwurzextrakt)

Dagegen konnte in einer aktuellen Studie, wie bereits auch in früheren Untersuchungen, die Wirksamkeit von Extr. Rad. Petasitis spissum, Pestwurzextrakt, in der Migräneprophylaxe in einer internationalen Studie bei insgesamt 202 Patienten belegt werden. Die Patienten beurteilten sowohl die Behandlung mit 75 mg als auch mit 50 mg signifikant besser als die Behandlung mit Placebo. Das Präparat erwies sich somit in gemäß aktuellem Standard durchgeführten randomisierten und placebokontrollierten klinischen Studien in Tagesdosierungen von 100 – 150 mg als wirksam in der Migräneprophylaxe. Die Anfallshäufigkeit wurde um 40 – 60 % reduziert, bei 50 – 70 % der Patienten nahm die Zahl der Migräneattacken um mindestens die Hälfte ab. Die Studienergebnisse sind vergleichbar mit denen anderer empfohlener Migräneprophylaktika. Ein Vorteil des Pestwurzextraktes besteht in seiner guten Verträglichkeit. Auch Kinder und Jugendliche im Alter von 6 – 17 Jahren mit häufigen und schweren Migräneanfällen profitieren in vergleichbarer Weise wie Erwachsene von einer Pestwurzprophylaxe in Dosierungen von 50 – 150 mg täglich, wie in einer Langzeit-Anwendungsbeobachtung gezeigt werden konnte.

## Vitamin B$_2$

Hochdosiertes Vitamin B$_2$ zeigte sich in einer kontrollierten Studie Placebo deutlich überlegen. Die Ergebnisse wurden bislang nicht reproduziert. Die eingesetzte Dosis des Vitamins B$_2$ lag mit 400 mg pro Tag dabei um ein Vielfaches über dem Wirkstoffgehalt der in Deutschland erhältlichen Präparate, die meist 10 mg Wirkstoff enthalten. Daher muss das Medikament als Apothekenrezepturarzneimittel vom Apotheker individuell hergestellt werden. In der Regel füllt dieser Kapseln mit je 100 mg Vitamin B$_2$ ab. Davon nimmt man über 3 Monate jeweils am Morgen und am Abend 2 Kapseln ein.

### Lisinopril

Eine kontrollierte Studie untersuchte den Einsatz des ACE-Hemmers Lisinopril bei Migräne. Bei einer Dosierung von 20 mg zeigte sich im Vergleich zu Placebo eine signifikante Abnahme der Kopfschmerzstundenzahl, der Tage mit Migräne und der Kopfschmerzintensität. Als Nebenwirkungen wurden die substanzklassentypischen Erscheinungen beschrieben (Husten, Schwindel), die jedoch nur bei 3 Patienten zum Studienabbruch führten. Zahlreiche von Betarezeptorenblocker bekannte Nebenwirkungen wie sexuelle Funktionsstörungen treten bei ACE-Hemmern nicht auf, auch sind das gleichzeitige Vorliegen eines Asthma bronchiale, einer Claudicatio intermittens oder Erregungsleitungsstörungen des Herzens keine Kontraindikationen. Eine direkte Vergleichsstudie zwischen Metoprolol oder Propanolol und Lisinopril hinsichtlich der Wirksamkeit und Verträglichkeit steht noch aus.

### Botulinum-Toxin A (Botox)

 **Im Jahre 2000 wurden zwei kontrollierte Studien zur prophylaktischen Wirksamkeit von Botulinum Toxin A bei Migräne veröffentlicht.**

Die Autorengruppe um den amerikanischen Neurologen Silberstein konnte eine bedeutsame Abnahme der Häufigkeit von Migräneattacken, eine Abnahme der durchschnittlichen Schmerzintensität, eine Abnahme der Tage mit Erbrechen sowie eine Abnahme der Tage mit Akutmedikation zeigen. Eine zweite amerikanische Autorengruppe kamen zu ähnlichen Ergebnissen. Signifikante Nebenwirkungen wurden nicht beschrieben, die Wirkung hielt nach einmaliger Injektion über 3 Monate an. Zur Wirksamkeit von Botulinum Toxin A bei Migräne werden derzeit weltweit große multizentrische Studien durchgeführt. Zusätzlich liegen bereits zahlreiche kleinere Studien vor, die eine Wirksamkeit zeigen. Einzelheiten zu dieser Therapie finden sich auf den Seiten 284 ff.

## Triptane zur Vorbeugung?

Entsprechend der Anwendung von Naproxen 2-mal 500 mg wurde im Jahr 2001 in einer placebokontrollierten Studie die prophylaktische Wirkung von **Naratriptan** 2-mal 1 mg bzw. 2-mal 2,5 mg zur Kurzzeitprophylaxe der menstruellen Migräneattacke untersucht. Die Einnahme erfolgte während 4 Menstruationszyklen jeweils über 5 Tage, beginnend 2 Tage vor den erwartetem Einsetzen der Menstruation. Die Behandlungsgruppe, die 2-mal 1 mg Naratriptan erhielt, wies signifikant weniger menstruelle Migränetage und Migräneattacken auf, während sich Dauer und Intensität der dennoch auftretenden Migräneattacken nicht von den anderen Behandlungsgruppen unterschied. Die Verträglichkeit des Naratriptans entsprach dabei Placebo. Naramig 2-mal 2,5 mg zeigte interessanterweise keine signifikant Wirkung. Es bleibt abzuwarten, inwieweit diese Ergebnisse reproduzierbar und in den klinischen Alltag übertragbar sind. Die Gefahr der Entstehung von medikamenteninduzierten Kopfschmerzen bei zu häufiger Einnahme von Triptanen muss dabei berücksichtigt werden.

## Was noch zu beachten ist

Die medikamentöse Vorbeugung der Migräne ist ein schwieriges und komplexes Feld. Das liegt einmal daran, dass die Migräne an sich zu verschiedenen Zeitabschnitten in unterschiedlicher Häufigkeit auftreten kann. Die Gründe dafür sind im Einzelfall nur sehr schwer herauszufinden. Es kann deshalb nur ungenau gesagt werden, ob Unterschiede in der Migräneauftretenshäufigkeit *durch das Medikament* bedingt sind oder durch *andere Faktoren* bestimmt werden.

Darüber hinaus sind ausgeprägte *Placeboeffekte* bei der Behandlung der Migräne bekannt (◘ Abb. 65). Ein Placebo (la-

Bei der Behandlung der Migräne sind ausgeprägte Placeboeffekte bekannt

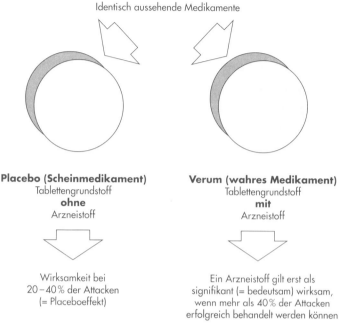

Identisch aussehende Medikamente

**Placebo (Scheinmedikament)**
Tablettengrundstoff
**ohne**
Arzneistoff

**Verum (wahres Medikament)**
Tablettengrundstoff
**mit**
Arzneistoff

Wirksamkeit bei
20–40% der Attacken
(= Placeboeffekt)

Ein Arzneistoff gilt erst als
signifikant (= bedeutsam) wirksam,
wenn mehr als 40% der Attacken
erfolgreich behandelt werden können

◘ Abb. 65. Auch ein Medikament ohne Wirkstoff kann wirken: durch den Placeboeffekt.

teinisch: „ich werde gefallen") gleicht einem echten Arzneimittel in Aussehen, Geschmack usw. in allen Einzelheiten, beinhaltet aber keine Wirksubstanz. Man setzt solche Placebomedikamente in wissenschaftlichen Untersuchungen ein, um den Erwartungseffekt des Patienten *und* des Wissenschaftlers zu bestimmen bzw. zu kontrollieren. Der Wirkeffekt des untersuchten Medikamentes muss größer sein als der Scheineffekt, damit man von einer tatsächlich wirksamen Therapie sprechen kann. Die alleinige Placebobehandlung kann die Migränehäufigkeit und -intensität bei bis zu 40% der Patienten um die Hälfte reduzieren! Der Placeboeffekt ist insbesondere bei Beginn der Behandlung besonders stark ausgeprägt.

**Beobachtung kann das Beobachtete schon verändern**

Auch die alleinige *systematische Beobachtung* des Migräneablaufes durch einen Migränekalender kann die Migränesymptomatik deutlich reduzieren. Oft zeigt sich auch ein Reihenfolgeeffekt bei Verabreichung verschiedener Medikamente.

Die zuletzt verabreichte Substanz zeigt sich zunächst besonders wirksam. Dies führt zu initialer Euphorie bei den Patienten, nach einer Dauer von 2–3 Monaten lässt dieser Effekt jedoch nach.

Oftmals wird dann ein Arztwechsel aus Enttäuschung veranlasst. Dies kann zur Folge haben, dass die verschiedenen therapeutischen Möglichkeiten nicht optimal ausgenutzt werden und praktisch immer wieder von vorn angefangen werden muss. Häufig spielt dabei die besondere anfängliche Aufmerksamkeit des Arztes gegenüber dem Patienten bzw. seiner Erkrankung eine therapeutische Rolle. Legt sich dieses Interesse im Laufe der Zeit, kann möglicherweise die vorbeugende Therapie weniger gut wirksam sein.

Allein diese aufgeführten Besonderheiten der Migränevorbeugung zeigen die *Schwierigkeiten der Migränebehandlung*. Gleiche Voraussetzungen gelten bei der Bewertung des therapeutischen Effektes von sogenannten „alternativen Verfahren". Auch hier zeigt sich nach anfänglicher Begeisterung bald eine Ernüchterung über das tatsächlich Erreichte im Langzeitverlauf. Die Komplexität der Migränevorbeugung führt häufig dazu, dass aufgrund negativer Erfahrungen eine Behandlung generell gar nicht durchgeführt wird bzw. eine optimale Durchführung im Alltag aufgrund des notwendigen Aufwandes nicht möglich erscheint.

Bei vielen Betroffenen wird die Mühe jedoch mit einer deutlichen Reduktion der migränebedingten Behinderung belohnt.

*Schwierigkeiten der Migränebehandlung*

## Medikamentöse Behandlung des Migräneanfalls

Die richtige Diagnose ist Grundvoraussetzung für eine erfolgreiche Migränetherapie. Liegen die Kriterien der Migräne vor, kann man heute wirkungsvolle Therapieverfahren auswählen, die sich in kontrollierten wissenschaftlichen Studien in der Behandlung der Migräneattacke als effektiv erwiesen haben. In der Therapie der Migräneattacke können sechs verschiedene Situationen unterschieden werden (◘ Abb. 66):

- Allgemeine Maßnahmen
- Behandlung bei Ankündigungssymptomen einer Migräne
- Behandlung der leichten Migräneattacke
- Behandlung der schweren Migräneattacke
- Notfallbehandlung der Migräne durch den Arzt
- Maßnahmen, wenn die Migräneattacke länger als drei Tage dauert.

### Allgemeine Maßnahmen: Reizabschirmung

Das Gehirn des Migränekranken ist aufgrund der plötzlichen Fehlsteuerung von Nerven „überreizt". Sinneseindrücke jeglicher Art können als unangenehm oder auch schmerzhaft erlebt werden. Es gehört deshalb zu einer der ersten Maßnahmen in der Behandlung des Migräneanfalles, eine Reizabschirmung einzuleiten. Man sollte sich deshalb *in ein ruhiges, dunkles Zimmer zurückziehen* können. Dies führt in aller Regel zu einer Unterbrechung der momentanen Tagesaktivität.

Da die Lärm- und Lichtempfindlichkeit vielen Betroffenen gut bekannt sind, aber aufgrund der Alltagsbedingungen eine Reizabschirmung nicht immer möglich ist, versuchen sich viele Menschen durch schnelle und übermäßige Einnahme von Medikamenten arbeitsfähig zu erhalten. Diese Situation ist ein wesentlicher Grund für einen medikamentösen Fehlgebrauch mit der Gefahr der Entstehung eines medikamenteninduzierten Dauerkopfschmerzes (s. Kap. 7).

 **Beanspruchen Sie deshalb eine Pause, bis es Ihnen wieder besser geht!**

Reizabschirmung und Entspannungsinduktion sind erste Maßnahmen

### Einsetzen des Entspannungsverfahrens

Während der Zeit des Sichzurückziehens in den licht- und lärmgeschützten Raum sollte jetzt das Entspannungsverfahren angewendet werden, das vorher schon eingeübt wurde.

## Strategie A: Mittel gegen Übelkeit und Schmerzmittel

| Gegen Übelkeit und Erbrechen (Tropfen, Zäpfchen, Kaugummi): | Metoclopramid 20 mg<br>Domperidon 20 mg<br>Dimenhydrinat 150 mg | Schmerzmittel | Acetylsalicylsäure 1000 g<br>Paracetamol 1000 g<br>Ibuprofen 800 mg<br>Diclofenac-Kalium 50 mg<br>Phenazon 1000 g |
|---|---|---|---|

## Strategie B: Triptan

| Auswahl für | Wirkstoff | Darreichungsform | Name |
|---|---|---|---|
| – Erbrechen, soll sehr schnell wirken | Sumatriptan 6 mg s.c. | Fertigspritze | Imigran |
| – Erbrechen, soll schnell wirken | Sumatriptan nasal 20 mg | Nasenspray | |
| – Erbrechen, Verträglichkeit erwünscht | Sumatriptan nasal 10 mg | Nasenspray | |
| – Erbrechen, Verträglichkeit erwünscht | Sumatriptan Supp 25 mg | Zäpfchen | |
| – sehr schwere Anfälle | Sumatriptan 100 mg | Tablette | |
| – schwere Anfälle | Sumatriptan 50 mg | Tablette | |
| – schwere Anfälle | Zolmitriptan 2,5 mg | Tablette | Ascotop |
| – schwere Anfälle | Zolmitriptan 2,5 mg | Schmelztablette | |
| – sehr schwere Anfälle, soll schnell wirken | Zolmitriptan 5 mg | Schmelztablette | |
| – sehr schwere Anfälle, soll schnell wirken | Zolmitriptan 5 mg | Nasenspray | |
| – lange Anfälle, Verträglichkeit erwünscht | Naramig 2,5 mg | Tablette | Naramig |
| – soll schnell wirken, sehr schwere Anfälle | Rizatriptan 10 mg | Tablette | Maxalt |
| – soll schnell wirken, sehr schwere Anfälle | Rizatriptan 10 mg | Schmelztablette | |
| – soll schnell wirken, lange Anfälle | Almotriptan 12,5 mg | Tablette | Almogran |
| – soll schnell wirken, sehr schwere Anfälle | Eletriptan 40 mg | Tablette | Relpax |
| – soll schnell wirken, lange Anfälle | Eletriptan 20 mg | Tablette | |
| – lange Anfälle, Verträglichkeit erwünscht | Frovatriptan 2,5 mg | Tablette | Allegro |

**◻ Abb. 66.** Medikamentöse Therapie der Migräneattacke in Abhängigkeit von verschiedenen Merkmalen des Attackenverlaufs.

Dies kann bei der Stabilisierung der Nervenfunktion im Gehirn behilflich sein und den Behandlungserfolg beschleunigen. Reizabschirmung und Entspannungsinduktion sollten deshalb immer zu den ersten Maßnahmen in der Behandlung der akuten Migräneattacke gehören.

 **Auch wenn Sie wissen, dass Ihnen ein Medikament sehr gut und sehr schnell hilft, sollten Sie sich trotzdem diese Ruhephase gönnen. Ihr Körper braucht diese Zeit.**

## Medikamentöse Maßnahmen bei Ankündigungssymptomen

Stimmungs-schwankungen, erhöhter Appetit, Heißhunger nach Süßem

Viele Migränepatienten kennen Ankündigungssymptome einer Migräneattacke. Solche Symptome können z. B. Stimmungsschwankungen im Sinne von Gereiztheit oder Hyperaktivität sein, erhöhter Appetit, insbesondere auf Süßigkeiten, aber auch ausgeprägtes Gähnen.

Ankündigungssymptome zeigen sich bei über einem Drittel der Migränepatienten bis zu 24 Stunden vor dem Beginn der Migräneattacke. Eine Irritation der Nervenfunktion im Mittelhirn wird als Grundlage dieser Beschwerden angesehen.

Zur Verhinderung des folgenden Attackenbeginns ist die Einnahme von

 **500 mg Acetylsalicylsäure als Brauselösung oder 30 mg Domperidon als Tablette**

möglich. Diese Maßnahme kann insbesondere Patienten empfohlen werden, die aufgrund bestimmter Ankündigungssymptome mit großer Wahrscheinlichkeit das Entstehen einer folgenden Migräneattacke vorausahnen können.

## Medikamentöse Behandlung
## der leichten Migräneattacke

Leichte Migräneattacken lassen sich durch langsamen Beginn der Kopfschmerzintensität, schwache bis mittlere Kopfschmerzintensität, fehlende oder nur gering ausgeprägte Aurasymptome, mäßige Übelkeit und fehlendes Erbrechen von schweren Migräneattacken abgrenzen.

    Zur Behandlung dieser leichten Migräneattacken wird die Kombination eines Medikamentes gegen die Übelkeit mit einem Schmerzmittel (Analgetikum) empfohlen.

Kombination eines Medikamentes gegen die Übelkeit mit einem Schmerzmittel

**Bei den ersten Anzeichen einer entstehenden Migräneattacke können 20 mg Metoclopramid als Zäpfchen oder Tropfen genommen werden. Alternativ können 20 mg Domperidon als Tablette eingenommen werden.**

Diese letztgenannte Substanz ist aufgrund geringerer Nebenwirkungen bei Kindern vorzuziehen.

    Die Gabe eines Medikamentes gegen Übelkeit und Erbrechen (man nennt diese Medikamente Antiemetika) hat sich in der Behandlung der Migräneattacke als sinnvoll erwiesen, da sie einerseits gezielt die Symptome Übelkeit und Erbrechen reduziert, andererseits die Magen- und Darmaktivität normalisieren kann. Dadurch kann die Aufnahme des Medikamentes gegen die Schmerzen verbessert und beschleunigt werden.

**Man wartet deshalb etwa 15 Minuten, bis das Medikament an seinem Wirkort angelangt ist und gibt dann erst das Schmerzmittel.**

Besteht bei leichten Migräneattacken überhaupt keine Übelkeit oder Erbrechen, kann direkt das Schmerzmittel eingenommen werden und auf das Medikament gegen Übelkeit und Erbrechen verzichtet werden.

Als Schmerzmittel bei leichten Migräneattacken haben sich drei Substanzen besonders bewährt:

- Acetylsalicylsäure (ASS)
- Paracetamol
- Ibuprofen

Diese drei Substanzen sind nicht verschreibungspflichtig und können in der Apotheke ohne ärztliches Rezept erhalten werden. Nähere Informationen zu diesen Medikamenten werden nachfolgend gegeben (s. auch Merkblätter im Anhang).

### Acetylsalicylsäure (ASS, Aspirin)

Den stärksten schmerzlindernden Effekt in der Reihe der in der Apotheke ohne Rezept erhältlichen Schmerzmittel hat wahrscheinlich die Acetylsalicylsäure. Sie ist auch das weltweit am häufigsten bei Migräne eingesetzte Medikament und in vielen Ländern der Erde wird der Wirkstoff mit dem deutschen Handelsnamen bezeichnet. Der Grundstoff ist im Saft der Saalweide (botanischer Name „Salix salix") enthalten, und vor der industriellen Herstellung haben Menschen ihre Kopfschmerzen mit dem Saft dieses Baumes behandelt. Acetylsalicylsäure sollte möglichst als Brauselösung eingenommen werden, da dadurch eine schnelle und sichere Aufnahme im Magen-Darm-Trakt erfolgt. Ähnlich schnell scheint auch die Aufnahme bei Verwendung einer Kautablette. Wird bei Verwendung einer normalen Tablette nicht genügend Flüssigkeit nachgetrunken (mindestens ein viertel Liter), bleibt das Medikament im Magen zu lange liegen, wird vom Darm nicht aufgenommen und bewirkt dort unerwünschte Ereignisse in Form von Magenschmerzen.

 **Bei Jugendlichen beträgt die Dosierung von Acetylsalicylsäure 500 mg, bei Erwachsenen 1000 bis 1500 mg zur Erzielung ausreichender Wirksamkeit.**

Die Einnahme einer Tablette zu 500 mg bei Erwachsenen reicht also nicht aus, vielmehr sind 2 bis 3 Tabletten erforderlich. Die

Wirkung setzt in der Regel nach 20 bis 60 Minuten ein. ASS sollte nicht als Zäpfchen gegeben werden, da es zu Darmreizungen kommen kann.

Die Acetylsalicylsäure (Aspirin) wirkt sowohl entzündungshemmend als auch schmerzlindernd. Beide Eigenschaften werden in der Attackentherapie der Migräne benötigt. Acetylsalicylsäure kann sowohl die Entzündungsvorgänge blockieren als auch die erhöhte Schmerzempfindlichkeit stoppen. Entscheidend für die Wirksamkeit ist, dass die Acetylsalicylsäure durch eine optimierte Darreichungsform möglichst schnell in ausreichender Menge zum Wirkort gelangen kann. Während der Migräne bestehen aber verschiedene Besonderheiten hinsichtlich der Aufnahme von Wirkstoffen. Übliche Schmerztabletten werden diesen Besonderheiten nicht ausreichend gerecht. Wichtig ist die Anflutung einer ausreichenden Wirkstoffmenge. Für die Acetylsalicylsäure bedeutet dies, dass zur Kupierung einer Migräneattacke mindestens 1000 mg eingenommen werden müssen. Der Wirkstoff soll sich dabei nicht erst im Magen auflösen, sondern in Form einer Brauselösung schon vor der Einnahme gelöst zugeführt werden. Ein besonderes Puffersystem in einer neuen Darreichungsform (Aspirin-Migräne) berücksichtigt die Magen-Darm-Störung während der Migräneattacke und zielt damit auf eine schonende Resorption. Der Wirkstoff kann somit unter den besonderen Bedingungen einer Migräneattacke schneller, verträglicher und effektiver an seinem Wirkort gelangen. Das Medikament kann bereits bei den ersten Anzeichen der Migräne, also auch während der Auraphase eingenommen werden. Die Schmerzphase kann dann verhindert werden. Die Kupierung der Migräneattacke kann schneller, effektiver und schonender erreicht werden. Auch die Begleitsymptome Übelkeit, Erbrechen, Lärm- und Lichtüberempfindlichkeit können reduziert werden. Patienten mit Gefäßerkrankungen und anderen Kontraindikationen der Triptane können das Medikament einsetzen. Die klinischen Daten zeigen, dass Übelkeit und Erbrechen durch die neue Aufbereitungsform reduziert werden können.

**Aspirin stoppt Entzündungen und Schmerzen**

**Aspirin-Migräne**

Somit stellt die Anwendung tatsächlich eine Vereinfachung der Attackentherapie der Migräne dar. Das Medikament kann sofort zu Beginn der ersten Anzeichen der Attacke eingenommen werden, die Wirksamkeit eines Mittels gegen Übelkeit muss nicht erst abgewartet werden. Auch mögliche Nebenwirkungen von Antiemetika können somit vermieden werden. Die neue Darreichungsform stellt eine optimierte Anwendungsmöglichkeit für die Patienten dar, deren Migräneattacken gut mit Acetylsalicylsäure oder anderen Analgetika kupiert werden können. Bei schweren Attacken stehen die Triptane in ihren unterschiedlichen Darreichungsformen zur Verfügung und sollten dann auch eingesetzt werden.

### Paracetamol

Paracetamol ist besonders für Kinder geeignet

Paracetamol wird bevorzugt bei *Kindern* als Schmerzmittel verabreicht. Es kann als Zäpfchen, Brausegranulat zum Trinken, als Kautablette, Saft oder Tropfen verabreicht werden. Bei Kindern beträgt die Dosis 500 mg, bei Erwachsenen 1000 mg. Die Wirkung tritt in der Regel nach 30 bis 60 Minuten ein.

### Ibuprofen

Ibuprofen wirkt schneller, jedoch nicht langanhaltend

Ibuprofen ist im Wesentlichen mit der Acetylsalicylsäure vergleichbar, scheint aber weniger Nebenwirkungen hinsichtlich von Magen-Darm-Reizungen zu haben. Die Wirksamkeit in der Behandlung der Migräneattacke ist nicht so gut untersucht wie die von Acetylsalicylsäure. Die Dosierung beträgt bei Kindern 200 mg, bei Erwachsenen 400 mg. Die Wirkung tritt nach ca. 30 bis 60 Minuten ein. Ibuprofen stammt aus der großen Gruppen der Medikamente gegen Rheuma (nichtsteroidale Antirheumatika, NSAR). Auch andere Medikamente aus dieser Gruppe (Naproxen, Naproxen-Natrium, Dolfenaminsäure) werden in der Migränetherapie eingesetzt, allerdings scheint ein Vorteil zu den vorgenannten Medikamenten bisher nicht erkennbar.

## Metamizol

Metamizol ist ein Schmerzmittel, das sich in seiner Wirkungsweise von Acetylsalicylsäure und Paracetamol unterscheidet. Aufgrund seltener, aber schwer verlaufender Nebenwirkungen mit Störungen der Blutzellenbildung wurde es zeitweise nur sehr zurückhaltend und v. a. bei Patienten eingesetzt, bei denen andere Schmerzmittel nicht wirksam waren. Durch neue Studien zeigte sich jedoch mittlerweile, dass seltene schwerwiegende Nebenwirkungen bei Metamizol nicht häufiger als bei anderen Schmerzmitteln sind. Es wird seit 1997 wieder häufiger als Analgetikum eingesetzt.

Metamizol ist gut magenverträglich

Metamizol wird in einer Dosierung zwischen 500 und 1000 mg verabreicht. Bedauerlicherweise liegen jedoch keine wissenschaftlichen Studien vor, die heutige Kriterien für eine kontrollierte Untersuchung erfüllen. Daher kann nicht sicher gesagt werden, wie wirksam Metamizol in der Migränetherapie tatsächlich ist. Aus der praktischen Erfahrung ist jedoch bekannt, dass es wirksam sein *kann*. Ein Vorteil von Metamizol ist, dass in der Regel im Gegensatz zur Acetylsalicylsäure keine Magen-Darm-Blutungen erzeugt werden und die Magenverträglichkeit gut ist.

## Phenazon

*Phenazon* ist für die Behandlung von leichten bis mäßig starke Schmerzen zugelassen. Ebenfalls häufig werden phenazonhaltige Arzneimittel in der Behandlung von Migräne und Kopfschmerzen eingesetzt. Phenazon wird rasch und vollständig im Magen aufgenommen. Nach Gabe von 1000 mg Phenazon wurden maximale Konzentrationen im Blut bereits nach 60 Minuten im Speichel ermittelt. Phenazon wird im Allgemeinen gut vertragen, insbesondere ist es gut magenverträglich. Unerwünschte Wirkungen auf die Blutbildung sind, im Kontrast zu anderen Mitgliedern der Pyrazolonfamilie, für Phenazon nicht beschrieben. In einer neuen Studie hat sich eine ähnlich gute Wirksamkeit in der Behandlung der akuten Migräneattacke gezeigt wie bei Triptanen.

## Behandlung der schweren Migräneattacke

**Starke Attacken benötigen spezielle Migränemittel, die Triptane**

Viele Migränepatienten haben die Erfahrung gemacht, dass sog. *einfache Schmerzmittel* bei ihnen zu *keinerlei ausreichender Wirkung* führen:

- Der Schmerz klingt nicht ab, parallel dazu besteht starke Übelkeit oder sogar Erbrechen.
- Die Patienten sind 2–3 Tage ans Bett gefesselt, fühlen sich elend und krank.

Diese Situation wird als schwere Migräneattacke bezeichnet. Sie liegt immer dann vor, wenn das zunächst eingesetzte Behandlungsschema für leichte Migräneattacken sich als nicht ausreichend wirksam erweist. Schwere Migräneattacken liegen jedoch auch dann vor, wenn sehr stark ausgeprägte neurologische Begleitstörungen der Migräne im Sinne von Aurasymptomen oder aber auch eine Kombination von mehreren Aurasymptomen auftreten. Unter dieser Voraussetzung werden sog. *spezifische Migränemittel* eingesetzt. Dazu zählen die früher verwendeten Ergotalkaloide, die heute jedoch in der Migränetherapie als veraltet angesehen werden. Als Ersatz stehen heute eine Reihe verschiedener Triptane zur Verfügung.

### Ergotalkaloide

**Ergotalkaloide gelten heute als veraltet**

Ergotalkaloide waren bis 1993 die einzige Möglichkeit zur Eigenbehandlung schwerer Migräneattacken. Sie konnten in Tablettenform, als Zäpfchen oder durch Inhalation eines Aerosolsprays angewandt werden.

Secale cornutum (Mutterkorn) ist ein durch einen Pilz befallenes Getreidekorn. Flüssige Extrakte von Mutterkorn wurden bereits im 19. Jahrhundert zur Therapie der Migräneattacke eingesetzt. In der Medizin wurde zumeist Ergotamintartrat in der Behandlung der Migräneattacke verwendet.

Die Gabe von Ergotamin musste im Verlauf der Migräneattacke so früh wie möglich erfolgen, da bei späterer Verabreichung und weiterem Fortschreiten der Attacke eine Wirkung oft nicht mehr erzielt werden konnte. Aus diesem Grund musste auch die gesamte Dosis auf einmal und nicht etwa in mehreren Einzelgaben eingenommen werden. Darüber hinaus war die individuelle Ansprechbarkeit auf Ergotamintartrat sehr unterschiedlich. So führten Dosierungen, die ein Patient problemlos vertrug und die eine effektive Behandlung des Migräneanfalles bewirkten, bei anderen bereits zu starker Übelkeit und Erbrechen und verstärkten evtl. sogar die Symptomatik des Migräneanfalls.

**Bei der Therapie mit Ergotalkaloiden war also größte Vorsicht geboten. Die zu häufige Einnahme von Ergotalkaloiden konnte sehr schnell die Migräneattacken in ihrer Häufigkeit und Intensität verschlimmern. Sehr leicht konnte ein ständiger, täglicher Kopfschmerz entstehen, ein sog. medikamenteninduzierter Dauerkopfschmerz.**

Beim Absetzen entstand ein sog. Entzugskopfschmerz, und die Betroffenen mussten deshalb ständig weiter und mit der Zeit mehr und mehr Ergotalkaloide einnehmen, um den Entzugskopfschmerz zu vermeiden. Bei Dauertherapie konnten auch schwere Durchblutungsstörungen in verschiedenen Körperorganen auftreten, meist zunächst in den Armen und Beinen. Sie konnten sehr ernste Folgen haben bis hin zum tödlichen Verlauf mit Herzinfarkt oder Absterben von Teilen des Darmes aufgrund mangelnder Durchblutung.

**Aus diesen Gründen werden heute Ergotalkaloide in der modernen Migränetherapie nicht mehr eingesetzt. Die Zulassung der meisten Präparate ist im Juli 2003 erloschen.**

Eine spezielle Indikation ist lediglich die Kurzzeitprophylaxe in der Behandlung des Clusterkopfschmerzes. Diese sollte jedoch nur in spezialisierten Zentren unter sorgfältiger Kontrolle durchgeführt werden.

### Sumatriptan

Die Ergotalkaloide erzielten nur bei circa 50–60% der behandelten Patienten eine ausreichend gute Wirkung. Darüber hinaus hatten diese Substanzen schwerwiegende Nebenwirkungen. Aus diesem Grunde bestand schon lange ein Bedarf an Alternativen. Migräneforscher haben sich daher sehr intensiv auf die Suche nach anderen Therapieformen begeben. Seit Februar 1993 ist in Deutschland die Substanz Sumatriptan als erstes speziell entwickeltes Migränemittel erhältlich. Sumatriptan wird daher auch als Triptan der ersten Generation bezeichnet.

Seine besonderen Vorteile sind:

- Es wirkt nach bisherigen Forschungsergebnissen gezielt nur an den Stellen im Körper, an denen der Migräneschmerz entsteht, d. h. an den entzündeten Blutgefäßen des Gehirns.
- Die Besserung der Migräne kann bereits nach 10 Minuten eintreten.
- Es kann als Tablette, als Fertigspritze, als Nasenspray oder als Zäpfchen zur Selbstbehandlung angewendet werden.
- Ein guter Behandlungserfolg kann bei circa 86% der behandelten Patienten erzielt werden.
- Es kann zu jedem Zeitpunkt während der Migräneattacke ohne Wirkungsverlust gegeben werden, muss also nicht sofort zu Beginn des Anfalls eingesetzt werden.
- Da die Substanz sehr schnell im Körper abgebaut werden kann, ist die Gefahr einer Überdosierung und einer Speicherung in Körpergeweben gering.
- Obwohl auch bei zu häufigem Gebrauch (an mehr als 10–15 Tagen pro Monat) ein medikamenteninduzierter Dauerkopfschmerz entstehen kann, ist im Vergleich zu den alten Ergotalkaloiden die Symptomatik dieser medikamenteninduzierten Dauerkopfschmerzen deutlich milder und kann in der Regel durch eine ambulante Medikamentenpause beseitigt werden.

**Der Einsatz dieser Substanz weist jedoch auch verschiedene Besonderheiten auf, die ebenfalls berücksichtigt werden müssen:**

- Der Wirkstoff wird im Körper sehr schnell abgebaut. Bei lange anhaltenden Migräneattacken kann der Kopfschmerz erneut auftreten. Man spricht dann von einem „Wiederkehrkopfschmerz". In dieser Situation muss der Wirkstoff erneut zugeführt werden. Patient und Arzt haben dadurch jedoch die Möglichkeit, den Einsatz des Wirkstoffes exakt zu steuern. Durch diese Besonderheit ist es nicht erforderlich, den Körper mit zuviel Wirkstoff zu belasten, der eine langanhaltende Wirksamkeit hat.

- Triptane dürfen bisher nicht bei Menschen, die jünger als 18 oder älter als 65 Jahre sind, angewendet werden, da noch keine ausreichenden Erfahrungen für diese Altersgruppen vorliegen und bisher noch nicht genügend wissenschaftliche Studien durchgeführt worden sind. Neue Studien bei Jugendlichen zwischen dem 12. und 18. Lebensjahr ergaben jedoch kein erhöhtes Risiko.

- Vor dem Einsatz muss eine ausführliche, ärztliche Untersuchung, einschließlich Elektrokardiogramm (EKG) und Beratung erfolgen.

- Bei Anwendung der Fertigspritze mit dem Autoinjektor muss die erste Behandlung unter ärztlicher Aufsicht durchgeführt werden.

- Es müssen, wie bei jedem Medikament, Nebenwirkungen und Situationen, bei denen das Medikament nicht eingesetzt werden darf (Kontraindikationen), beachtet werden (siehe Medikamentenmerkblatt Sumatriptan im Anhang).

- Sumatriptan ist wie alle neuentwickelten, innovativen Medikamenten im Vergleich zu den bisherigen Medikamenten wesentlich teurer. Aufgrund der vielen Vorteile der Triptane rechnet sich jedoch der Einsatz auch aus ökonomischen Gründen, da Arbeitsunfähigkeit und Folgekosten aufgrund inadäquater Behandlung durch diese neuen spezifischen Migränemittel deutlich reduziert werden können.

Die Vorteile dieser Substanz erlauben einen guten Therapie-effekt bei Patienten, die bisher nicht ausreichend behandelt werden konnten. Die Besonderheiten erfordern jedoch einen gezielten Einsatz des Medikamentes.

**Das Medikament, und dies gilt für alle anderen Triptane auch, sollte eingesetzt werden, wenn der Einsatz der oben be-schriebenen Therapieverfahren für leichte Migräneattacken nicht zu einer ausreichenden Linderung der Beschwerden führt und die Patienten weiterhin durch die Migräne be-hindert sind.**

Voraussetzung dafür ist, dass die beschriebenen Therapie-richtlinien auch tatsächlich eingehalten werden. Eine weiter-bestehende, erhebliche Behinderung trotz richtig eingesetzter Therapiemaßnahmen ist z.B. gekennzeichnet durch starke Schmerzen, lange Dauer der Attacken, lange Latenzzeit bis zum Eintreten des Therapieeffektes, starke Übelkeit und Erbrechen, starke und anhaltende Behinderung der üblichen Tätigkeit oder Arbeitsunfähigkeit.

**Sumatriptan und auch die Triptane der zweiten und dritten Generation sollten nicht eingesetzt werden, wenn**

- **keine ausreichende ärztliche Voruntersuchung ein-schließlich Blutdruckmessung und Elektrokardio-gramm sowie individuelle Beratung vorgenommen wurde; dies gilt auch für den erstmaligen Einsatz in der Notfallsituation bei schweren Migräneattacken;**
- **die oben beschriebenen Therapiemöglichkeiten zur Vorbeugung und Akutbehandlung von Migräne-attacken noch nicht systematisch, individuell auspro-biert worden sind;**

- ein medikamenteninduzierter Dauerkopfschmerz
  besteht;
- Gegenanzeigen bestehen, wie z. B. ein Zustand nach
  Herzinfarkt, Zustand nach Schlaganfall, andere Gefäßerkrankungen, Bluthochdruck, Leber- oder Nierenerkrankungen (siehe Anhang Medikamentenmerkblätter).

Sumatriptan und die Triptane der zweiten und nachfolgenden
Generationen sind zweifellos eine sehr gute Alternative für Patienten, die mit den bisherigen Therapiemöglichkeiten keinen
befriedigenden Behandlungserfolg erzielen konnten. Der Einsatz muss gut begründet sein, und die Attackenbehandlung
muss kontinuierlich mit einem Schmerzkalender dokumentiert werden.

### Triptane der zweiten und dritten Generation

Im Jahr 1997 wurden
- Zolmitriptan und
- Naratriptan

als Triptane der zweiten Generation eingeführt. Im Jahre 1998
wurde zusätzlich
- Rizatriptan

in die Migränetherapie eingeführt. Weitere Mitglieder der
Triptanfamilie wurden im Jahre 2001
- Almotriptan

und im Jahre 2002
- Eletriptan und
- Frovatriptan.

Somit stehen Migränepatienten mittlerweile eine Vielfalt von
sieben unterschiedlichen Triptanen zur Verfügung. Diese können in ganz unterschiedlichen Darreichungsformen einge-

**Mehrere Gründe
für die Vielfalt der
Triptane**

nommen werden. Damit ist es heute möglich, für die meisten
Betroffenen eine wirksame und verträgliche Attackentherapie
zu finden. Für die Entwicklung dieser Triptane gab es mehrere
Gründe: Die Wirksamkeit vom Sumatriptan zeigt sich bei maximal 70–90 % der behandelten Attacken. Ziel war es daher,
Triptane mit einer größeren Wirksamkeit zu entwickeln. Es
entstanden Substanzen, welche die Serotoninrezeptoren noch
spezifischer aktivieren können. Tatsächlich liegt die stimulie-
rende Potenz der Triptane der zweiten und dritten Generation
deutlich höher als die von Sumatriptan. Während Sumatriptan
v. a. an den entzündeten Gefäßen des Gehirns wirkt, können die
Triptane der zweiten und dritten Generation im zentralen Nervensystem auch an den Stellen aktiv werden, die zu einer Aktivierung der Nervenfasern führen, die dann die neurogene
Entzündung an den Blutgefäßen auslösen. Triptane der höheren Generation haben auch eine bessere Bioverfügbarkeit, d. h.
sie werden besser im Magen-Darm-Trakt aufgenommen. Damit ist ihre Wirkung auch während der Migräneattacke zuver-
lässiger. Diese Substanzen sind ebenfalls in der Lage die sog.
Blut-Hirn-Schranke besser zu passieren, wodurch sie zentrale
Wirkorte optimaler erreichen. Ein besonderes Verbesserungs-
ziel bestand darin, dass der Wiederkehrkopfschmerz, der bei
ca. 30 % der behandelten Migräneattacken zu beobachten ist,
weniger häufig auftritt, und dass eine längere Wirksamkeit erzielt wird. Dies gilt insbesondere bei Migräneattacken, die über
mehrere Tage anhalten.

Auch die Nebenwirkungen sollten bei den Triptanen der
höheren Generationen reduziert werden. Dies galt insbesondere für Herzbeschwerden im Sinne von Herzenge.

Ein weiterer Grund für die Neuentwicklung war die größere
Schnelligkeit des Wirkungseintrittes. Schließlich sollten auch
neue Anwendungsformen, wie z. B. Nasenspray oder Zäpfchen
dazu beitragen, dass der Wirkstoff in den verschiedenen Situationen möglichst effektiv verabreicht werden kann.

## Sumatriptan Filmtabletten

**Sumatriptan als Filmtablette kann aufgrund der langen Erfahrung, die mit diesem Wirkstoff bereits vorliegt, als derzeitiges Standardmedikament in der Migränetherapie bezeichnet werden.**

Bei circa 50–70% der behandelten Migräneattacken lässt sich eine bedeutsame Besserung oder auch ein vollständiges Verschwinden der Kopfschmerzen bewirken. Sumatriptan Filmtabletten sollten möglichst frühzeitig bei Beginn der Kopfschmerzphase der Migräne eingenommen werden. Bis zum Beginn der Wirkung vergehen circa 30 Minuten. Die Wirkung erreicht nach circa 1–2 Stunden ihr Maximum. Sumatriptan in Tablettenform wird bevorzugt eingesetzt, wenn Übelkeit und Erbrechen nur gering ausgeprägt sind und die Attackendauer bei unbehandeltem Verlauf in der Regel 4–6 Stunden beträgt.

Die Anfangsdosis von Sumatriptan in Tablettenform beträgt 50 mg. Ist diese Menge ausreichend wirksam, und sind die Nebenwirkungen tolerabel, sollte mit dieser Wirkstoffmenge weiterbehandelt werden. Können allerdings mit 50 mg keine ausreichenden Effekte erzielt werden, verabreicht man bei der nächsten Attacke 100 mg. Ist mit 50 mg eine gute Wirkung zu erzielen, bestehen jedoch Nebenwirkungen, kann auch die halbierte Dosis (nunmehr 25 mg) verabreicht werden. Etwa die Hälfte der mit Sumatriptan in Tablettenform behandelten Patienten kann mit 50 mg eine ausreichende Linderung bei guter Verträglichkeit erzielen. Ein weiteres Viertel der Patienten erreicht dieses Ergebnis mit 25 mg und ein weiteres Viertel mit 100 mg. Sumatriptan-Tabletten sind ab Herbst 2003 auch in sehr schnell freisetzender Form (Imigran T) erhältlich, die zu einer besonders schnellen Wirkung führt.

Es gilt für alle Triptane, dass bei mehr als einmaliger Wiederholung am Tag der Arzt aufgesucht werden sollte, um erneut ein individuell angepasstes Therapiekonzept zu erarbeiten, das zu besserer Wirksamkeit führt.

**Unabhängig von der Höhe der Dosis, sollte unbedingt beachtet werden, dass pro Monat nicht an mehr als 10 Tagen Medikamente zur Behandlung der Migräneattacken eingenommen werden sollten, da sonst die Gefahr eines medikamenteninduzierten Dauerkopfschmerzes besteht.**

Typische Neben-
wirkungen:
leichtes Schwäche-
gefühl, ungerichte-
ter Schwindel,
Missempfinden,
Kribbeln, Wärme-
oder Hitzegefühl,
leichte Übelkeit

Typische *Nebenwirkungen* von Sumatriptan und auch der anderen Triptane sind ein leichtes, allgemeines Schwächegefühl und ein ungerichteter Schwindel, Missempfindungen, Kribbeln, Wärme- oder Hitzegefühl und leichte Übelkeit. Sehr selten können auch ein Engegefühl im Bereich der Brust und im Bereich des Halses auftreten. Als Ursache für diese Symptome wird eine Verkrampfung der Speiseröhre diskutiert. EKG-Veränderungen treten im Zusammenhang mit diesen Beschwerden nicht auf. In aller Regel sind die Nebenwirkungen sehr mild und klingen spontan ab.

Generell gilt sowohl für Sumatriptan in jeder Anwendungsform als auch für die Triptane der zweiten und nachfolgenden Generationen, dass sie erst eingenommen werden sollen, wenn die Kopfschmerzphase beginnt. Während der Auraphase sollten sie nicht verabreicht werden. Grund dafür ist, dass sie die Symptome der Aura nicht direkt beeinflussen können. Auch können sie die Symptome der Migräne nicht effektiv verbessern, wenn sie zu früh vor der Kopfschmerzphase gegeben werden. Darüber hinaus wird eine Verengung bestimmter Gehirngefäße als mögliche Ursache der Auraphase angenommen. Aus diesem Grunde sollten gefäßverengende Wirkstoffe wie die Triptane in dieser Phase nicht verabreicht werden.

**Auf keinen Fall dürfen Triptane in Verbindung mit Ergotaminen verabreicht werden.**

Da sowohl Ergotamine als auch Triptane zu einer Gefäßverengung führen können, kann dadurch eine besondere Addition der gefäßverengenden Wirkung erzeugt werden, die gefährlich sein kann. Da Ergotalkaloide in der Migränetherapie sowieso der Vergangenheit angehören sollten, dürfte dieses Problem jedoch kaum noch auftreten. Viele Migränepatienten nehmen jedoch in der Konfusion einer akuten Migräneattacke wahllos irgendwelche Medikamente ein, die sie zu Hause vorfinden oder die ihnen in bester Absicht von Bekannten empfohlen und zugereicht werden. Hier gilt es, sehr sorgfältig aufzupassen und solche guten Ratschlägen nicht anzunehmen.

### Sumatriptan subkutan

Eine besonders schnelle Wirksamkeit kann durch Verabreichung der Wirksubstanz Sumatriptan mit einem sog. Autoinjektor oder Glaxopen erzielt werden. Dabei wird durch ein kugelschreiberähnliches Gerät via Knopfdruck aus einer Patrone die Wirksubstanz durch eine feine Nadel unter die Haut (= subkutan, s. c.) gespritzt.

Sumatriptan s. c. wirkt besonders schnell und effektiv

**Der besondere Vorteil dieser Anwendungsform ist, dass der Patient selbständig in der Lage ist, die subkutane Injektion an allen Orten durchzuführen. Dies ist insbesondere für berufstätige Patienten günstig, die aufgrund ihrer Tätigkeit eine sehr schnelle Wirkung erzielen müssen.**

Der Arzt verordnet dazu einen kleinen Vorratsbehälter, in dem zwei Kartuschen mit dem Wirkstoff enthalten sind. Mit dem zusätzlich gelieferten Glaxopen kann der Patient den Wirkstoff unter die Haut spritzen. Damit kann innerhalb von circa 10 Minuten eine Wirkung erreicht werden.

Nach kurzer Erklärung des Vorgehens sind Migränepatienten in der Regel ohne Probleme in der Lage, den Glaxopen anzuwenden. Wichtig ist die Information über das schnelle Einsetzen der Wirkung, damit die Patienten nicht mit Angst reagieren, wenn der Schmerz sehr schnell gelindert wird. Bei entsprechender Aufklärung ist dies jedoch in aller Regel kein Problem.

Sollte nach Anwendung mit dem Glaxopen ein Wiederkehrkopfschmerz auftreten, kann dieser mit einer erneuten subkutanen Injektion von Sumatriptan behandelt werden. Alternativ ist jedoch auch der Einsatz einer Sumatriptan-Tablette oder auch eines Antiemetikums in Kombination mit einem Schmerzmittel möglich.

**Ein besonderer Vorteil der subkutanen Darreichungsform ist auch, dass bei ausgeprägtem und frühzeitigem Erbrechen der Magen-Darm-Trakt vollständig umgangen werden kann und damit das Medikament eine ungehinderte Wirkung entfaltet.**

### Sumatriptan-Zäpfchen

*Der Handelsname von Sumatriptan ist Imigran*

Wird die subkutane Darreichungsform mit einem Glaxopen von Patienten nicht toleriert und sind sie gewohnt, ihre Migräneattacken mit Zäpfchen zu behandeln, kann bei Vorliegen von Übelkeit und Erbrechen auch Sumatriptan als Zäpfchen gegeben werden. Die Dosis beträgt dabei 25 mg. Auch bei dieser Anwendungsform kann eine schnelle und effektive Linderung der Migräneattacke erzielt werden. Beim Wiederauftreten von Kopfschmerzen ist die erneute Anwendung möglich.

### Sumatriptan-Nasenspray

*Einsatz bei Übelkeit und Erbrechen*

Eine besonders innovative Darreichungsform eines Migränemittels ist die Verabreichung des Wirkstoffes über ein Nasenspray. Dazu wurde ein Einmaldosis-Behälter zum Sprühen des Wirkstoffes in die Nase entwickelt. Es gibt zwei unterschiedliche Dosierungen mit 10 und 20 mg Sumatriptan. Die optimale Dosis beträgt bei Erwachsenen 20 mg. Bei einigen Patienten, insbesondere mit geringem Körpergewicht, können auch 10 mg völlig ausreichend sein. Die notwendige Dosis hängt von der Stärke der Migräneattacke und der Aufnahme von Sumatriptan in der Nase ab. Beim Wiederauftreten des Kopfschmerzes kann die Dosis erneut eingenommen werden, wobei man jedoch einen zeitlichen Abstand von 2 Stunden einhalten sollte.

Sumatriptan in Form des Nasensprays führt ebenfalls zu einer sehr schnellen Linderung der Migräneattacke. Ein weiterer Vorteil ist, dass aufgrund des Umgehens des Magen-Darm-Traktes Begleitsymptome der Migräneattacke, wie Übelkeit und Erbrechen, die Aufnahme des Wirkstoffes nicht beeinflussen können. Für viele Patienten ist das Nasenspray angenehmer als die subkutane Injektion von Sumatriptan mit dem Glaxopen oder das Einführen eines Zäpfchens. Mittlerweile ist Sumatriptan Nasenspray 10 mg als einziges Triptan für Kinder ab 12 Jahren zugelassen.

### Naratriptan

Naratriptan gilt (wie auch Zolmitriptan, s. unten) als Triptan der zweiten Generation. Bei der Entwicklung von Naratriptan konzentrierte man sich darauf, einen Wirkstoff herzustellen, der weniger Nebenwirkungen aufweist als Sumatriptan und bei dem gleichzeitig weniger häufig Wiederkehrkopfschmerzen auftreten. Beide Ziele konnten realisiert werden.

> **Naratriptan zeigt eine sehr gute Verträglichkeit**

> **Der Handelsname von Naratriptan ist Naramig**

- Naratriptan wird daher heute bevorzugt bei Migränepatienten eingesetzt, die besonders empfindlich für Nebenwirkungen sind. Hintergrund ist, dass Naratriptan kaum mehr Nebenwirkungen als ein Placebo erzeugt.
- Die Häufigkeit von Wiederkehrkopfschmerzen ist mit 19 % von allen bekannten Triptanen am niedrigsten.

Naratriptan wird in einer Dosis von 2,5 mg als Tablette verabreicht. Ist die Wirkung nicht ausreichend, können auch 5 mg Naratriptan zur Behandlung einer Attacke eingenommen werden. Wie alle anderen Triptane sollte auch Naratriptan möglichst früh nach Auftreten des Migränekopfschmerzes eingesetzt werden. Die Wirksamkeit ist bei der Dosis von 2,5 mg etwas niedriger im Vergleich zu Sumatriptan. Durch eine Dosiserhöhung auf 5 mg kann jedoch auch bei Patienten, die auf 2,5 mg nicht ausreichend ansprechen, eine gute Wirksamkeit erzielt werden.

> **Möglichst früh nach Auftreten des Migräne-kopfschmerzes einsetzen**

- Aufgrund der guten Verträglichkeit kann Naratriptan insbesondere für Patienten empfohlen werden, die erstmalig mit einem Triptan behandelt werden.

Gleiches gilt für junge Patienten und für Patienten, die besonders empfindlich auf medikamentöse Therapieverfahren reagieren.

 Ebenfalls empfiehlt sich der Einsatz bei Patienten, bei denen die Attacken mittelschwer ausgeprägt sind und Übelkeit sowie Erbrechen nur geringgradig vorhanden sind.

 Aufgrund der niedrigen Wiederkehrkopfschmerzrate empfiehlt sich Naratriptan insbesondere auch bei Patienten, bei denen unter anderen Therapieverfahren häufig Wiederkehrkopfschmerzen auftreten.

Die Nebenwirkungen sind deutlich geringer und weniger häufig als bei anderen Triptanen. Nur gelegentlich treten leichte Müdigkeit, Missempfindungen im Bereich der Haut, ein Engegefühl in der Brust und im Bereich des Halses auf. Schweregefühl in den Armen und Beinen sowie ein leichter Schwindel können ebenfalls vorhanden sein.

### Zolmitriptan

Zolmitriptan wirkt auch regulierend im Gehirn selbst

Auch die Entwicklung von Zolmitriptan war vom Ziel geleitet, eine Substanz zur Verfügung zu haben, die eine noch bessere Wirksamkeit und eine noch höhere Zuverlässigkeit als frühere Substanzklassen aufweist. Der Wirkmechanismus von Zolmitriptan ist durch folgende Punkte charakterisiert:

 Zolmitriptan führt zu einer Gefäßverengung erweiterter Gehirngefäße.

 Die Substanz blockiert die Freisetzung von Entzündungsstoffen aus den Nervenfaserendigungen. Zusätzlich wird eine Hemmung der übermäßigen Nervenaktivität erzielt.

 Schließlich werden auch im Gehirn Nervenzentren in ihrer übermäßigen Aktivität während der Migräneattacke gehemmt. Dies gilt insbesondere für Nervenumschaltzentren im Hirnstamm.

Der Handelsname von Zolmitriptan ist Ascotop

Im Vergleich zu Sumatriptan überwindet Zolmitriptan die sog. Blut-Hirn-Schranke viel besser. Grund dafür ist, dass die

Substanz eine wesentlich kleinere Molekülgröße aufweist und deshalb viel leichter in fetthaltiges Gewebe aufgenommen werden kann. Außerdem wird sie sehr gut im Magen-Darm-Trakt aufgenommen. Wirksame Blutspiegel können bereits innerhalb einer Stunde erreicht werden. Ein weiterer Vorteil besteht darin, dass diese Blutspiegel über 6 Stunden anhalten und damit auch bei längeren Kopfschmerzattacken eine lang wirksame Effektivität erreicht werden kann. Es werden nicht nur die Kopfschmerzsymptome reduziert, sondern auch die Begleitstörungen wie Übelkeit, Erbrechen, Lärm- und Lichtempfindlichkeit positiv beeinflusst.

Die mittlere Dosis liegt bei 2,5 mg. Es gibt Zolmitriptan derzeit als Tablette zu 2,5 und 5 mg. Der Wirkstoff kann als übliche Tablette oder als Schmelztablette zum Zergehen auf der Zunge eingesetzt werden. In der Entwicklung sind derzeit auch ein Nasenspray. In klinischen Studien zeigt sich, dass bei Einsatz von Zolmitriptan in einer Dosis von 5 mg bei bis zu 80 % der Patienten die Kopfschmerzen deutlich vermindert werden können und bei circa 55 % der Attacken die Kopfschmerzen vollständig abklingen.

Auch im Langzeiteinsatz zeigt sich zuverlässig eine gute Wirksamkeit in der angegebenen Dosierung. Bei einer milden Schmerzintensität können 78 % der Attacken erfolgreich behandelt werden, bei mittelstarker Intensität 76 % und bei sehr starker Schmerzintensität 67 %. Bei einer Dosis von 5 mg können auch schwere Migräneattacken sehr erfolgreich behandelt werden. Neuere Studien ergeben auch Hinweise darauf, dass bei Verabreichung von Zolmitriptan während der Auraphase die spätere Kopfschmerzphase verhindert und auch die Auraphase positiv beeinflusst werden kann. Auch für Patienten, die auf die bisherigen medikamentösen Therapien nicht erfolgreich ansprachen, steht nunmehr mit Zolmitriptan eine effektive Therapiemethode zur Verfügung.

Hohe Wirksamkeit in der angegebenen Dosierung im Langzeiteinsatz

### Eletriptan

**Der Handelsname von Eletriptan ist Relpax**

Eletriptan zählt zu den Triptanen der 3. Generation. Die Entwicklung basiert auf dem Wunsch, eine Substanz mit langanhaltender Wirksamkeit zur Verfügung zu haben, die zuverlässig aufgenommen werden kann. Eine geringe Nebenwirkungsrate, insbesondere im Hinblick auf das Herz-Kreislauf-System, sollte erzielt werden.

**Eletriptan wirkt schnell und effektiv**

In klinischen Studien zeigte sich, dass Eletriptan selektiv und stärker an den 5-HT-Rezeptoren wirkt, die für die Blockierung der Migränekopfschmerzen verantwortlich sind. Eletriptan wirkt ebenso wie Sumatriptan gefäßverengend im Bereich der Hirngefäße. Im Gegensatz zu Sumatriptan sind jedoch für eine gefäßverengende Wirkung im Bereich der Herzkranzgefäße höhere Dosen erforderlich, weshalb Nebenwirkungen an den Herzkranzgefäßen durch Eletriptan weniger wahrscheinlich sind. In den Gefäßabschnitten außerhalb des Gehirns, z. B. in den Arterien des Beines, zeigt Eletriptan überhaupt keine gefäßverengende Wirkung. Die Substanz blockiert im Bereich der Hirnhäute die neurogene Entzündung und ist in ihrer Blockierungspotenz mit der von Sumatriptan vergleichbar. Eletriptan kann fetthaltiges Gewebe besser erreichen als Sumatriptan und wird damit im Hirngewebe besser aufgenommen. Im Magen-Darm-Trakt wird es etwa 5-mal schneller als Sumatriptan aufgenommen. Diese schnelle Aufnahme ist gerade bei Migräneattacken wichtig, da eine schnelle Wirkung erzielt werden soll.

- In klinischen Studien zeigte sich bereits eine Stunde nach der Gabe von 80 mg Eletriptan bei 41 % der behandelten Patienten eine klinische Wirksamkeit.
- Die Wirksamkeit ist höher als die von Sumatriptan in Tablettenform oder von Placebo.
- Neben der Schmerzreduktion können auch die Begleitsymptome der Migräneattacke schnell reduziert werden.
- Die Fähigkeit zu arbeiten oder anderen Tätigkeiten nachzugehen ist bei 75 % der behandelten Patienten bereits 2 Stunden nach der Einnahme wiederhergestellt.

Nebenwirkungen ergeben sich bei weniger als 4 % der behandelten Patienten.

## Rizatriptan

Auch bei der Entwicklung von Rizatriptan standen ähnliche Überlegungen im Mittelpunkt wie bei der Entwicklung von Eletriptan. Rizatriptan wird schnell im Magen-Darm-Trakt aufgenommen, und die Wirkungsspiegel sind innerhalb von einer Stunde maximal aufgebaut. Auch Rizatriptan wirkt gefäßverengend im Bereich der Hirnhautgefäße, ohne die Herzkranzgefäße, Lungengefäße oder andere Blutgefäße nennenswert zu beeinflussen. Rizatriptan blockiert die neurogene Entzündung im Bereich der Hirnhautgefäße. Darüber hinaus kann es auch Nervenzentren im zentralen Nervensystem in ihrer übermäßigen Aktivität reduzieren, die Schmerzimpulse im Rahmen der Migräneattacke vermitteln.

*Rizatriptan ist das schnellst wirksame Triptan in Tablettenform*

*Der Handelsname von Rizatriptan ist Maxalt*

- Ein besonderer Vorteil von Rizatriptan ist die sehr schnelle Aufnahme über den Magen-Darm-Trakt.
- Maximale Wirkungsspiegel werden innerhalb einer Stunde erreicht.
- Bereits innerhalb von 30 Minuten wird eine bedeutsame Linderung der Kopfschmerzen erzielt.
- Bei bis zu 77 % der Patienten kann sich innerhalb von 2 Stunden nach Einnahme von 10 mg Rizatriptan der Migränekopfschmerz bessern.
- 44 % der behandelten Patienten sind nach zwei Stunden bereits komplett schmerzfrei.

Auch Übelkeit und Erbrechen werden durch Rizatriptan bedeutsam gebessert. Ein Wiederauftreten von Kopfschmerzen nach zunächst bedeutsamer Besserung kann bei etwa einem Drittel der behandelten Patienten beobachtet werden. Im Vergleich zu der bisherigen Therapie auf individueller Basis geben Patienten, die mit Rizatriptan behandelt werden, an, dass damit eine deutlich bessere Wirkung erzielt wird als mit der vorherigen Behandlung.

Hinsichtlich möglicher Nebenwirkungen ergaben sich keine ernsten unerwünschten, arzneimittelbedingten Wirkungen. EKG-Veränderungen sind nicht zu beobachten. Die Häufigkeit von Brustschmerzen bei der Behandlung mit Rizatriptan 5 oder 10 mg entspricht der bei einer Behandlung mit einem Placebo. Damit weist Rizatriptan ein günstiges Profil in Hinblick auf die klinische Wirkung und die Verträglichkeit auf.

### Almogran

Im Vergleich zur Pioniersubstanz Sumatriptan wirkt Almotriptan (Almogran) deutlich selektiver auf Blutgefäße der Hirnhäute als Sumatriptan. Zudem ist die Aufnahme in das Blutgefäßsystem nach der Magenpassage mit 70 % höher als bei allen anderen Triptanen. Dies führt zu einer besonders zuverlässigen Wirkung. Almotriptan wird in einer Tablette zu 12,5 mg angeboten. 12,5 mg Almotriptan sind ähnlich gut wirksam wie 100 mg Sumatriptan. Innerhalb von zwei Stunden nach der Einnahme von Almotriptan gaben 64 % der Patienten eine Schmerzreduktion und 37 % eine komplette Schmerzfreiheit an. Die Wirkung setzt aber schon nach 30 Minuten ein. Zudem läßt die Wirksamkeit von Almotriptan im Langzeitverlauf nicht nach. Auch Wiederkehrkopfschmerzen sind bei Patienten, die Almotriptan einnahmen, mit 18 bis 27 % weniger häufig als bei Riza- und Sumatriptanbehandlung (30 bis 40 %). In klinischen Studien zeigte sich Almotriptan sehr gut verträglich. Unerwünschte Ereignisse sind unter 12,5 mg Almotriptan nicht häufiger als bei Placebo.

*Der Handelsname von Almotriptan ist Almogran*

### Frovatriptan

*Der Handelsname von Frovatriptan ist Allegro*

Frovatriptan ist ab dem Jahre 2002 als Filmtablette zu 2,5 mg erhältlich. Die empfohlene Einzeldosis liegt bei 2,5 mg Frovatriptan. Falls die Migräne nach einer initialen Besserung in Form von Wiederkehrkopfschmerzen erneut auftritt, kann eine zweite Dosis eingenommen werden, vorausgesetzt, es sind mindestens 2 Stunden nach Einnahme der ersten Dosis vergangen. Die Gesamttagesdosis sollte 5 mg Frovatriptan pro Tag nicht überschreiten. Frovatriptan unterscheidet sich von den anderen Triptanen durch eine Bindung an weiteren Serotoninrezeptoren. Die Substanz bindet einerseits stark wie die anderen Triptane an $5HT_{1B/D}$-Rezeptoren, im Gegensatz zu Sumatriptan bindet Frovatriptan aber auch an $5HT_7$-Rezeptoren. Diese Rezeptoren befinden sich insbesondere an den Blutgefäßen des Herzens. Ihre Aktivierung bedingt eine Gefäßerweiterung, d.h. die Durchblutung wird nicht reduziert. So fanden sich in einer Studie selbst mit einer extremen 40fachen Überdosierung mit 100 mg Frovatriptan keine bedeutsamen Nebenwirkungen im Bereich des Herz-Kreislaufsystems bei Gesunden. Solche Nebenwirkungen im Herz- und Kreislaufsystem könnten daher theoretisch auch bei Migränepatienten weniger wahrscheinlich auftreten. Frovatriptan wird langsam im Magen-Darmtrakt aufgenommen. Nach 2 Stunden zeigen 38 % bzw. 37 % der Patienten, die 2,5 und 5 mg Frovatriptan erhalten hatten, eine bedeutsame Besserung der Migränekopfschmerzen. Nach 4 Stunden beträgt die Besserungsquote 68 % und 67 %. Frovatriptan hat eine langanhaltende Wirkung, das Medikament eignet sich daher insbesondere für lang anhaltende Attacken über zwei bis drei Tage. Die Wahrscheinlichkeit für Wiederauftreten der Kopfschmerzen nach initialer Wirksamkeit ist gering.

## Diclofenac-Kalium

Diclofenac-Kalium (Voltaren K Migräne) ist als einzige Darreichungsform dieses nichtsteroidalen Antirheumatikums (NSAR) für die Migränetherapie zugelassen. Bereits nach wenigen Minuten nach der Einnahme lässt sich der Wirkstoff im Blut nachweisen. Im Unterschied zu Diclofenac-Natrium werden auch die maximalen Blutkonzentrationen wesentlich früher, nämlich bereits nach 34 Minuten erreicht. Weil die Aufnahme im Magen erfolgt, ist die zusätzliche Einnahme eines Mittels gegen Übelkeit und für die Verbesserung der Darmtätigkeit im Falle von Diclofenac-Kalium nicht erforderlich. Diclofenac-Kalium ist gegenüber Sumatriptan in Vergleichs-studien bei besserer Verträglichkeit ebenso wirksam. Die Dosierung beträgt 50 mg als Tablette. Die Medikation ist bei Patienten mit und ohne Aura wirksam. Auch die von vielen Migränepatienten als quälend empfundenen Begleitsymp-tome Lärm- und Lichtüberempfindlichekit sprechen auf die Behandlung mit Diclofenac-Kalium an.

### Die Triptanschwelle

 **Für viele Patienten ist es sehr schwierig, den richtigen Zeit-punkt für den Einsatz ihres Triptans zu identifizieren.**

Dies gilt insbesondere für Patienten die unter häufigen Atta-cken leiden. Triptane dürfen einerseits nicht an mehr als an 10 Tagen im Monat eingenommen werden, um einen medi-kamenteninduzierten Dauerkopfschmerz oder eine medika-menteninduzierte Attackenhäufung der Migräne zu vermei-den. Migränepatienten stehen daher in der Zwickmühle: Das unnötige Einnehmen von Triptanen verhindert soll einerseits verhindert werden, andererseits besteht die Situation, dass Triptane möglichst zu Beginn einer Migräneattacken einge-nommen werden sollen, damit schwere Kopfschmerzen erst gar nicht entstehen.

*Mit der Triptan-schwelle kann man den optimalen Einnahmezeitpunkt des Triptans be-stimmen*

Damit Migränepatienten genau erkennen können, wann der richtige Einsatz zur Einnahme ihres Triptans gekommen ist, wurde die Triptanschwelle entwickelt. Es handelt sich dabei um ein einfach zu handhabendes Punktesystem. Die verschie-denen Migränesymptome werden in einer Skala aufgelistet. Der Ausprägungsgrad der einzelnen Symptome wird mit einem bestimmten Punktwert versehen. Bei Auftreten von Kopfschmerzen können nunmehr den jeweiligen Ausprägun-gen der Symptome ein Zahlenwert zugeordnet werden. Die Skala sieht vor, dass bei einem Punktwert von mindesten 5 der Einnahmezeitpunkt für das Triptan gekommen ist. Die wis-

# Die Triptanschwelle

Bestimmung des richtigen Einnahmezeitpunktes von
Triptanen in der Migränetherapie

Name                                                                    Datum

Oft bestehen Unsicherheiten, ob beginnende Kopfschmerzen sich zu einer Migräneattacke entwickeln und zu
welchem Zeitpunkt Triptane eingenommen werden sollten.

**Die Triptanschwelle** gibt den Zeitpunkt an, an dem der Einsatz dieser Medikamente in einer Migräneattacke
sinnvoll ist. Beschreiben Sie in der Tabelle Ihre momentanen Kopfschmerzen. Erreichen Sie einen **Punktewert
von mindestens 5,** ist **der Einnahmezeitpunkt für die Einnahme Ihres Triptanes erreicht** und Sie können sich
mit dem Ihnen empfohlenen Triptan behandeln.

| Symptom | Ausprägung | Punkte | Ihr Punktewert |
|---|---|---|---|
| Schmerzstärke | stark | 2 | |
| | mittelstark | 1 | |
| | leicht | 0 | |
| Schmerzort | einseitig/umschrieben | 2 | |
| | beidseitig/diffus | 0 | |
| Schmerzcharakter | pochend, pulsierend | 2 | |
| | dumpf-drückend | 0 | |
| Schmerzverstärkung bei Bücken und körperlichen Aktivitäten | ja | 2 | |
| | nein | 0 | |
| Übelkeit/Erbrechen | ja | 2 | |
| | nein | 0 | |
| Licht- und Lärmüberempfindlichkeit | ja | 1 | |
| | nein | 0 | |

**Summe** [          ]

*Erreichen Sie einen Punktewert von mindestens 5, ist die Einnahme eines Triptans angezeigt:*

Ihre Medikation: _____

Einnahmezeitpunkt: _____ Uhr                    Wirkeintritt: _____ Uhr

Schmerzstärke nach 2 Stunden:    ❏ kein Schmerz        ❏ mittelstarker Schmerz
                                  ❏ leichter Schmerz    ❏ starker Schmerz

Trat der Kopfschmerz wieder auf?   ❏ nein        ❏ Ja, um _____ Uhr

◼ Abb. 67

senschaftlichen Auswertungen zeigen, dass bei Berücksichtigung dieser sogenannten Triptanschwelle die Effektivität des angesetzten Triptans deutlich gesteigert werden kann und das unnötige oder zu späte Einnehmen von Triptanen zur Akutmedikation der Migräne vermieden werden kann. Nach einigem Üben bei mehreren Attacken kann der Patient zukünftig sehr gut unterscheiden, ob und zu welchem Zeitpunkt er das Triptan bei einem Kopfschmerzanfall verwenden soll. Die Triptanschwelle ist in der ◨ Abbildung 67 dargestellt.

**Triptanverbrauch in Europa**

Obwohl unter Kopfschmerzexperten die Triptane als die effektivsten Medikamente mit der besten Verträglichkeit in der Behandlung der akuten Migräneattacke angesehen werden, erfolgt der Einsatz dieser Wirkstoffe in der Migränetherapie in den Ländern Europas sehr unterschiedlich. Eine Aussage über den Versorgungsgrad ergibt der mittlere pro-Kopf-Jahresverbrauch von Triptanen in der Bevölkerung in den verschiedenen Ländern Europas. Ein Vergleich verdeutlicht, dass in den skandinavischen Ländern Norwegen, Dänemark und Schweden eine sehr gute Versorgung von Migränepatienten mit Triptanen besteht. In den genannten skandinavischen Ländern findet sich ein mittlerer pro-Kopf-Verbrauch von 0,4 Dosiseinheiten im Jahr. Der mittlere pro-Kopf-Verbrauch im gesamten Europa beträgt 0,12 Dosiseinheiten. In Deutschland liegt der mittlere pro-Kopf-Verbrauch deutlich geringer, er ist um den Faktor 6 niedriger als in den skandinavischen Ländern und liegt um 50 % niedriger als im europäischen Mittel (siehe ◨ Abb. 68). Deutschland nimmt damit eine Schlusslichtposition in der Versorgung von Migränepatienten mit Triptanen ein.

**Maßnahmen bei Arztkonsultation oder Klinikaufnahme**

Hat die Migräneattacke bereits seit einiger Zeit ihr Plateau erreicht oder handelt es sich um eine besonders schwere Mig-

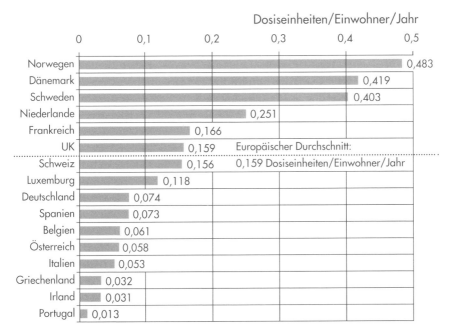

Dosiseinheiten/Einwohner/Jahr

| | 0 | 0,1 | 0,2 | 0,3 | 0,4 | 0,5 |
|---|---|---|---|---|---|---|
| Norwegen | | | | | | 0,483 |
| Dänemark | | | | | 0,419 | |
| Schweden | | | | | 0,403 | |
| Niederlande | | | 0,251 | | | |
| Frankreich | | 0,166 | | | | |
| UK | | 0,159 | | | | |
| Schweiz | | 0,156 | | | | |
| Luxemburg | | 0,118 | | | | |
| Deutschland | 0,074 | | | | | |
| Spanien | 0,073 | | | | | |
| Belgien | 0,061 | | | | | |
| Österreich | 0,058 | | | | | |
| Italien | 0,053 | | | | | |
| Griechenland | 0,032 | | | | | |
| Irland | 0,031 | | | | | |
| Portugal | 0,013 | | | | | |

Europäischer Durchschnitt:
0,159 Dosiseinheiten/Einwohner/Jahr

◘ **Abb. 68.** Mittlere pro-Kopf-Verwendung von Triptan-Einzeldosierungen in westeuropäischen Ländern im Jahre 1999.

räneattacke, führt die Behandlung mit selbstzugeführten Medikamenten durch den Patienten manchmal nicht zum Erfolg. Bei Hinzuziehen eines Arztes oder bei Aufnahme in eine Klinik können Medikamente direkt in das Gefäßsystem des Körpers durch eine Spritze oder Infusion verabreicht werden. Durch diese direkte Verabreichung wird eine noch bessere Wirksamkeit der Medikamente erzielt. In der Regel wird der Arzt zunächst ein

- Medikament gegen die Übelkeit und das Erbrechen in eine Vene (intravenös = i.v.) spritzen (z.B. 10 mg Metoclopramid).
- Anschließend wird ein Mittel gegen die Migräne gespritzt, entweder
  - ein Schmerzmittel (z.B. Lysinacetylsalicylat 1000 mg i.v.) oder
  - Sumatriptan 6 mg als Spritze unter die Haut, d.h. subcutan = s.c.

### Wenn die Migräneattacke länger als 3 Tage dauert

Dauert die Kopfschmerzphase im Rahmen einer Migräneattacke trotz Behandlung länger als 72 Stunden, wird diese als Status migraenosus bezeichnet.

 **Gewöhnlich tritt ein Status migraenosus erst bei einer längeren, mehrjährigen Migränevorgeschichte in Verbindung mit andauerndem Medikamentenmissbrauch auf.**

Bevor der Arzt aufgesucht wird, sind mindestens 3 Tage mit ausgeprägter Übelkeit, Erbrechen und sehr starker Kopfschmerzintensität durchlebt worden. Die medikamentöse Selbsthilfe, meist bestehend aus einer bunten Mischung verschiedenster Substanzen und Kombinationspräparate, erbrachte keinen Erfolg.

*Einleitung einer stationären Behandlung*

Eine stationäre Behandlung sollte bei diesen Voraussetzungen eingeleitet werden und ist in der Regel nicht zu umgehen. Da im Rahmen der medikamentösen Selbsthilfe in den vorhergehenden Tagen gewöhnlich Schmerzmittel und Migränemittel im Übermaß appliziert wurden, ist die zusätzliche erneute Gabe nicht erfolgversprechend. Darüber hinaus kann durch Überdosierung sogar eine Verstärkung der Symptomatik, insbesondere hinsichtlich des Ausmaßes von Übelkeit und Erbrechen, erzeugt werden. Die Gabe von Sumatriptan ist bei Vorbehandlung mit Ergotalkaloiden in den letzten 24 Stunden ebenfalls nicht möglich.

Deshalb wird der Arzt in dieser Situation zunächst ein Medikament gegen die Übelkeit und das Erbrechen in die Vene spritzen, gefolgt evtl. von einem Schmerzmittel (s. oben). Außerdem werden in der Regel in dieser Ausnahmesituation Medikamente zur Beruhigung erforderlich, meist aus der Gruppe der sog. Benzodiazepine, bis der Anfall abklingt. Im Krankenhaus können evtl. auch Medikamente zur Verstärkung der Harnausscheidung und zur Reduktion von Gefäßschwellungen gegeben werden.

Nach Abklingen des Status migraenosus ist eine besonders grundlegende Untersuchung und Analyse der Migränevorgeschichte und der bisherigen Behandlung erforderlich. Gewöhnlich zeigen sich dabei eine nicht optimale Migränevorbeugung und ein Überbrauch von Medikamenten zur Akutbehandlung von Migräneattacken.

**Die Einleitung einer Medikamenteneinnahmepause und einer anschließenden medikamentösen Vorbeugung der Kopfschmerzerkrankungen ist zumeist notwendig. Eine eingehende Beratung und auch die Ausschöpfung nichtmedikamentöser Therapieverfahren besitzen darüber hinaus zentralen Stellenwert.**

## Warum die Attackenbehandlung der Migräne manchmal nicht klappt

Folgende Fehler in der Attackenbehandlung der Migräne können zu einem mangelnden Therapieerfolg führen:

- Falsche Diagnose. Medikamente zur Behandlung der Migräneattacke sind nicht notwendigerweise bei anderen Kopfschmerzerkrankungen wirksam. So kann z.B. Ergotamin oder Sumatriptan nicht den Kopfschmerz vom Spannungstyp bessern. Deshalb sind eine genaue Kopfschmerzanalyse und das Wissen, um welchen Kopfschmerz es sich handelt, besonders wichtig (s. Kieler Kopfschmerzfragebogen im Anhang).
- Mangelnde therapiebegleitende Selbstbeobachtung. Sie sollten einen Migränekalender (s. Kieler Kopfschmerzkalender Anhang 4) führen, in dem die Auslösesituationen, die Attackenmerkmale, der Medikamentenverbrauch und Begleitereignisse fortlaufend dokumentiert werden können. Die Behandlung kann aufgrund dieser Informationen optimal angepasst werden. Häufig reduziert das alleinige Führen eines Migränekalenders schon die Migränehäufigkeit.

▬ **Korrigieren Sie unrealistische Ziele!** Mit heutigen Methoden ist Ihre Migräne nicht wegzuzaubern. Ein „Wundermedikament" oder „Wundermethoden", die alle Migräneprobleme lösen, sind bisher nicht bekannt. Sollte Ihnen jemand das glauben machen wollen, seien Sie vorsichtig! Sie müssen selbst Verantwortung für Ihre Erkrankung übernehmen und die Behandlung nicht allein anderen überlassen. Dazu gehört auch, den Alltag bewusst so zu gestalten, dass die Auftretenswahrscheinlichkeit der Migräne möglichst reduziert wird.

▬ **Nicht ausgeschöpfte Möglichkeiten der Migräneprophylaxe.** Die Migräneprophylaxe dient der Reduktion von Medikamenten zur Attackenkupierung. Werden diese Möglichkeiten nicht ausgeschöpft, wird die Gefahr eines medikamenteninduzierten Dauerkopfschmerzes und anderer Nebenwirkungen erhöht.

▬ **Mangelnde Reizabschirmung.** Sie sollten sich in eine reizabgeschirmte Situation bringen und entspannen. Bei Nichtbeachtung ist ein erhöhter Medikamentenbedarf die Folge. Zusätzlich kann sich die Wirkung der Medikamente nicht voll entfalten.

▬ **Zu späte Einnahme der Medikamente.** Werden die Medikamente zu spät eingenommen, können sie ihre Wirksamkeit nicht mehr gut genug entfalten. Das gilt auch für die Triptane.

▬ **Falsche Darreichungsform.** Die Gabe von Acetylsalicylsäure in Tablettenform führt bei Migräne zu einer unsicheren Aufnahme der Substanz im Körper, insbesondere, wenn die Tabletten nicht mit ausreichend Flüssigkeit (mindestens 250 ml) eingenommen werden. Deshalb ist der Einsatz als Brauselösung vorzuziehen. Ist die Migräne von Erbrechen begleitet, können über den Mund (= oral) verabreichte Substanzen nur unzureichend aufgenommen werden.

▬ **Unterdosierung.** Die Einnahme von 500 mg Paracetamol oder 500 mg Acetylsalicylsäure reichen zur Behandlung von Migräneattacken in der Regel nicht aus. Bei Erwachsenen sollten entweder 1000 mg Acetylsalicylsäure oder 1000 mg Paracetamol verabreicht werden.

- Akute Überdosierung. Die übermäßige Einnahme von z. B. Ergotamin kann selbst zu Erbrechen und Übelkeit führen. Beachten Sie deshalb die empfohlenen Höchstmengen!
- Zu häufige Medikamenteneinnahme. Die Dauereinnahme von Medikamenten zur Migränekupierung kann einen medikamenteninduzierten Dauerkopfschmerz herbeiführen.
- Einnahme von Kombinationspräparaten oder von mehreren Medikamenten. Die kombinierte Einnahme von verschiedenen Substanzen kann die Gefahr eines medikamenteninduzierten Dauerkopfschmerzes erheblich erhöhen.
- Mangelnde Portionierung der Medikamente zur Attackenkupierung. Teilen Sie die verordnete Medikamentenmenge für einen bestimmten Zeitraum ein. Nehmen Sie diese an maximal 10 Tagen pro Monat ein!
- Nichtbeachtung des zeitlichen Abstandes der Medikamenteneinnahme. Halten Sie den zeitlichen Abstand von ca. 15 Minuten zwischen der Einnahme des Medikamentes gegen Übelkeit und Erbrechen und der späteren Einnahme von Schmerzmittel oder Ergotalkaloiden ein.
- Nichtaufklärung über Nebenwirkungen. Beachten Sie die Beipackzettel (s. auch Medikamentenmerkblätter im Anhang).
- Nichtwirksame Medikamente oder andere Therapieverfahren. Immer noch werden bei der Migräne nicht ausreichend wirksame Substanzen oder andere unwirksame Therapieverfahren eingesetzt. Das kann nicht funktionieren.

## Selbstbehandlung bei Migräne

### Was die Betroffenen gut finden

Viele Menschen gehen wegen Kopfschmerzen nicht zum Arzt. Aus neuen Studien, die 1993 in Deutschland durchgeführt wurden, ist das Therapieverhalten dieser Gruppe besser bekannt. Von den Menschen, deren Kopfschmerzen die Kriterien der Migräne erfüllen und die noch nie einen Arzt wegen Kopfschmerzen konsultierten, setzen 68% eine medikamentöse Therapie ein, 60% unterbrechen ihre Tätigkeit und suchen Ruhe oder Entspannung, 29% müssen sich hinlegen und halten Bettruhe ein. 19% versuchen physikalische Maßnahmen, wie kalte Umschläge oder Massagen. 5% reiben ätherische Pflanzenöle ein. Nur 3% der Patienten können ihrem Tagesablauf ungestört nachgehen.

## Zufriedenheit mit verschiedenen medikamentösen Therapieverfahren

**ASS führt am häufigsten zu einer erfolgreichen Therapie in der Selbstmedikation**

Die Zufriedenheit mit den verschiedenen medikamentösen Therapieformen bei Selbstmedikation ist in ◨ Abb. 69 zusammenfassend dargestellt. Die Anwender von Acetylsalicylsäure (ASS) als Brauselösung äußern sich mit 61% am häufigsten positiv über das von ihnen eingesetzte Medikament.

> Die überwiegende Mehrzahl der Anwender von Kombinationspräparaten sind mit zunehmender Anzahl der Kombinationspartner in den verwendeten Medikamenten am wenigsten mit ihrer medikamentösen Selbsttherapie zufrieden.

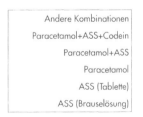
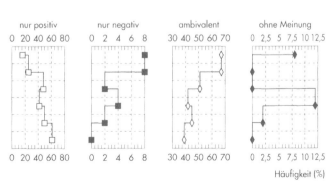

◨ **Abb. 69.** Aussagen zu verschiedenen medikamentösen Behandlungsverfahren von Kopfschmerzpatienten, die wegen Kopfschmerzen noch nie beim Arzt waren.

Die Deutsche Migräne- und Kopfschmerzgesellschaft rät in ihren Therapieempfehlungen von der Anwendung von Kombinationspräparaten wegen der Gefahr von medikamentös induzierten Dauerkopfschmerzen und anderen Nebenwirkungen ab (s. Kap. 7).

## Migräne bei Kindern

### Häufigkeit

Über die Häufigkeit (Prävalenz) der Migräne im Kindes- und Schulalter ist im Vergleich zum Erwachsenenalter nur wenig bekannt. In einer skandinavischen Studie, die Anfang der 60er-Jahre durchgeführt wurde, wird berichtet, dass 2,5 % der 7- bis 9-jährigen Kinder, 4,6 % der 10- bis 12-Jährigen und 5,3 % der 13- bis 15-Jährigen unter Migräne leiden. Diese Daten wurden durch neuere Studien auch in anderen Ländern im Wesentlichen bestätigt. Informationen über das Auftreten der Migräne bei Kindern im Vorschulalter liegen nicht vor, obwohl auch in diesem frühen Kindesalter Migräneattacken bestehen können.

Über Kopfschmerzen bei Kindern machte man sich in früheren Jahrhunderten wenig Gedanken. Es herrschte die Meinung, dass Kopfschmerzen bei Klein- und Schulkindern kaum eine Rolle spielen. Zu Beginn des 19. Jahrhunderts wurde erstmals ein Säugling beschrieben, der im Alter von zwei Wochen an widerkehrendem Erbrechen litt und bei dem später eine Migräne diagnostiziert wurde. Erst in der zweiten Hälfte des 20. Jahrhunderts wurden Arbeiten über Kopfschmerzen bei Kleinkindern im Alter von ein und mehr Jahren publiziert. In der Regel zeigte sich, dass Kopfschmerzleiden bereits im *2. und 3. Lebensjahr* ihren Anfang finden.

Auch aus Untersuchungen in anderen Ländern ist bekannt, dass zwischen 3 und 4 % der Kinder im Lebensalter von 3 Jahren bereits an Kopfschmerzen leiden. In einer großen finnischen Studie an über 5000 Kindern wurde festgestellt, dass bis

**Migräneattacken sind auch im frühen Kindesalter möglich**

zum 5. Lebensjahr bereits 19,5% der Kinder an Kopfschmerzen mit großem Leidensdruck erkrankt waren. Dabei zeigte sich eine hohe Kopfschmerzhäufigkeit bei 0,2%, eine mittelgroße Kopfschmerzhäufigkeit bei 0,5%, eine geringe Kopfschmerzhäufigkeit bei 4,3%. Unter gelegentlichen Kopfschmerzen litten 14,5% der Kinder. Interessanterweise konnte in dieser Untersuchung auch eine Reihe von Faktoren aufgedeckt werden, die mit einem häufigeren Auftreten von Kopfschmerzen bei Kindern verbunden sind:

**Ein geringer Wohnungsstandard, ein niedriger ökonomischer Status der Familie, eine ganztägige Kindergartenunterbringung und eine große Zahl von Freizeitaktivitäten sind mit größerem Kopfschmerzrisiko im Kindesalter verbunden.**

Das Auftreten von *Bauchschmerzen* war bei Kindern, die gelegentlich an Kopfschmerzen litten, um das 9fache erhöht und um das 14fache bei den Kindern, die mit mittlerer Häufigkeit an Kopfschmerzen litten.

Im Laufe der Schuljahre machen über 90% der Kinder Erfahrungen mit Kopfschmerzen

Aus einer deutschen Studie, die im Jahre 1991 von der Arbeitsgruppe um Pothmann an über 5000 Schulkindern durchgeführt wurde, ergibt sich, dass über 52% der Schulkinder an Kopfschmerz vom Spannungstyp und 12% an Migräne leiden. Bereits zur Einschulung sind über 10% der Kinder an Kopfschmerzen mit nennenswertem Leidensdruck erkrankt. Im Laufe der Schuljahre machen über 90% der Kinder Erfahrungen mit Kopfschmerzen. 49% leiden an Kopfschmerz vom Spannungstyp, 6,8% an Migräne mit Aura und 4,5% an Migräne ohne Aura.

Aus einer *finnischen Studie* ergeben sich sehr ähnliche Zahlen: Während bei der Einschulung die Kinder mit Kopfschmerzen die Minderheit darstellen, ändert sich das Bild bei den 14-Jährigen grundlegend. Hier stellen die Kinder, bei denen Kopfschmerzen kein Problem darstellen, eine Außenseitergruppe dar. Im weiteren Teenageralter bleibt das Bild dann konstant. Etwa ein Drittel der Jugendlichen haben mit Kopfschmerzen keine Probleme, die Hälfte der Jugendlichen leidet gelegentlich an Kopfschmerzen, und der Rest leidet häufig an Kopfschmerzproblemen.

Interessanterweise ergeben sich während des Schulalters auch *Veränderungen in der Geschlechtsverteilung* hinsichtlich des Auftretens von Kopfschmerzen. Während des ersten Schuljahres findet sich ein leichtes Überwiegen der Kopfschmerzhäufigkeit bei den Jungen. Während des 14. Lebensjahres dagegen kehrt sich das Bild um; es zeigt sich ein leichtes Überwiegen der Kopfschmerzhäufigkeit bei den Mädchen, die kontinuierlich bis zum 20. Lebensjahr ansteigt. Etwa doppelt soviele Mädchen wie Jungen geben im 20. Lebensjahr an, unter Kopfschmerzen mit erheblicher Behinderung zu leiden.

Neben dieser Veränderung hinsichtlich der relativen Häufigkeit ergeben sich auch *Verlaufsunterschiede zwischen und innerhalb der Geschlechtsgruppen*. Ist die Migräne bereits bis zum 7. Lebensjahr aufgetreten, zeigt sich bei den betroffenen Jungen eine größere Wahrscheinlichkeit für eine Reduktion der Migräneattacken. Bei 22 % der Jungen verschwindet die Migräne teilweise oder vollständig, während nur 9 % der Mädchen, bei denen die Migräne bis zum 7. Lebensjahr erstmalig in Erscheinung getreten ist, eine entsprechende Remission aufweisen. Anders sieht die Situation jedoch aus, wenn Kinder betrachtet werden, bei denen die Migräne erstmalig zwischen dem 8. und 14. Lebensjahr aufgetreten ist. 51 % der Jungen und 62 % der Mädchen dieser Gruppe haben noch im späteren Lebensalter eine klinisch manifeste Migräne.

Nach Untersuchungen der Aktion „Gläserne Schule" in Schleswig-Holstein (Institut für Suchtprävention und angewandte Psychologie, Bremen) aus dem Jahre 1995 gehören Kopfschmerzen zu den Hauptgesundheitsproblemen von Kindern im Schulalter.

**Kopfschmerzen gehören zu den Hauptgesundheitsproblemen von Kindern im Schulalter**

**Bei einer repräsentativen Befragung an Schulen stellte sich heraus, dass je nach Schultyp zwischen 20 und 40 % der Schüler als wichtiges und hartnäckiges Gesundheitsproblem**

Kopfschmerzen angeben. Erschreckenderweise ergaben sich aus dieser Befragung auch eindeutige Hinweise dafür, dass Kopfschmerzen einen wesentlichen Grund für die Entstehung von Suchtverhalten und Drogenmissbrauch darstellen. Durch den Leidensdruck, den die Kopfschmerzen verursachen, können die Kinder für das Ausprobieren von Drogen empfänglich werden und versuchen, durch diese eine Befindlichkeitsverbesserung zu erzielen. Spezielles Wissen zur Kopfschmerzbehandlung und -vermeidung scheint daher eine große Bedeutung in der Verhinderung von Drogenabhängigkeit bei Kindern zu haben.

Die Frage, *ob Kopfschmerzen in unserem Jahrhundert zugenommen haben,* war bis vor kurzem nicht beantwortbar. In Finnland wurde im Jahre 1992 eine Studie zur Migräneprävalenz in nahezu allen Details so wiederholt, wie sie bereits im Jahre 1974 in der gleichen Region durchgeführt wurde. Es wurden dabei 7-jährige Schulkinder untersucht.

- Es zeigte sich, dass *im Jahre 1992 bereits 51,5 %* der Kinder an Kopfschmerzen litten, während *im Jahre 1974 nur 14,6 %* der Kinder eine entsprechende Kopfschmerzproblematik angaben.
- Das Bestehen von häufigen Kopfschmerzen, d. h. von mindestens einer oder mehr Attacken pro Monat, wurde im Jahre 1992 von 11,7 % der Kinder mit „Ja" beantwortet, während eine entsprechende Kopfschmerzhäufigkeit im Jahre 1974 nur von 4,7 % der Kinder angegeben wurde.
- Bei einem geschlechtsspezifischen Vergleich zeigte sich insbesondere, dass die *Kopfschmerzzunahme gerade bei Jungen* besonders stark war.

**Dramatische Anstiege in der Kopfschmerzhäufigkeit im Kindesalter**

Die Zahlen belegen *dramatische Anstiege in der Kopfschmerzhäufigkeit* im Kindesalter. Die Autoren der finnischen Studie gehen davon aus, dass eine instabile soziale Umwelt, häufige Umzüge, mangelnde Selbstbestimmung in der sozialen Gemeinschaft, Unsicherheitsgefühle in der Familie und in der

Schule und mangelnde Führungspersonen für dieses Ansteigen verantwortlich gemacht werden müssen.

Damit stellen sich neue Anforderungen an Pädagogik und Schulunterricht. Ebenso wie Anfang des 20. Jahrhunderts erkannt wurde, dass zur Gesunderhaltung der Zähne in den Schulen gelehrt werden muss, wie man Zähne putzt und sich gesund ernährt, und ebenso wie zum gleichen Zeitpunkt verstärkt Aufmerksamkeit auf den Sportunterricht gelenkt wurde, um die physische Gesundheit zu erhalten, so muss heute in den Schulen besonders die *Gesunderhaltung des Nervensystems* beachtet werden.

Dazu gehören zumindest das frühe Erlernen von Entspannungstechniken, die regelmäßig geübt werden sollten, Techniken zur Stressbewältigung, Informationen zur Gestaltung eines regelmäßigen Tagesablaufes, arbeitspsychologische Unterweisung, Gesundheitslehre hinsichtlich einer adäquaten Ernährung und Schlafhygiene. Diese Maßnahmen wären einfach durchzuführen. Aufgrund der bekannten Pathophysiologie von Kopfschmerzen kann erwartet werden, dass damit der stetige Anstieg der Kopfschmerzhäufigkeit im Schulalter gesenkt werden könnte.

**Früher Aufbau von Wissen und Fertigkeiten**

## Besondere Merkmale der Migräne bei Kindern

Auch im Kindesalter gelten für die Migräne die gleichen diagnostischen Kriterien wie im Erwachsenenalter mit der Ausnahme der kürzeren Attackendauer von 2 bis 72 Stunden. Die Erfassung dieser Merkmale ist jedoch schwieriger, was in erster Linie daran liegt, dass Kinder ihre Symptome weniger genau beschreiben können als Erwachsene.

**Neben den bei Erwachsenen im Vordergrund stehenden Begleitstörungen gibt es bei Kindern noch *zusätzliche Begleitstörungen*, die von Bedeutung für die Diagnose sein könnten.**

— **So bestehen bei den betroffenen Kindern während der Attacke *Herzrasen, Blässe oder Hautrötung, Befindensveränderungen, Durst, Appetit, Harndrang oder Müdigkeit*. Sie**

können *erhöhte Temperaturen* aufweisen, können *gähnen* oder *unruhig* sein und geben *auch in anderen Körperregionen Schmerzen* an, insbesondere im Bauchbereich. Im Vordergrund können auch *Störungen der Verdauungsorgane,* wie Appetitlosigkeit, Übelkeit, Erbrechen, Durchfall und verstärkte Abwehrspannung der Bauchdecken, stehen.

*Neurologische Aurasymptome* können genauso wie bei Erwachsenen ausgeprägt sein und in der ganzen Vielfalt auftreten. Parallel zum Erwachsenenalter stehen besonders Sehstörungen im Vordergrund. In der Literatur wird die Häufigkeit der visuellen Aura bei Migräneattacken im Kindesalter zwischen 9 % und 50 % angegeben. Weitere häufige Aurasymptome sind *Lähmungen, sensorische Störungen und Sprachstörungen.*

### Migräneäquivalente

Auftreten von Störungen des Magen-Darm-Bereiches

Migräneäquivalente sind definiert durch *Auftreten von Störungen des Magen-Darm-Bereiches,* wobei jedoch die Kopfschmerzmerkmale fehlen. Wenn fokale neurologische Störungen auftreten, welche die Kriterien der Migräneaura erfüllen, jedoch keine Kopfschmerzphase vorhanden ist, wird nicht von einem Migräneäquivalent gesprochen, sondern von einer Migräneaura ohne Kopfschmerz. Der Begriff Migräneäquivalent bezieht sich also allein auf die viszeralen und vegetativen Begleitmerkmale der Migräne ohne Aura.

Typischerweise bestehen *Übelkeit, Erbrechen, Unwohlsein, Darmbewegungen oder weitere unspezifische Symptome.* Treten solche Störungen *periodisch* auf, wie z. B. das zyklische Erbrechen, werden sie besonders häufig mit Migräneattacken in Verbindung gebracht.

### Mögliche Vorläufersyndrome in der Kindheit

Die Migräne kann sich auch als Schiefhals äußern

Gutartiger paroxysmaler *Schiefhals* in der Kindheit: Bereits im Säuglingsalter können wiederholte Episoden eines Schiefhalses, ein sog. Torticollis, auftreten. Dabei kann eine unwillkürliche Drehung des Kopfes zu einer Seite beobachtet werden. Die Bewegungsstörungen verschwinden im späteren Säuglingsalter, weshalb der Zusatz „gutartig" begründet ist. Die Störung ist sehr selten. Nur bei einem geringen Teil der betroffenen Kinder werden die Torticollis-Episoden später von Migräneattacken abgelöst. Ob ein direkter Zusammenhang zwischen der Migräne und dieser Bewegungsstörung besteht, ist nicht endgültig geklärt. Die Entstehung der Torticollis-Episoden im Säuglingsalter ist ebenfalls offen. Denkbar ist, dass es sich hier um Auraphasen handeln könnte.

— Gutartiger paroxysmaler *Schwindel* in der Kindheit: Im Kindesalter können kurzzeitige, weniger als eine halbe Stunde andauernde, schwere Schwindelepisoden auftreten, die häufig von Gesichtsblässe, Übelkeit und Erbrechen begleitet werden. Das Syndrom tritt deutlich häufiger auf als der gutartige paroxysmale Torticollis in der Kindheit. In der Regel verschwindet diese Störung bis zur Einschulung. Die Entstehung der Störung ist bisher unklar, ein Zusammenhang mit der Migräne ist aufgrund des anfallsweisen Charakters und der Begleitstörungen anzuneh-men.

*... oder als Schwindel*

— *Bewegungskrankheit*: Eine erhöhte Anfälligkeit für *Bewegungskrankheit* im Kindesalter wird ebenfalls mit der Migräne in Zusammenhang gebracht. Empirische Daten für diesen Zusammenhang fehlen bis jetzt. Keinesfalls kann allein aufgrund einer Neigung zur Bewegungskrankheit die Diagnose einer Migräne begründet werden. Die Auslöser der Bewegungskrankheit können jedenfalls auch Migräneattacken auslösen.

## Verhaltensmedizinische und allgemeine Therapiemaßnahmen

Gerade bei Kindern ist es besonders wichtig, dass die Kopfschmerztherapie nicht allein auf die Behandlung von Symptomen und kritischen Krankheitszuständen ausgerichtet ist. Die Therapie muss vielmehr ihr Augenmerk darauf richten

*Ein ganzheitlicher Therapieansatz ist entscheidend*

- das *seelisch-körperliche Gleichgewicht* zu erhalten oder wieder herzustellen,
- die *Organismusfunktionen* zu stärken und
- möglichen *Krankheitsmechanismen vorzubeugen*.

Das Zusammenspiel von Seele, Geist und Körper muss eingehend betrachtet werden, um Kopfschmerzerkrankungen bei Kindern vorzubeugen und zu behandeln. Dazu gehören Faktoren wie

- Stress,
- Umwelt, soziale Umstände,
- Lebensgewohnheiten und Ernährung.

**Der Wille zur Veränderung ist unumgänglich**

Ungesunde Lebensgewohnheiten und Verhaltensweisen müssen identifiziert und aufgegeben werden. Dazu ist *Ausdauer* und auch der *Wille zur Veränderung* unumgänglich. Verhaltensmaßnahmen sind deshalb bei der Therapie von Kopfschmerzen im Kindesalter besonders wichtig.

### Körperlicher Stress

**Ein wichtiger Auslöser von Migräneanfällen bei Kindern sind körperliche Überanstrengung und Stress.**

- Solche Faktoren können immer dann wirken, wenn Kinder z. B. zu lange oder zu kurz *schlafen*. Speziell unregelmäßiges Zubettgehen und unregelmäßiges Aufstehen sollten bei Kindern mit Migräne vermieden werden.
- Auch ein plötzlicher Wechsel in der Nahrungsaufnahme und im *Essverhalten* ist zu vermeiden. Dazu gehört z. B. das hastige Frühstück oder sogar das aufgrund zu langen Im-Bett-Liegens ausgelassene Frühstück vor der Schule. In solchen Situationen bekommen die Kinder dann typischerweise gegen 9.00 Uhr Kopfschmerzen.
- Aber auch *äußere Faktoren*, die man nur schlecht selbst beeinflussen kann, können körperlichen Stress verursachen.

Dazu zählen eine hohe Luftfeuchtigkeit bei schwülem Wetter, große Hitze, plötzliche Wetterveränderungen, schlechte Luftverhältnisse durch wenig gelüftete Räume, überhitzte Aufenthaltsbereiche, starke Gerüche, plötzliche veränderte Lichtverhältnisse, Lärm, Kälte oder Windzug.

–   Exzessive *Sportaktivitäten* können ebenfalls zu Migräneanfällen führen. Einerseits kann dadurch der Blutzuckerspiegel stark abfallen, andererseits können durch den körperlichen Stress zusätzlich Kopfschmerzen ausgelöst werden. Wenn Kinder nach dem Turnunterricht häufig über Kopfschmerzen oder auch über Migräneanfälle klagen, sollte möglichst auf eine reduzierte Anstrengung während dieser sportlichen Aktivitäten gewirkt werden. Die Kinder sollten möglichst auf Sportarten ausweichen, bei denen eine sehr schnelle Veränderung der körperlichen Aktivität nicht erforderlich ist. Idealerweise sind dafür *Schwimmen, Laufen, Radfahren oder andere Ausdauersportarten* geeignet.

–   Kopfschmerzen können bei Kindern auch durch äußeren *Druck* ausgelöst werden, z. B. durch Haarbänder oder enge Stirnbänder, Mützen oder Schwimmbrillen. Entsprechend anfällige Kinder sollten daher Bekleidungsstücke, die einen Druck auf den Kopf ausüben, vermeiden. Dies gilt auch für Haarreifen mit spitzen Dornen, die auf die Kopfhaut einwirken, oder für Gummibänder, mit denen Zöpfe oder Pferdeschwänze zusammengehalten werden.

## Psychicher Stress

Ein unregelmäßiges Leben, Anspannung, Ängste, Stress und psychische Überlastung sind hauptsächliche potente Auslöser für Migräneanfälle bei Kindern.

Häufiges Fernsehen mit Aufnahme der oft aggressiven und belastenden Inhalte, Computerspiele, das lange Verweilen am Gameboy, laute aufpeitschende Musik und extrem viele Termine am Nachmittag im Freizeitprogramm sind bei vielen Kindern Alltag. All dies kann Migräneanfälle auslösen.

Daher sollten Kinder und Eltern ganz besonders auf ein ausgeglichenes und regelmäßiges Leben achten. Dazu zählt vorwiegend:

- eine strenge Begrenzung des täglichen Medienkonsums mit Beachtung von möglichst festen und limitierten Fernsehzeiten und ebenso limitiertes Verweilen am Computer;
- Limitierung von Freizeit- oder Nachmittagsveranstaltungen auf wenige, aber regelmäßige Aktivitäten;
- fest eingeplante Ruhephasen zur Erholung mit Spaziergängen oder Spielen in ruhiger Umgebung.

### Chemische Reizstoffe

Viele chemische Substanzen können bei übermäßiger Einwirkung Kopfschmerzen oder Migräneattacken auslösen. Dies gilt im häuslichen Bereich, in der Schule oder auch in anderen Umgebungen.

 Folgende Stoffe sind besonders potente Kopfschmerzauslöser: Autoabgase, Zementstaub, Kohlenstaub, Farbstoffe, Fabrikabgase, Chlorkohlenwasserstoffe, Formaldehyd, Lösungsmittel in Klebstoffen, auf Farben und anderen Materialien (insbesondere auch in vielen Bastelklebern), Mehlstaub, Insektizide, Benzin und Ölprodukte, organische Phosphatverbindungen, Parfums, Deodorants, Holzstaub.

Sollten solche oder andere Stoffe ein Problem darstellen, hilft am besten die Vermeidung der Exposition. Auch auf ausreichende Belüftung der Räume und Frischluft muss geachtet werden.

### Allergische Reaktionen

*Auch allergische Reizstoffe sind Stressfaktoren*

Als Heuschnupfen bezeichnet man allergische Reaktionen auf Pollen verschiedenster Pflanzen, die in zeitlicher Abhängigkeit von der jeweiligen Blütezeit auftreten. Bestehen permanente Reizerscheinungen, dann müssen allergische Reaktionen auf andere Stoffe angenommen werden. Dazu zählt insbesondere die Allergie auf den Kot der Hausstaubmilbe, die sog. Hausstauballergie. Weitere häufige Allergien bestehen gegen Haare, Vogelfedern und Schimmelpilze. Neben Kopfschmerzen treten häufig *Tränenfluss, gerötete Augen, laufende oder verstopfte Nase, Juckreiz und Niesanfälle* auf. Bei entsprechenden Symptomen sollte ein erfahrener Allergologe aufgesucht werden, um eine spezifische Testung und Therapie einzuleiten.

Wenn immer möglich, muss versucht werden, den Reizstoff zu vermeiden. So lässt sich die Problematik bei der Hausstauballergie durch eine adäquate Möblierung reduzieren. Dazu zählen die Vermeidung von Staubfängern wie Gardinen, Polstermöbel, Teppichböden, offene Regale und Naturbettwäsche. Besser sollte man auf glatte Oberflächenstrukturen zurückgreifen, die ein feuchtes Abwischen ermöglichen, z. B. Möbel aus Holz bzw. mit Lederüberzug, glatte PVC- oder Parkettböden. Zudem sollten die Räume häufig stoßgelüftet werden. Bei Allergien gegen Schimmelpilze kann das Austrocknen der Räume, richtiges Heizen und Belüften besonders hilfreich sein. Bei Allergien gegen Haustiere ist eine besondere Reinigung erforderlich. Teppichböden und Polster sollten möglichst häufig gesaugt werden, und der Staubsauger sollte einen Allergienfilter besitzen.

### Gerüche

Gerade Kinder mit Migräne sind besonders sensibel für intensive Gerüche. Dabei spielt es keine Rolle, ob diese Gerüche normalerweise angenehm oder unangenehm erlebt werden. Geruchsstoffe, die besonders potent Kopfschmerzen auslösen können, befinden sich in Tabakrauch, Raumdeodorants oder insbesondere auch in Parfums. Wenn Kinder mit Migräneanfällen reagieren, sollte man immer versuchen, solche intensive Geruchsquellen zu vermeiden.

*Vermeidung intensiver Geruchsquellen*

### Lichtveränderungen

Ständig wechselnde Veränderungen der Lichtverhältnisse sind ebenfalls potente Auslöser von Migräneanfällen. Oft wird – gut

**Den Einfall von direktem Sonnenlicht auf den Arbeitsplatz vermeiden**

gemeint – der Schreibtisch vor einem Fenster aufgestellt, um möglichst natürliches Licht für die Arbeit an den Hausaufgaben zu haben. Wenn die Kinder vom Schreibtisch aufschauen, blicken sie aus dem Fenster in das helle Licht. Die ständige Anpassung an die Hell-Dunkel-Situation ist ein permanenter Stressfaktor für das Nervensystem. Außerdem muss das kindliche Gehirn immer wieder das Auge von Nahsicht auf Fernsicht umstellen. Vorbeiziehende Wolken verdunkeln zudem das Sonnenlicht, bei Wolkenlücken muss das Auge dann wieder das helle, gleißende Licht berücksichtigen. Dieser ständige Wechsel ist zusammen mit der geistigen Anstrengung bei der Lösung der Hausaufgaben ein extrem potenter Auslöser für Kopfschmerzen und Migräneattacken. Aus diesem Grunde sollte der Schreibtisch immer an eine Wand gestellt und der Einfall von direktem Sonnenlicht auf den Arbeitsplatz vermieden werden. Selbstverständlich gilt dies auch für Erwachsenenarbeitsplätze.

 **Wenn Kinder besonders häufig in der Schule Migräneanfälle erleiden, sollte man einmal den Sitzplatz des Kindes in der Schule in Augenschein nehmen und darauf achten, ob möglicherweise ungünstige wechselnde Lichtverhältnisse als Auslöser für die Migräneanfälle identifiziert werden können. Ein Umsetzen des Kindes in der Klasse kann dann das Problem deutlich reduzieren.**

Ähnliche Probleme treten auf, wenn man vom Strand aus auf glitzerndes Wasser blickt oder wenn Schneeglitzern ständig ins Auge gelangt. Auch Autofahrten mit Blick in das direkte Sonnenlicht bewirken Ähnliches.

Bei Jugendlichen kann Flackerlicht in Diskotheken in Verbindung mit Lärm ebenfalls ein potenter Migräneauslöser sein.

## Ernährung

Dass Ernährungsfaktoren einen maßgeblichen Einfluss auf die Entstehung von Kopfschmerzen haben, ist offensichtlich. Der Katerkopfschmerz oder der Koffeinentzugskopfschmerz sind dafür deutliche Beispiele. Speisen oder Getränke können Kopfschmerzen unmittelbar auslösen. Andere Substanzen können bei Entzug zu Kopfschmerzen führen. Auch Mangelerscheinungen an bestimmten Nahrungsbestandteilen können Kopfschmerzen hervorrufen. Aus diesem Grunde sollte man der richtigen Ernährung viel Aufmerksamkeit widmen. Zur Ernährung gehört die richtige Auswahl der Nahrungsmittel, die richtige Zubereitung, die richtige Umgebung bei der Einnahme der Mahlzeiten und die richtige Verdauung.

Leider sind diese Faktoren heute oft in Vergessenheit geraten, und Fastfood, Schokoriegel und Erdnussflips, Zuckerwaren und sog. Softdrinks bestimmen den Speisezettel vieler Kinder und Erwachsener.

Die richtige Zusammensetzung der Nahrung ist z. B. den *Richtlinien der Deutschen Gesellschaft für Ernährung* zu entnehmen. Dazu gibt es im Buchhandel eine Vielzahl von Ratgebern über die Grundzüge der gesunden Ernährung. Grundsätzlich sollte die Ernährung möglichst auf der Basis *frischer Nahrungsmittel im Sinne von Vollwertkost*, d. h. frischer, naturbelassener Lebensmittel angelegt sein. Die Nahrungsmittel sollten möglichst nicht vorverarbeitet, vorgekocht, konserviert, tiefgekühlt oder abgepackt sein. *Fritierte* und stark *fettreiche* Nahrungsmittel sind zu vermeiden, ebenso *Zucker, Süßigkeiten, fette Milchprodukte, Süßstoffe und Limonaden.*

Wichtig ist ein fest eingehaltener, *geregelter Essrhythmus.* Gerade bei Kindern und Jugendlichen sind zwischen den Hauptmahlzeiten Zwischenmahlzeiten erforderlich. Das Hauptnahrungsangebot sollte am Morgen zum Frühstück erfolgen. Nach wie vor gilt der Satz „*Frühstücke wie ein König, esse zu Mittag wie ein Bürger und zu Abend wie ein Bettler.*"

> Speisen oder Getränke können Kopfschmerzen unmittelbar auslösen

> Regelmäßig und langsam essen

Für die Mahlzeiten sollten folgende wichtige Regeln eingehalten werden:

- Es soll langsam und in Ruhe gegessen werden. Für die
  Hauptmahlzeiten sollte man sich mindestens 40 Minuten
  Zeit nehmen. Die Nahrungsmittel sollten langsam und intensiv gekaut werden.
- Es sollte nur so lange gegessen werden, bis sich ein Sät-
  tigungsgefühl einstellt. Die alte Regel: „Es wird gegessen,
  was auf den Tisch kommt", gilt nicht und ist völlig falsch.
  Sobald das Sättigungsgefühl vorhanden ist, sollte man mit
  dem Essen aufhören, auch wenn der Teller noch nicht leer-
  gegessen ist.
- Unkontrollierte Zwischenmahlzeiten, Näschereien, sog. Pau-
  sensnacks oder Fastfood sollten vermieden werden.
- Das Essen sollte zu festen Zeiten eingenommen werden.
  Dazu gehören bei Kindern auch Zwischenmahlzeiten am
  Vormittag und am Nachmittag. Sonstige Kühlschrankbesu-
  che und das Naschen außerhalb dieser Zeiten sollte vermieden werden.
- Zu spätes exzessives Essen am Abend oder in der Nacht
  sollte unterlassen werden.
- Es sollte ausreichend getrunken werden. Dazu eignen sich
  insbesondere Mineralwasser und Kräutertees.
- Besonders streng ist darauf zu achten, dass Mahlzeiten nicht
  ausgelassen werden. Durch den plötzlichen Abfall des Blutzuckerspiegels können Migräneattacken ausgelöst werden.
  Mit den drei festen Hauptmahlzeiten und zwei bis drei fest
  eingeplanten Zwischenmahlzeiten im Tagesverlauf kann ein
  konstanter Blutzuckerspiegel erzielt werden.
- Wichtig ist, dass bei dieser Fraktionierung der Mahlzeiten
  nicht mehr gegessen wird, sondern die Nahrungsmittel
  gleichmäßig über den Tag verteilt werden und die Menge
  konstant eingehalten wird.

In einer englischen Studie wurden die bedeutsamsten Auslöser von Migräneattacken bei Kindern durch Nahrung unter-

sucht. Dabei waren *sieben besonders problematische Nahrungsmittel* zu beobachten. Nachfolgend werden sie in der Reihe ihrer Potenz zur Migräneauslösung aufgelistet. In Klammern ist jeweils der Prozentsatz wiedergegeben, mit dem bei den untersuchten Kindern der jeweilige Nahrungsstoff Migräneattacken auslöste.

- Kuhmilch (30 %),
- Eier (27 %),
- Schokolade (25 %),
- Orangen (24 %),
- Weizenprodukte (24 %),
- Käse (15 %),
- Tomaten (15 %).

Bei dieser Studie wurde auch deutlich, dass der überwiegende Anteil der Kinder auf mehrere Nahrungsmittel empfindlich reagiert und verschiedenste Stoffe aus dieser Reihe Migräneattacken auslösen können. Es zeigte sich zudem, dass 93 % der untersuchten Kinder innerhalb von drei Wochen komplett beschwerdefrei wurden, wenn die entsprechenden Nahrungsmittel gefunden waren und sie diese nicht mehr zu sich nahmen. Besonders hilfreich zur Identifizierung solcher Triggerfaktoren ist das Kopfschmerztagebuch, in das auch der Speisezettel eingetragen werden sollte.

## Natriumglutamat

Natriumglutamat befindet als *Geschmacksverstärker* in Saucen, Suppen, Mayonnaisen, Salatdressings, Kartoffelchips, Tiefkühlkost, gerösteten Nüssen und in vielen konservierten Nahrungsmitteln. Es ist insbesondere in *Maggi* und ähnlichen Gewürzverstärkern enthalten. Natriumglutamat kann Symptome wie Erröten, Druckschmerz auf der Brust, Gesichts- und Bauchkrämpfe sowie pulsierende Kopfschmerzen auslösen. Ein entsprechendes Syndrom ist auch als *China-Restaurant-Syndrom* bekannt, da in der chinesischen Küche besonders intensiv Natriumglutamat verwendet wird. Kinder mit

China-Restaurant-Syndrom

Migräne können auf mit Natriumglutamat gewürzte Speisen mit Migräneattacken reagieren.

- Die Kinder sollten deshalb nicht mit Nahrungsmittelkonserven ernährt werden.
- Auch geröstete Nüsse, Kartoffelchips, Erdnussflips u. ä. sollten vermieden werden.

### Koffeinhaltige Nahrungsmittel

Koffein ist in vielen Nahrungsmitteln enthalten, z. B. in Schokolade, koffeinhaltigen Limonaden wie Coca Cola und selbstverständlich in Kaffee und Schwarztee. Insbesondere in kleinen Mengen kann es aufgrund der nicht regelmäßigen Einnahme bei Kindern zu Migräneschmerzen führen. Wenn Kinder entsprechende Empfindlichkeiten aufweisen, sollten solche Nahrungsmittel vermieden werden.

### Pökelsalz (Nitrit und Nitrat)

*Auf gepökeltes Fleisch verzichten*

Nahezu alle Fleischprodukte enthalten *Natriumnitrat* bzw. *Natriumnitrit*. Dieses als Pökelsalz bekannte Konservierungs- und Geschmacksmittel führt zu einer leichten Rötung der Fleisch- und Wurstwaren. An dieser Rötung kann man auch die Nahrungsmittel erkennen, in denen es in hoher Konzentration enthalten ist.

Kinder, die für Migräneanfälle empfindlich sind, können durch *Schinken, Kasseler, bestimmte Aufschnitte und Salami* Kopfschmerzen bekommen. Wenn dies der Fall ist, sollte auf entsprechende Nahrungsmittel verzichtet werden.

### Aminosäuren

Das Eiweiß in unseren Nahrungsmitteln wird durch verschiedene Aminosäuren gebildet. Diese Aminosäuren kommen in den verschiedenen Nahrungsmitteln in unterschiedlicher Zusammensetzung vor. In hoher Konzentration können manche davon bei entsprechend empfindlichen Patienten Migräneattacken auslösen. Besonders verdächtigt man als Migräne-

*Tyramin*

auslöser das *Tyramin*. Es kann durch eine Erschöpfung des

Botenstoffes Noradrenalin die Gefäßregulationsmechanismen stören und zu Kopfschmerzen führen. Tyramin ist in hoher Konzentration in *gealtertem Käse, Zitrusfrüchten, Nüssen, Hefeprodukten, Feigen, Sojabohnen, Rosinen, in geräucherten Fleischwaren und Heringen* enthalten. *Schokolade* enthält neben Koffein auch Tyramin und insbesondere *Phenylalanin* in hoher Konzentration. Auch Phenylalanin kann zu einer Störung der Gefäßregulation im zentralen Nervensystem führen und Migräneattacken auslösen. Es wird angenommen, dass bei migräneanfälligen Kindern der Abbau dieser Aminosäuren verlangsamt ist und daher durch die zu hohe Konzentration Kopfschmerzen ausgelöst werden.

*Phenylalanin*

### Eiscreme und andere Kaltspeisen

Gerade bei Kindern, die anfällig für Migräneattacken sind, können sehr kalte Speisen wie *Eiscreme*, aber auch eisgekühlte Getränke Schmerzen am Gaumen, im Bereich der Stirn, im Bereich der Nase, der Schläfen, der Wangen und auch der Ohren verursachen. Man spricht dann vom sog. *Eiscremekopfschmerz*. Dieser ist zwar einerseits ein eigenständiger Kopfschmerz, kann jedoch auch dazu führen, dass Migräneattacken ausgelöst werden. Dies passiert immer dann, wenn kalte Nahrung zu schnell mit dem Gaumen in Kontakt kommt, typischerweise bei zu schnellem und zu hastigem Verzehr von Eiscreme, aber auch wenn eisgekühlte Getränke wie Cola oder Fanta zu schnell getrunken werden.

*Eiscremekopf-schmerz*

Bei entsprechend anfälligen Kindern sollte daher darauf geachtet werden, dass kalte Speisen nur *langsam* und bedächtig verzehrt werden. Es empfiehlt sich, die Nahrungsmittel langsam auf der Zunge und im Mund zergehen zu lassen und erst bei einer entsprechenden Temperierung zu schlucken. Eisgekühlte Getränke sollten vermieden werden. Erfrischungsgetränke sollten nur in temperiertem Zustand getrunken werden.

**Blutzuckerschwankungen**

Plötzlichen Schwankungen des Blutzuckerspiegels können Migräneanfälle auslösen. Ein zu starkes Absinken des Blutzuckerspiegels (Hypoglykämie) ist immer dann zu erwarten, wenn man sich stark verausgabt und dabei zu wenig Nahrung einnimmt oder auch Mahlzeiten auslässt. Auch nach zu langen Schlafperioden kann der Blutzuckerspiegel sehr stark abfallen, Kopfschmerzen am Morgen sind dann die Folge. Gleiches gilt, wenn im Körper zu viel Insulin vorhanden ist, was besonders bei Kindern geschehen kann, die sich wegen einer Zuckererkrankung Insulin spritzen müssen. Ein zu stark erniedrigter Blutzuckerspiegel kann bei Nahrungsmittelunverträglichkeit und allergischen Reaktionen auf Nahrungsmittel vorkommen, aber auch nach dem Verzehr sehr zuckerhaltiger Nahrungsmittel. Dadurch kommt es zu einer starken Ausschüttung von Insulin und damit zu einem starken Abbau des Blutzuckerspiegels durch das übermäßige Insulinangebot.

 **Zur Vermeidung erniedrigter Blutzuckerspiegel sollten**

— **Nahrungsmittel mit hohen Konzentrationen von *Industriezucker* vermieden werden;**

— **kleine und dafür häufigere Mahlzeiten eingenommen werden. Die Mahlzeiten sollten sich möglichst aus sog. „komplexen Kohlehydraten" zusammensetzen. Dazu zählen *Vollkornprodukte, Nudeln, Kartoffeln und Reis*. Auch sollten die Nahrungsmittel eiweißreich sein und möglichst *ungesättigte Fettsäuren* beinhalten. Ebenfalls sollte ausgiebig *Gemüse* gegessen werden.**

— **Wenn Kinder hauptsächlich am Morgen nach dem Aufwachen unter Migräneanfällen leiden, sollten sie möglichst noch *am Abend* vor dem Schlafengehen eine kleine Mahlzeit einnehmen, die besonders kohlenhydratreich sein sollte. Geeignet ist z. B. Vollkornbrot mit Honigaufstrich oder Müsli ohne Zuckerzusatz. Besonders eignet sich dazu gemahlenes Bircher-Benner-Müsli, das im Handel auch als Fertigprodukt von Kindernahrungsmittelher-**

stellern (z. B. Milupa) erhältlich ist. Solche Mahlzeiten vor
dem Schlafengehen können auch für Erwachsene empfohlen werden, die am Morgen mit Migräneanfällen aufwachen.

### Spurenelemente, Vitamine und Mineralstoffe

Bei einer ausgeglichenen Nahrungsmittelzufuhr sollte ein
Mangel an Spurenelementen, Vitaminen und Mineralstoffen
nicht auftreten. Eine reduzierte Konzentration von Vitamin $B_6$,
Vitamin $B_{12}$ oder Folsäure kann bei einer mangelhaften Ernährung oder bei bestimmten Erkrankungen vorhanden sein.
Neben Kopfschmerzen können dann Nervosität, Reizbarkeit, Müdigkeit, Vergesslichkeit, Stimmungsschwankungen
und Muskelschwäche sowie Kribbeln in Händen oder Füßen
auftreten. Der Arzt kann über das Blutbild und eine direkte
Konzentrationsbestimmung im Blut einen Mangel leicht feststellen.

*Auf ausgeglichene Ernährung achten*

Bei jungen Mädchen können bei Einsetzen der Regel-
blutungen auch *Eisenmangelsymptome* bestehen. Dazu zählen
neben Kopfschmerzen Schwindel, Gewichtsabnahme, Blutarmut, Verstopfung, verminderter Appetit und allgemeine
Schwäche.

*Eisenmangel*

*Magnesium* ist insbesondere für die Erregbarkeit von Zel-
len im Nervensystem und im Gesamtorganismus von sehr
großer Bedeutung. Reduzierte Magnesiumspiegel können zu
Müdigkeit, Reizbarkeit, Kopfschmerzen, Schlaflosigkeit und
Muskelkrämpfen führen. Auch der Appetit nach bestimmten
Speisen, insbesondere nach hochkalorischen Nahrungsmitteln
wie z. B. Schokolade, wird durch einen Magnesiummangel
erklärt.

*Magnesium-mangel*

Liegen entsprechende Störungen vor, kann eine Ersatz-
therapie, z. B. mit einem Multivitaminpräparat, durchgeführt
werden. Dieses sollte idealerweise auch Eisen beinhalten und
dadurch auch die Eisenvorräte entsprechend wieder aufbauen.
Bei Magnesiummangel kann über 4 Wochen ein magnesium-
haltiges Präparat genommen werden.

## Medikamentöse Behandlung des Migräneanfalls

Medikamente zum frühest möglichen Zeitpunkt einnehmen

In der medikamentösen Therapie ergeben sich zum Erwachsenenalter deutliche *Unterschiede*. Gerade bei der kindlichen Migräne ist es erforderlich, dass bei Beginn der Attacke die Medikamente zum *frühestmöglichen* Zeitpunkt eingenommen werden.

- Man beginnt zunächst mit der Gabe eines *Medikamentes gegen Übelkeit* (10 mg Domperidon als Tablette oder als Zäpfchen), um eine verbesserte Resorption und Wirkung des Schmerzmittels und eine Therapie der Übelkeit und des Erbrechens einzuleiten. Es muss eine *sehr vorsichtige Dosierung* erfolgen, da insbesondere bei Kindern schwere Muskelfunktionsstörungen als unerwünschte Nebenwirkung auftreten können. Dies gilt um so mehr bei Einsatz von Metoclopramid.
- Im Anschluss an die Gabe von Domperidon kann nach einem Zeitraum von 15 Minuten ein *Schmerzmittel* verabreicht werden. Hier empfiehlt sich bei jungen Kindern unter dem 12. Lebensjahr in erster Linie *Paracetamol*. Bei Schulkindern, bei denen die Migräneattacken zu jeder Gelegenheit, insbesondere auch in der Schule am Morgen auftreten können, sollten *die Lehrer* entsprechend informiert werden. Am besten ist es, wenn der Arzt dem Schüler eine schriftliche Instruktion zum Verhalten bei Migräneattacken zur Vorlage beim Lehrer mitgibt.
- Bei Kindern, deren Attacken auf Paracetamol nicht ausreichend ansprechen, kann auch *Dihydroergotamin* in Tablettenform (2 mg) eingesetzt werden.
- Bei starken Migräneanfällen kann ab dem 12. Lebensjahr Sumatriptan als Nasenspray (Imigran nasal 10 mg) eingesetzt werden.

Bei ausgeprägter Übelkeit und Erbrechen können das Mittel gegen Übelkeit und das Schmerzmittel auch als *Zäpfchen* gegeben werden.

## Medikamentöse Vorbeugung von Migräneanfällen

Die medikamentöse Prophylaxe ist bei Kindern noch schwieriger und komplizierter als im Erwachsenenalter. Im Hinblick auf
die evtl. erforderliche *hohe Einnahmefrequenz von Schmerzmitteln* und auf einen *schweren Leidensdruck* muss jedoch auch
im Kindesalter bei häufigen Migräneattacken eine prophylaktische Medikation erwogen werden. Dabei muss jedoch bedacht
werden, dass *Nebenwirkungen* von Prophylaktika bei Kindern
häufiger und schwerer auftreten als bei Erwachsenen.

Bei der prophylaktischen Therapie muss darauf geachtet
werden, dass immer nur eine *Monotherapie* durchgeführt wird
und nicht verschiedene Medikamente in Kombination gegeben
werden. In erster Linie kann im Kindesalter ein *β-Rezeptorenblocker*, wie z. B. Metoprolol oder Propranolol eingesetzt werden. Eine Alternative ist Cyclandelat. Wegen der möglichen
Nebenwirkungen und der zeitlich befristeten Möglichkeit der
Gabe sollte, wenn irgendwie möglich, auf die Gabe von Serotoninantagonisten oder Kalziumantagonisten wie Flunarizin
bei Kindern verzichtet werden.

> Nebenwirkungen von Prophylaktika sind bei Kindern häufiger und schwerer als bei Erwachsenen

**Man muss sich darüber im Klaren sein, dass die prophylakti-
sche Medikation eine *verhaltensmedizinische Prophylaxe*
nicht ersetzen kann und dass man in jedem Falle versuchen
sollte, nichtmedikamentöse prophylaktische Maßnahmen
intensiv zu nutzen. In aller Regel ergeben sich *gleiche oder
sogar bessere Effekte* durch Verhaltensmaßnahmen als durch
medikamentöse Therapie.**

**Alle diese Vorsichtsmaßnahmen zeigen, dass die prophy-
laktische medikamentöse Therapie der Migräne im Kindesalter möglichst vermieden werden sollte und dass Medikamente zur Migräneprophylaxe nur im Ausnahmefall eine Lösung
des Problems für einen gewissen Zeitraum ermöglichen.**

Allerdings können gerade bei Kindern, bei denen sehr schwerwiegende und stark behindernde Attacken auftreten, „Einzel-
fallexperimente" erforderlich werden.

## Migräne im Leben der Frau

### Die sog. menstruelle Migräne

Migräne ist keine
Frauenkrankheit

Der Begriff der menstruellen Migräne findet sich in vielen Veröffentlichungen zum Thema Kopfschmerz. Er wird so selbstverständlich benutzt, dass ihn lange Jahre kaum jemand in Frage gestellt hat. Teilweise glaubte man sogar, dass die Migräne immer in irgendeiner Weise mit der Menstruation in Zusammenhang steht. Migräne wurde als *Frauenkrankheit* aufgefasst.

- Forschungsergebnisse haben jedoch gezeigt, dass die als selbstverständlich angesehene Verbindung zwischen weiblichen Hormonen, Menstruation, Schwangerschaft, Menopause, Antibabypille und Migräne relativiert werden muss.
- Migräneattacken, die ausschließlich während der Menstruation ablaufen, eine *extrem selten*. Die Betroffenen erinnern sich nach ausführlicher Befragung fast immer daran, dass sie nicht nur während der Menstruation an Migräneattacken leiden, sondern auch zu anderen Zeiten im Zyklus.

Der Begriff einer menstruellen Migräne wäre nur dann sinnvoll, wenn man damit Migräneattacken, die ausschließlich in Verbindung mit der Menstruation auftreten, bezeichnen würde. Rechnet man zum Menstruationszeitraum noch die 3 Tage vor und nach der Menstruation, zeigt sich, dass maximal *eine von 20 Frauen*, die die Kriterien der Migräne erfüllen, in diese Gruppe gehört. Der Begriff der menstruellen Migräne ist daher nur für einen geringen Teil der betroffenen Patientinnen anzuwenden.

 **Ebenso ist ein Zusammenhang mit dem sog. *prämenstruellen Syndrom* bisher wissenschaftlich nicht nachgewiesen. Dieses Syndrom, charakterisiert durch Unterleibsschmerzen, Schwäche sowie weitere psychovegetative Symptome, zeigt sich etwa 2 – 3 Tage vor der Menstruation.**

Migräneattacken im zeitlichen Zusammenhang mit der Menstruation unterscheiden sich nicht von sonstigen Migräneattacken, auch wenn unter einer menstruellen Migräne häufig eine besonders schwere und lang andauernde Attacke verstanden wird, die mit besonders starker Übelkeit und Erbrechen einhergeht. Allerdings kann jede Form der Migräne mit oder ohne Aura während der Menstruation auftreten. Ist die Menstruation tatsächlich ein Auslösefaktor, so wird die Migräneattacke meist zwei Tage vor der Menstruation ausgelöst.

Bei den Patientinnen, bei denen ausschließlich während der Menstruation Migräneattacken auftreten, findet sich oft ein festes zeitliches Verhältnis zwischen den Attacken und der Menstruation. Allerdings kann bei anderen Frauen dieses zeitliche Verhältnis locker sein und die Migräneattacke in unterschiedlichem Zeitabstand zur Menstruation auftreten.

## Zusammenhang zwischen Menstruation und Migräne

Aus klinischen und experimentellen Studien ist bekannt, dass im Zusammenhang mit der Menstruation die Migräne durch einen *Abfall des Östrogen- und des Progesteronspiegels* ausgelöst wird. Dies eröffnet die Möglichkeit, bei entsprechend empfindlichen Frauen der Auslösung der Migräne durch die Gabe von Östrogen vorzubeugen. Die Gabe von Progesteron kann die Migräneattacke nicht verhindern. Entsprechend kann vermutlich der Abfall des Plasmaöstradiolspiegels für die Auslösung der Migräneattacke verantwortlich gemacht werden. Die *absoluten* Hormonspiegel scheinen dagegen nicht von Bedeutung zu sein. Als mögliche Ursache der Kopfschmerzauslösung während des Östradiolabfalls wird ein Effekt des Hormons auf die Gefäße angenommen, wobei eine *Gefäßerweiterung* aufgrund der geringeren Hormonkonzentration vermutet wurde. Weitergehende Analysen der Hormonkonzentrationen ergaben bisher keine einheitliche Meinung zur Bedeutung der verschiedenen Hormone für die Auslösung der Migräneattacken. Weder das follikelstimulierende Hormon (FSH) noch das luteinisierende Hormon (LH) unterscheiden sich zwischen

**Migräne kann durch einen Abfall des Östrogen- und des Progesteronspiegels ausgelöst werden**

Patientinnen, die an einer menstruell gebundenen Migräne leiden und gesunden Kontrollpersonen.

### Behandlung der menstruellen Migräne

**Hormontherapien sind nicht zuverlässig wirksam**

Aufgrund des zeitlichen Zusammenhangs mit der Menstruation lag es nahe, hormonelle Therapieverfahren einzusetzen. Dazu wurde früher die Gabe von *Östrogen* 3 – 10 Tage vor der Menstruation empfohlen. Allerdings zeigte sich, dass damit der Beginn der Migräneattacke *nur verschoben* wird, bis der natürliche Hormonabfall wiederum auftritt.

Die Verwendung von Hormonpflastern, die Östrogene über die Haut abgeben, hat sich in kontrollierten Studien ebenfalls als *nicht wirksam* erwiesen. Gleiches gilt für die Gabe von Östrogenen in Tablettenform.

*Wirksam* war dagegen der Einsatz von Östrogen in Form eines *auf die Haut auftragbaren Gels*. Das Gel wird hierbei 2 Tage vor der erwarteten Migräneattacke aufgetragen und in den nächsten 7 Tagen weiter angewendet. Entsprechende Präparate sind in Deutschland allerdings derzeit nicht zugelassen.

Durch diese einfache Maßnahme kann bei den betroffenen Patientinnen mit großer Zuverlässigkeit die Auslösung der Migräneattacke verhindert werden. Voraussetzung dafür ist natürlich, dass tatsächlich dieser *enge, ausschließliche Zusammenhang* zwischen dem Hormonspiegelabfall und der Migräneattacke besteht, was wie bereits dargelegt wurde, nur bei wenigen Ausnahmen der Fall ist.

In allen anderen Fällen gelten für die Therapie der Migräneattacke im zeitlichen Zusammenhang mit der Menstruation die allgemeinen Behandlungsrichtlinien der Migräneattacke.

## Schwangerschaft und Migräne

### Gegenseitige Beeinflussung

Die Migräne ist v. a. wegen folgender Fragen von besonderer Bedeutung für eine beabsichtigte oder bestehende Schwangerschaft:

- Wie wird eine Migräne während der Schwangerschaft behandelt? Welche Medikamente sind indiziert oder kontraindiziert?
- Wird die Schwangerschaft durch die Migräneerkrankung bedroht?
- Welche Auswirkungen kann die Schwangerschaft auf den Verlauf der Migräneattacke haben?

Erfreulicherweise zeigt sich, dass ein sehr *günstiger Einfluss* auf den Migräneverlauf durch die Schwangerschaft zu beobachten ist. Tatsächlich gibt es kaum eine bessere prophylaktische Maßnahme.

Aus epidemiologischen Studien ist bekannt, dass bei *fast 70 %* der betroffenen Patientinnen eine deutliche Verbesserung oder sogar ein völliges Ausbleiben der Migräneattacken während der Schwangerschaft zu beobachten ist. Der Effekt auf den Migräneverlauf zeigt sich insbesondere in den letzten zwei Dritteln der Schwangerschaft. Ob bei wiederholten Schwangerschaften der positive Effekt auf die Migräne allmählich nachlässt, ist bisher durch Studien nicht geklärt.

Nur bei einem geringen Teil der Patientinnen findet sich ein konstanter Verlauf oder gar eine Verschlechterung der Migräne während der Schwangerschaft. Dies scheint insbesondere für Patientinnen zu gelten, die an einer Migräne mit Aura leiden. Treten Migräneattacken erstmalig während der Schwangerschaft auf, handelt es sich vorwiegend um eine Migräne mit Aura. Allerdings ist dies nur bei einer Minderzahl der Betroffenen der Fall; nach einer französischen Studie bei 13 % der untersuchten Patientinnen. Nach der Entbindung findet sich bei etwa knapp der Hälfte der Patientinnen in der ersten Woche ein erneutes Auftreten von Kopfschmerzen, vorwiegend vom Spannungstyp, jedoch auch Migräneattacken.

**Schwangerschaft beeinflusst den Migräneverlauf positiv**

### Verbesserung des Migräneverlaufes

Die Ursache für die z. T. spektakuläre Verbesserung während der Schwangerschaft ist bisher völlig offen. Allerdings werden verschiedene Hypothesen diskutiert:

- Einerseits wird angenommen, dass *die* konstant erhöhten Konzentrationen von Östrogen und Progesteron während der Schwangerschaft die Verbesserung bewirken.
- Andere Erklärungen gehen davon aus, dass ein veränderter Serotoninstoffwechsel während der Schwangerschaft und eine erhöhte Konzentration von endogenen Opioiden, d. h. vom Körper selbst hergestellten opiatähnlichen Stoffen, für die Verbesserung verantwortlich sind.
- Eine entscheidende Bedeutung scheint jedenfalls die veränderte Lebensweise während der Schwangerschaft zu haben. Schwangere Frauen ernähren sich bewusster, haben einen regelmäßigen Schlaf-Wach-Rhythmus, vermeiden Alkohol und Nikotin, versuchen, stressfreier zu leben, und sind im Arbeitsprozess weniger beansprucht. Es besteht eine schwangerschaftsbedingte Kontrolle von Auslösefaktoren und entsprechend werden weniger Migräneattacken ausgelöst. Empirische Untersuchungen, die diese Hypothese bestätigen, liegen jedoch nicht vor.

### Migräneprophylaxe während der Schwangerschaft

 *Medikamentöse Therapie während der Schwangerschaft, wenn irgendwie möglich, vermeiden*

Generell gilt, dass eine medikamentöse Therapie während der Schwangerschaft, wenn irgendwie möglich, *zu vermeiden* ist. Ganz besonders gilt dies natürlich für prophylaktische Maßnahmen, bei denen täglich Medikamente eingenommen werden müssen. Die Migräneprophylaktika, die sich als besonders wirksam erwiesen haben, sind während der Schwangerschaft kontraindiziert. Dies gilt für die $\beta$-Rezeptorenblocker, Flunarizin und die Serotoninantagonisten. Dies ist insbesondere von Bedeutung, wenn eine Schwangerschaft geplant ist oder auch nur vermutet wird. Da gerade junge Frauen solche Medikamente bei schweren Migräneverläufen einsetzen, müssen sie auf die Notwendigkeit einer adäquaten *Kontrazeption* hingewiesen werden.

Zur Vorbeugung von Migräneattacken während der Schwangerschaft empfehlen sich entsprechend, wie sonst auch, in erster Linie *Verhaltensmaßnahmen*, wie

- Entspannungsübungen und
- Kennenlernen und Vermeidung von Triggerfaktoren.

Bei extrem schweren Migräneverläufen während der Schwangerschaft, insbesondere bei der Migräne mit Aura, kann zunächst die Gabe von *Magnesium* zur Migräneprophylaxe erwogen werden. Der Effekt von Magnesium auf den Migräneverlauf erwies sich in klinischen Studien zwar grundsätzlich als gering, in *Einzelfällen* ist jedoch ein bedeutsamer Effekt zu erzielen.

Zur Therapie des arteriellen Bluthochdruckes wird während der Schwangerschaft Propranolol eingesetzt. Es gibt dabei keinen Hinweis auf eine Fruchtstörung. Trotzdem sollte der Einsatz von *Propranolol* während der Schwangerschaft zur Migräneprophylaxe sehr zurückhaltend durchgeführt und nur als letzte Möglichkeit erwogen werden.

### Behandlung der Migräneattacke während der Schwangerschaft

Es gibt nur sehr wenig Literatur zur Wirksamkeit und Verträglichkeit von Medikamenten für die Therapie der Migräneattacke während der Schwangerschaft. Gleiches gilt für die Auswirkungen einer medikamentösen Migränetherapie auf die Geburt und das Stillen. In erster Linie sollten zur Akutmedikation von Migräneattacken während der Schwangerschaft

- *Metoclopramid* (20 mg) und
- *Paracetamol* (1000 mg)

eingesetzt werden. Dabei muss ein zeitlicher Abstand von 15 Minuten eingehalten werden. Ist Paracetamol nicht ausreichend wirksam, kann auch die Gabe von *Acetylsalicyl-*

*säure* (1000 mg) erwogen werden. Zu dieser Substanz gibt es umfangreiche Literatur über den Einsatz während der Schwangerschaft. Es gibt keine Hinweise darauf, dass hierdurch fetale Missbildungen verursacht werden.

Die neueren nicht-steroidalen Anti-rheumatika, Trip-tane und Ergot-alkaloide sollten während der Schwangerschaft nicht eingesetzt werden

Die neueren nichtsteroidalen Antirheumatika sollten während der Schwangerschaft *nicht* eingesetzt werden. Einerseits liegen keine ausreichenden Erfahrungen vor, andererseits ist auch nicht nachgewiesen, dass sie die Migräneattacke wirkungsvoller beenden als die seit vielen Jahrzehnten eingesetzten o. g. Substanzen. Besonders muss darauf geachtet werden, dass nichtsteroidale Antirheumatika nicht kontinuierlich eingesetzt werden. Insbesondere während des letzten Schwangerschaftsdrittels ergibt sich dadurch die Gefahr einer Verlängerung der Schwangerschaft, das erhöhte Risiko einer Präeklampsie, ein erhöhtes Blutungsrisiko für Mutter und Kind sowie ein erhöhtes Risiko einer persistierenden pulmonalen Hypertension des Kindes.

Streng *kontraindiziert* sind Ergotalkaloide, wie Ergotamintartrat und Dihydroergotamin. Die Substanzen haben während der Schwangerschaft einen uterotonischen Effekt. Darüber hinaus wirkt Ergotamin als toxisch auf den Embryo.

Für den Einsatz von Sumatriptan und den neueren Triptanen liegen derzeit noch keine ausreichenden Daten vor. Zwar gibt es Berichte von Schwangerschaften, die während einer Therapie mit Sumatriptan aufgetreten sind. Dabei sind *bisher* keine Probleme verzeichnet worden. Bis jedoch ausreichend Erfahrungen vorliegen, dürfen Triptane während der Schwangerschaft *nicht* eingesetzt werden.

## Hormontherapie und Migräne

Bei hartnäckigen Migräneattacken, die schwer zu therapieren sind, wird häufig die Antibabypille als Auslöser der Attacken beschuldigt. Die empirische Überprüfung eines Zusammenhangs zwischen Antibabypille und Migräne dagegen zeigt *keine* eindeutige Verbindung: einige Studien sprechen von einem tatsächlich erhöhten Auftreten von Migräneattacken, wobei dies je nach Studie bei 18–50 % der betroffenen Patientinnen der Fall sein soll. In anderen Studien zeigt sich dagegen unter der Therapie mit der Antibabypille bei bis zu 35 % der Patientinnen sogar eine Verbesserung der Migräne. In sog. Doppelblindstudien wurde dagegen kein bedeutsamer Unterschied zwischen Gruppen von Patientinnen, die mit der Antibabypille bzw. Placebo behandelt wurden, festgestellt.

**Alles in allem zeichnet sich ab, dass zwischen der Antibabypille und der Migräne *kein* definitiver Zusammenhang besteht.**

Die Therapie der Migräne bei bestehender oder fehlender Einnahme einer Antibabypille unterscheidet sich nicht. Es ist auch nicht bekannt, dass sich Antibabypille und Migränemedikamente beeinflussen. Bei der Durchführung der Migränetherapie gelten die gleichen Richtlinien wie sonst auch.

**Nur für die selten vorkommende, nicht auf eine medikamentöse Therapie ansprechende Migräne ist ein Auslassversuch der Antibabypille ratsam. Den Patientinnen sollte dann eine andere Methode der Empfängnisverhütung empfohlen werden.**

Wegen des erhöhten Risikos von arteriellen oder venösen Hirnthrombosen sowie einer Hirnblutung sollte beim plötzlichen Auftreten von neurologischen Störungen möglichst umgehend eine neurologische Untersuchung veranlasst werden. Dies gilt auch, wenn unerwartete Kopfschmerzattacken auftreten. Aus diesem Grunde sollten gerade Patientinnen, die eine Antibabypille einnehmen, in zeitlich engeren Abständen hinsichtlich des Verlaufs der Erkrankung kontrolliert werden. Das Rauchen sollte streng vermieden werden. Aufgrund des möglicherweise erhöhten Risikos für Schlaganfälle bei einer Migräneerkrankung gilt dies ganz besonders. Insgesamt ist

*Verlaufskontrolle in zeitlich engen Abständen*

dieses Risiko für eine erhöhte Häufigkeit von Schlaganfällen bei Migräne jedoch extrem gering. Migräne stellt deshalb keinesfalls eine Kontraindikation für den Einsatz von oralen Kontrazeptiva dar.

### Menopause und höheres Lebensalter

Es wird häufig die Meinung vertreten, dass die Migräne allmählich im höheren Lebensalter „ausbrennt", also an Auftretenshäufigkeit und an Intensität abnimmt. In Studien, die sich mit diesem Fragenkomplex beschäftigen, zeigt sich jedoch, dass bei mehr als 50 % der Betroffenen während der Menopause und danach *keine Veränderung des bisherigen Migräneverlaufes* auftritt. Bei etwa 47 % der Patientinnen zeigt sich sogar eine Verschlechterung.

*Migräne hört mit den Wechseljahren nicht einfach auf*

Auch die erhöhte Migränehäufigkeit bei Frauen im Vergleich zu Männern bleibt im hohen Lebensalter bestehen. Hormontherapien im hohen Lebensalter können die Migräne nicht beeinflussen. Entsprechend gilt daher in dieser Altersgruppe, dass die Migränetherapie wie üblich durchgeführt werden sollte.

Jenseits des 75. oder 80. Lebensjahres scheint dagegen eine Änderung einzutreten. Tatsächlich gibt es in den spezialisierten Migräneambulanzen keinen Patienten oder keine Patientin, die älter als 80 Jahre ist und über Migräneattacken klagt. Diese Beobachtung kann unterschiedliche Gründe haben, z. B.: 1) Die Migräne tritt tatsächlich nicht mehr auf. 2) Migränepatienten sterben früher. 3) Alte Leute kommen kaum noch in die Spezialambulanzen etc. Warum bei vielen Frauen im hohen Alter die Migräne plötzlich keine Rolle mehr spielt, ist also derzeit noch nicht genau bekannt.

# 6 Kopfschmerz vom Spannungstyp

## Entweder episodische oder chronische Form

Der Kopfschmerz vom Spannungstyp ( Abb. 70) wird aufgrund seines zeitlichen Verlaufes in zwei Formen unterteilt, einen *episodischen* und einen *chronischen* Kopfschmerz vom Spannungstyp.

Kopfschmerz vom Spannungstyp kann als Dauerkopfschmerz auftreten

Während bei der Migräne mehrere Formen nebeneinander auftreten können, z. B. Migräne mit Aura und Migräne ohne Aura, schließt sich das gleichzeitige Bestehen eines episodischen und chronischen Kopfschmerzes vom Spannungstyp aus.

Vor der Einführung der Kopfschmerzklassifikation der Internationalen Kopfschmerzgesellschaft wurde dieser Kopfschmerztyp als Spannungskopfschmerz, Muskelkontraktionskopfschmerz, psychomyogener Kopfschmerz, Stresskopfschmerz, normaler Kopfschmerz, essentieller Kopfschmerz, idiopathischer Kopfschmerz oder psychogener Kopfschmerz bezeichnet – kurz, viele dachten ganz unterschiedlich über diese Kopfschmerzform.

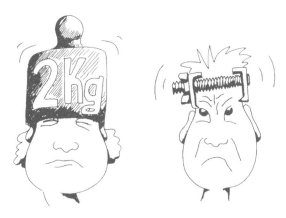

◨ **Abb. 70.** Der Kopfschmerz vom Spannungstyp äußert sich häufig als Druck auf dem Kopf oder als Schraubstockgefühl.

**Übersicht**

**Klassifikation des Kopfschmerzes vom Spannungstyp**

2.1 Sporadisch auftretender episodischer Kopfschmerz vom Spannungstyp
  2.1.1 Assoziiert mit perikranialer Schmerzempfindlichkeit
  2.1.2 Nicht assoziiert mit perikranialer Schmerzempfindlichkeit
2.2 Gehäuft auftretender episodischer Kopfschmerz vom Spannungstyp
  2.2.1 Assoziiert mit perikranialer Schmerzempfindlichkeit
  2.2.2 Nicht assoziiert mit perikranialer Schmerzempfindlichkeit
2.3 Chronischer Kopfschmerz vom Spannungstyp
  2.3.1 Assoziiert mit perikranialer Schmerzempfindlichkeit
  2.3.2 Nicht assoziiert mit perikranialer Schmerzempfindlichkeit

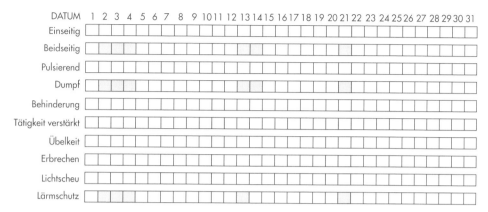

**◘ Abb. 71.** Der Kieler Kopfschmerzkalender wurde während eines Monats regelmäßig ausgefüllt. Oben sind die Monatstage angegeben, seitlich die Kopfschmerzmerkmale. Bei dieser Patientin lassen sich am 2.–4., 13.–14. und am 21. des Monats Episoden des Kopfschmerzes vom Spannungstyp erkennen.

## Episodischer Kopfschmerz vom Spannungstyp

Bei der episodischen Form treten Kopfschmerzen stunden- oder tageweise auf (◘ Abb. 71). Zwischen diesen Zeiten sind die Patienten kopfschmerzfrei. Die Kopfschmerzdauer kann nur 30 Minuten lang sein, sich jedoch auch über 7 Tage erstrecken. Um den immer wiederkehrenden Verlauf zu dokumentieren, sind für die Kopfschmerzdiagnose mindestens zehn zeitlich abgesetzte Episoden erforderlich. Die Kopfschmerzen treten an weniger als 15 Tagen im Monat auf, d.h. es bestehen weniger als 180 Kopfschmerztage pro Jahr. Der Kopfschmerz ist typischerweise pressend und ziehend. Ein pulsierender Charakter, d.h. ein An- und Abschwellen mit dem Pulsschlag wie bei Migräne, besteht nicht. Die Kopfschmerzintensität ist leicht bis mittelstark. Sie schränkt zwar die Ausübung der normalen Tätigkeit ein, verhindert diese aber in der Regel nicht.

Normalerweise tritt der Kopfschmerz beidseits auf. Die Beschwerden können jedoch auch einseitig vorhanden sein und können grundsätzlich an jeder Stelle des Kopfes bestehen. Oft zieht der Schmerz auch umher, und eine feste Lokalisation kann nicht angegeben werden. Er ist dabei meist im Schläfenbereich

*Episodische Spannungskopfschmerzen treten an weniger als 15 Tagen pro Monat auf*

Helmabstreif-
Bewegung

lokalisiert. Auch findet er sich an der Stirn oder tritt zunächst im Nackenbereich am Halsansatz auf. Im weiteren Verlauf zieht er über den Hinterkopf nach vorne zur Stirn und zu den Augen. Viele Patienten zeigen bei der Beschreibung ihrer Beschwerden eine „Helmabstreif-Bewegung", um die Ausbreitung des Kopfschmerzes vom Nacken zur Stirn verständlich zu machen.

Oft wird der Kopfschmerz auch als enges, drückendes Band um den Kopf oder aber als auf dem Kopf lastendes Gewicht beschrieben. Andere Patienten verspüren einen zu engen Hut auf dem Kopf oder haben das Gefühl, dass ihr Kopf in einer Klammer steckt. Manchmal werden die Beschwerden gar nicht als Schmerz, sondern als dumpfes, leeres Gefühl oder Druck im Kopf verspürt.

 **Bei körperlicher Tätigkeit, z. B. Treppensteigen oder Koffertragen, verschlechtert sich der Kopfschmerz nicht, im Gegenteil werden die Schmerzen oft beim Spazierengehen besser.**

Übelkeit oder
Erbrechen bestehen
nicht

Übelkeit oder Erbrechen bestehen nicht, allenfalls kann Appetitlosigkeit auftreten. Lärm- und Lichtempfindlichkeit treten nicht gemeinsam auf, eine der beiden Störungen kann jedoch bestehen. Die ärztliche Untersuchung ergibt keine Hinweise für symptomatische Kopfschmerzen. Die verschiedenen Merkmale dieser Kopfschmerzform gibt die ◘ Tabelle 3 wieder.

### Chronischer Kopfschmerz vom Spannungstyp

Eine sehr hartnäckige Unterform des Kopfschmerzes vom Spannungstyp, die die Patienten z. T. täglich bedrückt, wird als *chronischer Kopfschmerz vom Spannungstyp* bezeichnet (◘ Abb. 72).

 **Dieser Kopfschmerz tritt seit mindestens sechs Monaten an mehr als 15 Tagen pro Monat auf!**

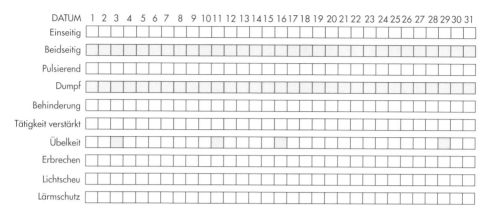

**◘ Abb. 72.** Der Kieler Kopfschmerzkalender wurde während eines Monats regelmäßig ausgefüllt. Oben sind die Monatstage angegeben, seitlich die Kopfschmerzmerkmale. Bei diesem Patienten lässt sich ein täglicher Kopfschmerz im Sinne des chronischen Kopfschmerzes vom Spannungstyp erkennen.

| ◘ Tabelle 3. Episodischer Kopfschmerz vom Spannungstyp | |
|---|---|
| **Hauptkriterien** | **Teilkriterien** |
| Kopfschmerzdauer | • unbehandelter Verlauf: 30 Minuten bis 7 Tage |
| Schmerzcharakteristika (mindestens zwei) | • drückend bis ziehend, nicht pulsierend<br>• übliche Aktivität wird nicht nachhaltig behindert<br>• beidseitiger Kopfschmerz<br>• körperliche Aktivität verstärkt Kopfschmerz nicht |
| Weitere Bedingungen | • keine Übelkeit<br>• kein Erbrechen<br>• von folgenden zwei Symptomen maximal eines:<br>  – Lichtüberempfindlichkeit<br>  – Lärmüberempfindlichkeit |
| Attackenanzahl | • wenigstens 10 vorangegangene Attacken<br>• weniger als 15 Kopfschmerztage pro Monat |

| ■ Tabelle 4. Kriterien des chronischen Kopfschmerzes vom Spannungstyp ||
|---|---|
| **Hauptkriterien** | **Teilkriterien** |
| Schmerzcharakteristika (mindestens zwei) | • drückend bis ziehend, nicht pulsierend<br>• übliche Aktivität wird nicht nachhaltig behindert<br>• beidseitiger Kopfschmerz<br>• körperliche Aktivität verstärkt Kopfschmerz nicht |
| Weitere Bedingungen | • keine Erbrechen<br>• von folgenden drei Symptomen maximal eines:<br>  – Übelkeit<br>  – Lichtüberempfindlichkeit<br>  – Lärmüberempfindlichkeit |
| Attackenanzahl | • wenigstens 15 Kopfschmerztage pro Monat bestehen seit mindestens 6 Monaten |

Der chronische Kopfschmerz vom Spannungstyp kann als permanenter Dauerschmerz bestehen

Die Kopfschmerzmerkmale sind denen des episodischen Kopfschmerzes vom Spannungstyp sehr ähnlich. Unterschiede bestehen darin, dass der chronische Kopfschmerz vom Spannungstyp keine feste Attackendauer hat, er also prinzipiell ständig bestehen, aber auch zeitlich abgesetzt auftreten kann. Während beim episodischen Kopfschmerz vom Spannungstyp keine Übelkeit auftritt, kann diese bei der chronischen Verlaufsform vorhanden sein. Die Merkmale des chronischen Kopfschmerzes vom Spannungstyp werden zusammenfassend in ■ Tabelle 4 aufgelistet.

## Störung der Kopfmuskulatur bei Kopfschmerz vom Spannungstyp

Ähnlich wie die Migräne mit oder ohne Aura auftreten kann, können sowohl bei dem episodischen als auch bei dem chronischen Kopfschmerz vom Spannungstyp jeweils

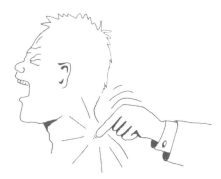

■ Abb. 73. Erhöhte Schmerzempfindlichkeit der Muskulatur wird üblicherweise bei der ärztlichen Untersuchung durch Druck auf den Muskel festgestellt.

zwei weitere Unterformen unterschieden werden, eine Form *mit Störung* und eine Form *ohne Störung der Kopfmuskulatur*.

Die „Störung der Kopfmuskulatur" kann sich durch eine erhöhte Schmerzempfindlichkeit der Kopfmuskeln kennzeichnen (■ Abb. 73). Bei Druck auf verschiedene Kopfmuskeln, z. B. durch die Hand bei der ärztlichen Untersuchung, geben die betroffenen Patienten bereits Schmerzen an, die normalerweise bei gleichen Druckstärken von anderen Menschen nicht verspürt werden.

Manchmal finden sich auch umschriebene, sehr schmerzhafte und verhärtete Muskelstellen (Muskelknoten oder Triggerpunkte).

Durch die erhöhte Schmerzempfindlichkeit kann sich auch eine Bewegungseinschränkung der Hals- und Nackenmuskulatur einstellen. Druck auf die hochschmerzempfindlichen Muskelknoten kann zu Schwindel, Verstärkung und Ausbreitung der Schmerzen führen.

Bei Untersuchung der elektrischen Muskelaktivität mit einem Elektromyographen durch einen Neurologen kann sich zudem eine erhöhte Muskelaktivität zeigen.

**Die Kopf- und Nackenmuskeln können verstärkt schmerzempfindlich sein**

**Triggerpunkte**

**Bewegungseinschränkung der Hals- und Nackenmuskulatur**

## Kopfschmerz vom Spannungstyp in der Bevölkerung

### Anfallshäufigkeit und Dauer

Spannungskopf-
schmerzen sind
die häufigsten und
hartnäckigsten
Kopfschmerzen

67 % der Patienten, die an Kopfschmerz vom Spannungstyp leiden, geben eine Anfallshäufigkeit von ein bis zwei Tagen pro Monat an, der Mittelwert der Kopfschmerzfrequenz beträgt 2,89 Tage pro Monat. Das bedeutet, dass diese Erkrankung im Mittel an ca. 35 Tagen pro Jahr besteht.

3 % der Betroffen leiden zwischen 15 und 30 Tagen pro Monat an dieser Kopfschmerzform und erfüllen damit die Kriterien des sog. chronischen Kopfschmerzes vom Spannungstyp.

Der Kopfschmerz vom Spannungstyp besteht im Mittel 10,3 Jahre bei den betroffenen Menschen. Oft finden sich diese Erkrankungen 20, 30 und mehr Jahre bei den Betroffenen!

### Intensität

Der episodische Kopfschmerz vom Spannungstyp weist bei 68 % der Leidenden eine mittelstarke Intensität auf, während beim chronischen Kopfschmerz vom Spannungstyp starke (42 %) und mittelstarke (44 %) Kopfschmerzen fast gleichhäufig anzutreffen sind.

### Geschlecht

Männer und
Frauen sind gleich
häufig betroffen

Sowohl der episodische als auch der chronische Kopfschmerz vom Spannungstyp finden sich bei Männern und Frauen mit nahezu gleicher Häufigkeit.

Der episodische Kopfschmerz vom Spannungstyp tritt in der Bevölkerung bei 36 % der Frauen und bei 34 % der Männer auf, der chronische Kopfschmerz vom Spannungstyp bei 3 % der Frauen und 2 % der Männer.

## Alter

Der episodische Kopfschmerz vom Spannungstyp kommt in allen Altersgruppen gleich häufig vor. Im Gegensatz zur Migräne und zur episodischen Verlaufsform des Kopfschmerzes vom Spannungstyp nimmt der chronische Kopfschmerz vom Spannungstyp mit dem Lebensalter zu. In der Gesamtgruppe verteilte sich diese Kopfschmerzform mit einer Häufigkeit von 2 % in der Altersgruppe bis 36 Jahren, 3 % in der Altersgruppe ab 36 bis 55 Jahre und 4 % in der Altersgruppe über 55 Jahre.

## Schulbildung

Die Häufigkeit des Kopfschmerztyps unterscheidet sich nicht zwischen Menschen mit Hauptschulabschluss oder höherer Schulbildung.

## Kopfschmerz vom Spannungstyp in Mitteleuropa

Episodischer Kopfschmerz vom Spannungstyp in Deutschland tritt während des Lebens bei Frauen zu 36 % und bei Männern zu 34 % auf. Der chronische Kopfschmerz vom Spannungstyp findet sich mit einer Häufigkeit von 3 % sowohl bei Frauen als auch bei Männern.

**Die individuelle Bedeutung dieses Kopfschmerzleidens wird aus der Tatsache ersichtlich, dass 28 % der Bevölkerung an mehr als 36 Tagen im Jahr an dieser Kopfschmerzform leiden und 3 % der Bevölkerung an 180 bis 360 Tagen pro Jahr.**

In Studien anderer Länder fanden sich Auftretenshäufigkeiten des episodischen Kopfschmerzes vom Spannungstyp bei Männern von 28,8 % bis 69 % und bei Frauen von 34,5 % bis 88 %.

Die dänische Forschungsgruppe von Birte Rassmussen fand mit 3% exakt die gleiche Prävalenz für den chronischen Kopfschmerz vom Spannungstyp wie in Deutschland.

Während die Prävalenz des chronischen Kopfschmerzes vom Spannungstyp mit dem Lebensalter zunimmt, verändert sich die Prävalenz des episodischen Kopfschmerzes vom Spannungstyp nicht mit dem Alter. Geschlechtsunterschiede in der Häufigkeit des Kopfschmerzes vom Spannungstyp fanden sich in Deutschland nicht. Aus anderen Ländern werden dazu unterschiedliche Ergebnisse berichtet. Einige Studien nehmen eine größere Häufigkeit bei Frauen an, andere finden keine bedeutsamen Geschlechtsunterschiede in der Häufigkeit des Kopfschmerzes vom Spannungstyp.

### Behinderung durch Kopfschmerz vom Spannungstyp

Auch für Kopfschmerz vom Spannungstyp geben viele Betroffenen eine schwere (64%) oder sehr schwere (16%) Behinderung durch ihre Kopfschmerzerkrankung an.

*Die Reduktion der Arbeitsproduktivität ist noch größer als durch Migräne*

82% berichten über eine Reduktion ihrer Arbeitsproduktivität von unterschiedlichem Ausmaß. Während der Kopfschmerzen müssen 2% der Betroffenen ihre Zeit sogar im Bett verbringen. 4% müssen sich regelmäßig krankschreiben lassen, 15% müssen dies gelegentlich tun.

Ebenfalls wie bei der Migräne treten Episoden des Kopfschmerzes vom Spannungstyp am häufigsten am Samstag auf.

Arbeitsunfähigkeit besteht im Mittel an 14 Tagen pro Jahr, und die normale Freizeitaktivität wird an weiteren 13 Tagen pro Jahr verhindert.

### Wie Menschen mit Kopfschmerz vom Spannungstyp informiert werden

64% der Patienten mit Kopfschmerz vom Spannungstyp in Deutschland waren noch nie wegen ihrer Kopfschmerzen bei einem Arzt. Auch bei dieser Erkrankung findet sich mit zunehmendem Alter eine Zunahme der Konsultationshäufigkeit.

Die folgenden Gründe werden am häufigsten für die Vermeidung einer Behandlung durch Ärzte angegeben: 58% sagen, dass sie die Kopfschmerzen aushalten können, 32% geben als Grund an, dass sie sich selbst behandeln, und 13% glauben, dass Ärzte bei ihren Kopfschmerzen nicht helfen können.

Diejenigen, die sich in ärztliche Behandlung begeben, suchen am häufigsten einen Allgemeinarzt (71%), gefolgt von Orthopäden (27%), Internisten (25%) und Neurologen (19%) auf.

Obwohl die Patienten die Kriterien des Kopfschmerzes vom Spannungstyp erfüllen, wurde nur der verschwindenden Minderheit von 1% mitgeteilt, dass sie an dieser Kopfschmerzform leiden. 46% der Betroffenen wurde gesagt, dass sie an einer Erkrankung der Halswirbelsäule leiden.

## Was die Betroffenen über Kopfschmerz vom Spannungstyp wissen

Gerade 2% dieser Patientengruppe bezeichnen ihre Kopfschmerzen als Kopfschmerz vom Spannungstyp, obwohl die Kriterien bei allen Patienten erfüllt sind. Am häufigsten werden die Kopfschmerzen als „Migräne" oder „Stresskopfschmerz" benannt. 64% der Patienten haben überhaupt keine Vorstellung darüber, wie sie die Kopfschmerzen benennen sollten.

50% der Betroffenen nehmen eine körperliche Erkrankung als Ursache ihrer Kopfschmerzen an. Davon vermuten 63% eine Störung der Halswirbelsäule oder der Nackenmuskulatur und 20% niedrigen Blutdruck als Krankheitsursache.

## Wie der Kopfschmerz vom Spannungstyp entsteht

### Eine einheitliche Verursachung besteht nicht

Unterschiedliche Ursachen wirken bei der Entstehung und Aufrechterhaltung zusammen

Die genauen Abläufe bei der Entstehung des Kopfschmerzes vom Spannungstyp sind bis heute nicht geklärt. Viele Forscher gehen davon aus, dass keine einheitliche Verursachung der vielen Formen des Kopfschmerzes vom Spannungstyp anzunehmen ist.

Der Name „Kopfschmerz vom Spannungstyp" und die früher verwendeten Namen „Muskelkontraktionskopfschmerz" oder „Spannungskopfschmerz" beziehen sich auf eine erhöhte Muskelanspannung als Kopfschmerzursache (◗ Abb. 74).

Die Begriffe „psychogener Kopfschmerz" oder „Stresskopfschmerz" deuten auf eine psychische Verursachung hin.

Bezeichnungen wie „normaler Kopfschmerz" wiederum lassen vermuten, dass der Kopfschmerz eine nicht krankheitsbedingte Reaktion des Körpers ist, etwa vergleichbar mit Müdigkeit oder Hunger.

Obwohl der Kopfschmerz vom Spannungstyp die häufigste Kopfschmerzform ist, hat die Wissenschaft bis heute noch

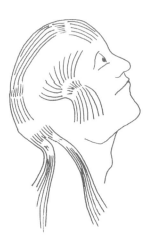

◗ Abb. 74. Früher wurde angenommen, dass eine überhöhte Muskelanspannung Ursache der „Kopfschmerzen" ist.

keine allgemein akzeptierte Erklärung für die Entstehung
dieser Kopfschmerzen erarbeiten können. Dieses „Nichtwis-
sen" ist von besonderer Bedeutung: Wenn eine Ursache nicht
bekannt ist, kann auch eine „ursächliche Behandlung" nicht
erfolgen. Die nachfolgenden Ausführungen beruhen z.T. auf
Annahmen und Hypothesen, sie sind jedoch auf vielen einzelnen wissenschaftlichen Untersuchungsergebnissen begründet.

## Störung der körpereigenen Schmerzabwehrsysteme

Viele Untersuchungen weisen darauf hin, dass bei Kopfschmerzen vom Spannungstyp eine Störung des körpereigenen Schmerzabwehrsystems besteht. Die Schmerzempfindung
kann nicht nur durch Einwirkungen von außen gesteuert werden, sondern das Gehirn kann auch selbstständig regulieren,
wie viele Schmerzinformationen in das Gehirn eingelassen
werden und wie viele davon bewusst erlebt werden. Solche
Steuerungsvorgänge gibt es prinzipiell bei allen Sinnesorga-
nen. Besonders deutlich wird dies beim Sehen. Das Gehirn
reguliert hier über die Pupille sehr exakt, wieviel Licht in das
Auge eintreten darf. Hier kann man die Funktion des „Licht-
filters" Pupille direkt beobachten. Auch beim Hören sind
entsprechende Mechanismen tätig. Liest man z. B. konzentriert
in einem Straßencafé ein Buch, kann das Gehirn die gesamte
Aufmerksamkeit auf den Inhalt des Buches lenken, und der
umgebende Verkehrslärm wird völlig „ausgeblendet".

Bei der Steuerung der Schmerzinformation können die be-
teiligten Filter oder Blenden nicht direkt beobachtet werden.

> Eine Störung des
> körpereigenen
> Schmerzabwehr-
> systems ist Ursache
> der Schmerzen

**Aufgrund vieler Untersuchungen werden diese Schmerzfilter
im Hirnstamm, also im unteren Teil des Gehirns, angenommen. Sie arbeiten nicht mechanisch, wie z. B. die Pupille des
Auges. Vielmehr steuern sie – ähnlich wie bei einem Laut-
stärkeregler eines Radios – über elektrische und chemische
Mechanismen die Schmerzinformationen der Nerven.**

**Die Steuervorgänge werden ständig den Umweltbedingungen angepasst**

Die Steuervorgänge werden ständig den Umweltbedingungen angepasst. Es können sowohl Vorgänge außerhalb des Organismus die Schmerzfilter beeinflussen als auch Vorgänge innerhalb des Organismus. Die Steuerung erfolgt über Botenstoffe, die die Filter öffnen und schließen können. Als besonders wichtiger Botenstoff wird das „Serotonin" (chemisch: 5-Hydroxytryptophan, abgekürzt 5-HT) angesehen. Das Serotonin ist im Gehirn in Speichern angelegt, damit es ständig für die Regulation der Filter zur Verfügung steht. Bei Verbrauch des Botenstoffes erfolgt eine Nachbildung, und der Vorrat wird somit normalerweise immer aufrechterhalten.

Der gesamte Vorgang ist den Bremssystemen im Auto sehr ähnlich. Die Geschwindigkeit kann je nach Bedarf durch das Bremspedal reguliert werden. Voraussetzung dafür ist, dass genügend Bremsflüssigkeit im Vorratsbehälter ist, um die Steuerung der Bremsscheiben zu regulieren. Bei einem Mangel an Bremsflüssigkeit versagt das Regulierungssystem, und die Geschwindigkeit kann nicht beeinflusst werden ...

Bestehen kurzzeitige, außergewöhnliche Belastungen für den Organismus, kann es zu einem vorübergehenden zu starken Verbrauch der Botenstoffe kommen. Solche Belastungen können z. B. besonderer körperlicher oder psychischer Stress sein. Möglich sind z. B. zu langes und eintöniges Sitzen am Schreibtisch mit Fehlhaltung der Nackenmuskulatur; die Schmerzinformationen aus den Muskeln müssen permanent reguliert werden, und ein übermäßiger Verbrauch der Nervenbotenstoffe im Gehirn ist die Folge. Auch zu wenig Schlaf mit zu langen Wachzeiten kann dafür verantwortlich sein. Gleiches gilt für andere Belastungen des Organismus, z. B. in Form von Alkohol oder Nikotin. Auch Arbeiten unter ungünstigen Lichtbedingungen oder bei Lärm kann das Gleiche bewirken. Weitere Gründe sind, dass zuwenig Botenstoffe im Körper gebildet werden und deshalb ein primärer Mangel besteht.

In diesen Situationen liegt eine vorübergehende Erschöpfung der Nervenbotenstoffe vor, die die Schmerzfilter normalerweise steuern.

Die Folge ist eine vorübergehende zu starke Öffnung der Filter und ein ungesteuertes Einströmen der Schmerzinformationen in das Gehirn.

Da die Schmerzinformationen vom Kopf besonders fein reguliert werden, wirken sich die Störungen im Kopfbereich stark aus, und das „Kopfweh" entsteht durch zeitweisen ungehemmten Einstrom der Schmerzinformationen. Ruhe und Entspannung führen zu einem reduzierten Verbrauch der Nervenbotenstoffe und zu einer ungestörten Nachproduktion; die Speicher im Gehirn können sich wieder auffüllen, und eine normale Regulation kann sich wieder einstellen.

**Schmerzmittel, z. B. Acetylsalicylsäure, können direkt auf die Schmerzfilter einwirken und die kurzzeitige Erschöpfung durch verstärkte Aktivierung der Nervenbotenstoffe ausgleichen.**

Dies gilt jedoch nur für den kurzzeitigen, vorübergehenden Einsatz. Bei ständiger Einnahme wird eine permanente Aktivierung der Botenstoffe bedingt, und es entsteht ein kontinuierlich zu starker Verbrauch.

Die Folge sind eine dauerhafte Erschöpfung und ein ständiger Kopfschmerz, der medikamenteninduzierte Dauerkopfschmerz. Erst ein mehrtägiger Entzug der Schmerzmittel und Zeit zur Nachbildung der Botenstoffe kann die Schmerzfilter wieder normal arbeiten lassen, indem die Nervenbotenstoffe wieder in den Speichern normal aufgefüllt werden.

Beim *chronischen Kopfschmerz vom Spannungstyp* ist der vorübergehende Mangel an Nervenbotenstoffen in einen dauernden Mangel übergegangen. Die Folge ist ein permanenter, zumeist täglicher Kopfschmerz. Die Gründe für diese permanente Erschöpfung können sehr vielfältig sein (◘ Abb. 75):

**Vorübergehende Erschöpfung der Nervenbotenstoffe**

**Medikamenteninduzierter Dauerkopfschmerz**

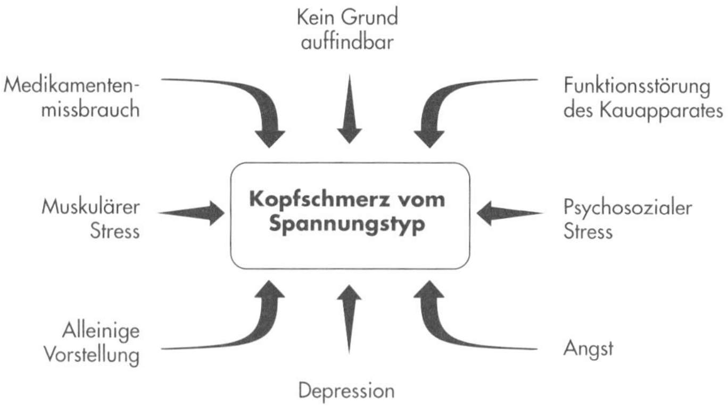

**Abb. 75.** Ursachen des Kopfschmerzes vom Spannungstyp.

**Dauernder Mangel an Nervenbotenstoffen**

— Bei manchen Patienten findet sich kein Grund. Möglicherweise kann ein verstärkter Verbrauch der Nervenbotenstoffe verantwortlich sein, ebenso ein zu langsames Nachbilden. Es ist möglich, dass diese spezifische Eigenart bei den betreffenden Patienten ein angeborenes Charakteristikum ist und nicht durch eine andere Störung bedingt wird.

— Funktionsstörung des Kauapparates: Die Regulierung der Kieferbewegung erfordert besonders viele Steuerungsvorgänge im Gehirn. Bei Störungen der Kieferfunktion werden deshalb ständig „Gegenregulationen" mit hohem Verbrauch von Botenstoffen erforderlich. Solche Störungen machen sich bemerkbar durch Kiefergelenkgeräusche bei Bewegungen des Kauapparates oder durch eingeschränkte Bewegungsfähigkeit der Kiefer. Auch Schmerzen bei Bewegungen des Kiefers, Zähneknirschen oder permanentes starkes Zusammenbeißen der Zähne können entsprechende Störungen bedingen.

— Psychosozialer Stress: Dieser Begriff ist sehr weit gefasst. Ob eine Situation ein psychischer oder ein sozialer Stress ist, kann nur durch die in dieser Situation stehende Person angegeben werden (■ Abb. 76). Folgende Stresssituationen können prinzipiell unterschieden werden:

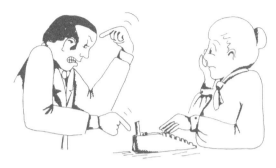

▶ Abb. 76. Psychosozialer Stress am Arbeitsplatz…

- partnerschaftsbezogener Stress
- Familien- und Elternstress
- anderer auf zwischenmenschliche Beziehungen
  bezogener Stress
- Stress im Beruf
- Stress aufgrund bestimmter Lebensumstände
- finanzieller Stress
- Stress bei Gesetzeskonflikten
- Stress bei Entwicklungskonflikten (Pubertät etc.)
- Stress bei körperlichen Erkrankungen oder
  Verletzungen.

**Angst:** Angst vor Gefahren geht mit einer erhöhten Aktivierung und Arbeitsbereitschaft des Körpers einhcr. Angst
stimmt auf Anspannung, Angriff oder Flucht ein und bereitet solche Reaktionen psychisch und körperlich vor. In
dieser Situation werden die oben beschriebenen Nervenbotenstoffe besonders stark aktiviert und ihrem Gebrauch
zugeführt.

Ängste können sehr vielfältig ablaufen und lassen sich entsprechend in verschiedene Gruppen einteilen:

- *Existenzängste.* Es handelt sich hier um Ängste vor der
  Bedrohung oder der Verletzung der körperlichen Unver-
  sehrtheit. Beispiele sind Todesangst, Ansteckungsangst,
  Verletzungsangst, Herzangst, Höhenangst, Tierangst,
  Flugangst, Angst vor Angreifern, Dunkelangst, Angst vor
  freien Plätzen, Wasserangst, Gewitterangst etc.

– *Leistungsangst.* Diese betrifft Angst vor Prüfungen, Angst in der Schule oder im Sport etc.
– *Soziale Angst.* Soziale Angst tritt in Situationen ein, in denen man sich der Begutachtung und Beurteilung anderer Personen ausgesetzt fühlt, z. B. als Verlegenheit, Schüchternheit oder Publikumsangst.

Schmerzen und psychische Reaktionen werden von ähnlichen Botenstoffen im Gehirn gesteuert

**Depression:** Die Anzeichen und Merkmale der Depression umfassen ein vielfältiges Störungsbild:
– Die Stimmung ist gedrückt und apathisch.
– Das Selbstbild ist negativ durch Selbsttadel und Selbstvorwürfe gefärbt.
– Es besteht der Wunsch sich zurückzuziehen und anderen fern zu bleiben.
– Oft finden sich Schlaf- und Appetitmangel sowie der Verlust des sexuellen Begehrens, manchmal bestehen jedoch auch gesteigerter Appetit und abnorme Müdigkeit.
– Die Aktivität kann entweder stark reduziert sein bis hin zur Interesselosigkeit, bei anderen Menschen jedoch auch stark bis zur aufgeregten Unruhe gesteigert sein.
– Oft bestehen nicht vermeidbare Todes- oder Suizidgedanken.
– Das Denken kann verlangsamt sein; es können Konzentrationsstörungen bestehen.

Es gibt viele Hinweise, dass die Depression ebenfalls durch eine Störung von Nervenbotenstoffen im Gehirn entsteht. Tatsächlich sind auch bestimmte Medikamente gegen Depression, die die verbrauchten Botenstoffe wieder verstärkt zur Verfügung stellen, auch bei chronischem Kopfschmerz vom Spannungstyp wirksam.

**Kopfschmerz als Konversionsreaktion** oder alleinige Vorstellung bei psychiatrischen Grunderkrankungen.

**Muskulärer Stress.** Diese spezielle Stressform wird durch ungünstige Arbeitspositionen, z. B. Sitzen am Schreibtisch oder durch schlechte Betteinrichtungen verursacht. Ebenso können entsprechende Störungen durch einen Mangel an Schlaf oder Ruhepausen mit Entspannung bedingt sein.

**Medikamentenmissbrauch.** Bestimmte Mengen von Schmerz- oder Beruhigungsmitteln können ebenfalls zu einer Störung der Schmerzfilter führen und Kopfschmerz vom Spannungstyp bedingen. Folgende Mengen können als Schwellendosis angesehen werden:

- mehr als 45 g Acetylsalicylsäure pro Monat (d. h. regelmäßig ca. 3 Tabletten pro Tag)
- mehr als 45 g Paracetamol pro Monat (d. h. regelmäßig ca. 3 Tabletten pro Tag)
- opioidhaltige Schmerzmittel (z. B. Morphin): mehr als zweimalige Einnahme pro Monat
- diazepamhaltige Beruhigungsmittel: mehr als 300 mg pro Monat (d. h. ca. 3 Tabletten pro Tag).

Die angegebenen Mengen dürfen nicht als individuell verbindlich angesehen werden. Beim einzelnen Patienten können bereits wesentlich geringere Mengen mit einem Kopfschmerz vom Spannungstyp einhergehen. Dies trifft insbesondere zu, wenn Medikamente eingenommen werden, die in einer Tablette gleich mehrere Wirkstoffe enthalten, sogenannte

- *Kombinationspräparate.* Diese Medikamente sind besonders fähig, Kopfschmerz vom Spannungstyp auszulösen. *Aus diesen Gründen sollten solche Kombinationspräparate prinzipiell nicht eingenommen werden.* Versichern Sie sich deshalb beim Kauf von Schmerzmitteln immer bei Ihrem Apotheker, dass das verlangte Schmerzmittel kein Kombinationspräparat ist, also nur einen Wirkstoff enthält! Wissenschaftliche Untersuchungen haben auch gezeigt, dass diese Kombinationspräparate nicht besser wirken, als sogenannte Monopräparate, also Medikamente mit nur einem Wirkstoff.

Häufige Einnahme von Schmerzmitteln erhöht die Schmerzempfindlichkeit

## Multifaktorielle Entstehung

Meist wirken
vielfältige Faktoren
zusammen

Aus den obigen Ausführungen ist zu erkennen, dass der Kopfschmerz vom Spannungstyp viele verschiedene Ursachen haben kann. Die Kopfschmerzwissenschaftler sagen deshalb gerne, dass der Kopfschmerz vom Spannungstyp multifaktoriell entsteht. Aufgrund dieser Tatsache ist es im Einzelfall sehr schwierig, eine spezifische Ursache zu finden.

## Die Rolle des Bewegungsapparates

Schmerzen des Bewegungsapparates und insbesondere der Muskeln sind zweifelsfrei die häufigsten Schmerzen überhaupt, die Menschen erleiden. Von diesen Muskelschmerzen sind wiederum die Schmerzen beim Kopfschmerz vom Spannungstyp die häufigsten Schmerzen.

Im Gehirn werden
die Lage des Kopfes
und die Kopfbe-
wegungen ständig
kontrolliert und
gesteuert

Der Kopf ist über den Hals beweglich am Stamm fixiert, und es müssen kontinuierlich Einflussfaktoren kontrolliert werden, um die Kopfstellung entsprechend zu stabilisieren. Bei den Kopfeinstellungen sind neben der Muskulatur auch Gelenke und Sehnen beteiligt. Entscheidender Punkt aber ist, dass im Hirn ständig die Lage des Kopfes und die Kopfbewegungen kontrolliert und gesteuert werden und mit der Gesamtsituation in Zusammenhang gebracht werden müssen.

Normalerweise reguliert sich dieses System ohne irgendwelche Probleme, die Abwechslung in der normalen Kopfhaltung und Kopfbewegung sorgt dafür, dass die Regelkreise und die Endorgane, Muskeln, Sehnen und Gelenke, normal belastet werden.

Sobald durch eine unveränderte Stellung Schmerzimpulse zum Nervensystem gelangen, kann das zentrale Nervensystem sofort gegensteuern und eine Position finden, die die Schmerzentstehung wiederum abklingen lässt.

Wenn jedoch diese Steuerung vom zentralen Nervensystem her fehlerhaft ist oder gar ausfällt, kann es nun zu einem episodischen oder chronischen Schmerzsymptom im Bereich des Kopfes kommen. Muskelschmerzen, Kautätigkeit, Sprechtätigkeit und auch die Orientierung im Raum durch Augen und Ohren fordern besonders große Ansprüche an das Kontrollsystem.

Darüber hinaus ist die Steuerung der Kopfmobilität auch durch emotionale Faktoren zu beeinflussen. Dies zeigt sich insbesondere durch Ausdrücke wie „man muss die Zähne zusammenbeißen", „halt den Kopf oben", „die Nase rümpfen", „haarsträubend", „Naseweis" usw. deutlich. So wird sehr schnell erkenntlich, dass sehr, sehr viele unterschiedliche Faktoren bei der Entstehung von Kopfschmerzen beteiligt sind, die alle Organe und Funktionen des Kopfes einschließen. Die Muskelanspannung ist dabei nur ein *minimaler Faktor* und von der Verursachung her gesehen möglicherweise sogar am wenigsten ausschlaggebend.

Deshalb wurde dieser Kopfschmerz in der aktuellen Klassifikation auch zutreffenderweise nicht mehr Muskelkontraktionskopfschmerz oder Spannungskopfschmerz genannt, sondern man wählte den Ausdruck Kopfschmerz vom Spannungstyp, um diese Verursachung durch eine überhöhte Muskelanspannung nicht in den Vordergrund der Namensgebung zu bringen.

> Die Steuerung der Kopfmobilität ist auch durch emotionale Faktoren zu beeinflussen

## Die Rolle der Vererbung

Während es bei der Migräne einige Hinweise für eine Rolle der Vererbung gibt, fehlen solche Hinweise beim Kopfschmerz vom Spannungstyp. Im Hinblick auf die sehr große Häufigkeit des Kopfschmerzes vom Spannungstyp muss man vielmehr annehmen, dass es prinzipiell bei jedem Menschen möglich ist, einen entsprechenden Kopfschmerz zu entwickeln.

**Es kann angenommen werden, dass der Kopfschmerz vom Spannungstyp letztlich eine Fehlfunktion der normalen Regulation der Kopffunktionen ist und bei fehlerhaftem Gebrauch dieser Regulationsmöglichkeiten prinzipiell bei jedem Menschen entsprechende Kopfschmerzen auftreten können.**

## Einflussfaktoren auf den Kopfschmerz vom Spannungstyp

Eine 1 : 1 Beziehung zwischen speziellen Bedingungen und Kopfschmerzen besteht nicht

Auch hier bestehen im Gegensatz zur Migräne nur wenige Hinweise, dass bestimmte Umweltfaktoren oder Faktoren im Organismus selbst den Kopfschmerz vom Spannungstyp beeinflussen. Ein Zusammenhang mit der Menstruation, Schwangerschaft oder der Pubertät ist bei Spannungskopfschmerz nicht erkennbar. Emotionale Faktoren, wie z. B. Depressivität oder Angst, psychosozialer Stress oder Überlastung, können mit dem Kopfschmerz vom Spannungstyp einhergehen.

Allerdings ist auch auffällig, dass viele Menschen, die über derartige Störungen klagen, keine Kopfschmerzen vom Spannungstyp haben. Die gleichen Überlegungen gelten für Störungen des Kiefer- und Kauapparates. So gibt es Patienten mit massiven Veränderungen der Gebissfunktion, ohne dass Kopfschmerzen vom Spannungstyp auftreten; andererseits wiederum gibt es Patienten, bei denen nur minimale Läsionen aufgedeckt werden und die sich mit einem chronischen Kopfschmerz vom Spannungstyp abplagen müssen.

Ungünstige Arbeitsplatzbedingungen fördern Kopfschmerzen vom Spannungstyp besonders

Es ist gut bekannt, dass ungünstige Arbeitsplatzbedingungen Kopfschmerzen vom Spannungstyp besonders fördern. Dies gilt z. B., wenn ein Computerbildschirm vor einem hellen Fenster platziert wird und beim Schreiben ständig zwischen der Helligkeit des Bildschirmes, der Helligkeit des Fensters und der des Schreibtisches gewechselt werden muss. Dies kann sehr leicht zu einer Überbeanspruchung der Augenregulation führen und schließlich dann eben zu den oben beschriebenen Störungen der Gehirnfunktion und der Entstehung eines Kopfschmerzes vom Spannungstyp. In diesem Falle kann alleine das Umstellen des Schreibtisches wesentlich die Schwere und Häufigkeit des Kopfschmerzes beeinflussen.

## Veränderungen im Gehirn

Im Gegensatz zu den Veränderungen bei der Migräne sind die Veränderungen im Gehirn bei Kopfschmerz vom Spannungstyp noch wenig bekannt. Übereinstimmend besteht die Meinung, dass eine erhöhte Schmerzempfindlichkeit bei Patienten mit Kopfschmerz vom Spannungstyp bestehen kann.

Allerdings gibt es auch hier wiederum Untergruppen, bei denen entweder eine normale oder eine überhöhte Schmerzempfindlichkeit der Kopfmuskulatur besteht.

## Die exterozeptive Suppression

Dass bei chronischem Kopfschmerz vom Spannungstyp eine fehlerhafte Regulation der Kopfmuskulatur auf Schmerzreize besteht, ist heute durch viele Untersuchungen bestätigt. Menschen mit einem chronischen Kopfschmerz vom Spannungstyp zeigen eine gestörte Abwehrreaktion auf Schmerzreize im Gesichtsbereich. Beißt man sich z. B. beim Kauen auf die Lippe oder auf die Zunge, muss das Gehirn sehr schnell den Kaumuskel hemmen, damit eine Verletzung verhindert wird. Der Reflex wird von den Wissenschaftlern als „exterozeptive Suppression der Kaumuskelaktivität" bezeichnet (◙ Abb. 77).

> Gestörte Abwehrreaktion auf Schmerzreize im Gesichtsbereich

Misst man diesen Reflex im neurologischen Labor, haben Patienten mit chronischem Kopfschmerz vom Spannungstyp deutlich verkürzte oder gar ausgefallene Reflexantworten. Diese Befunde sind ein sehr wichtiger Hinweis für die gestörte Funktion des körpereigenen Schmerzabwehrsystems.

## Übergang der episodischen in die chronische Form

**Hinsichtlich der episodischen Form des Kopfschmerzes vom Spannungstyp, die ja bei einem sonst völlig gesunden Menschen auftreten kann, ist zu vermuten, dass der Kopfschmerz durch eine zeitweise Irritation oder Störung normaler Funktionen der Hirnregulation entsteht.**

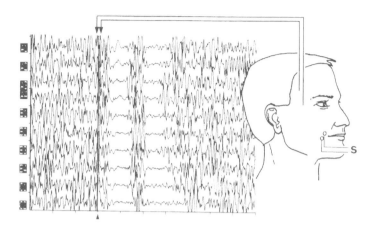

☐ **Abb. 77.** Messung der muskulären Abwehrreaktion bei Schmerzreizung an der Lippe. Deutlich ist eine erste und zweite Lücke im
Muskelaktivitätsbild (EMG) zu sehen. Bei Patienten mit Kopfschmerz
vom Spannungstyp ist oft die zweite Lücke (sog. späte Suppressions-
periode) verkürzt oder ganz ausgefallen.

Solche Störungen können zum Beispiel verursacht sein
durch eine momentane muskuläre Überbeanspruchung, z. B.
bei einer sehr langwierigen ungünstigen Sitzposition. In diesem Falle ist der Bewegungs- und Muskelapparat die direkte
Ursache der Kopfschmerzen. Die Beschwerden können aber
auch dadurch entstehen, dass man z. B. zu wenig geschlafen
hat und dadurch die Regulation normaler Vorgänge gestört ist,
und dass dann ebenfalls durch eine zentrale Regulations-
störung Kopfschmerzen entstehen können.

**Eine dauerhafte
Fehlsteuerung
führt zu Dauerkopf-
schmerzen**

Wenn die episodischen Kopfschmerzen dann in einen Dauerkopfschmerz übergehen, kann man annehmen, dass diese
Regulationsstörungen immer häufiger auftreten und schließlich zu einem dauerhaften Regulationsversagen im zentralen
Nervensystem führen. Die eigenständige chronische Schmerzkrankheit ist entstanden. Bei Vorliegen solcher Dauerkopfschmerzen ist viel Geduld und Mühe erforderlich, um dieses
kontinuierliche Regulationsdefizit wieder ins Lot zu bringen.

## Nichtmedikamentöse Behandlung des Kopfschmerzes vom Spannungstyp

### Individuelle Vorgehensweise

Die Behandlung des episodischen und des chronischen Kopf-schmerzes vom Spannungstyp muss grundsätzlich unter-schiedlich gestaltet werden. Für beide gilt jedoch, dass auf Me-dikamente möglichst verzichtet werden und zunächst immer nichtmedikamentöse Maßnahmen eingeleitet werden sollen. Dazu gehören eine genaue Aufklärung und ein genaues Ver-ständnis über die Mechanismen des Kopfschmerzes (siehe oben). Voraussetzung für eine gute Therapie ist ebenfalls das regelmäßige Führen eines Kopfschmerztagebuches (s. An-hang).

*Episodische und chronische Kopf-schmerzen er-fordern jeweils spezielle Therapie*

Im Hinblick auf die mannigfaltigen Einflussfaktoren auf den Kopfschmerz vom Spannungstyp muss eine sehr indi-viduelle Beratung erfolgen, um solche Bedingungen herauszu-arbeiten. Die Diskussionen müssen die Themenkreise der bisherigen Medikation, der bisherigen nichtmedikamentösen Behandlungsverfahren, mögliche psychische Einflussfaktoren, mögliche vegetative Probleme, wie z. B. Schlafschwierigkeiten und Appetitprobleme, betreffen.

*Die ursächlichen Faktoren müssen detektivisch heraus-gefunden werden*

Prinzipiell mögliche Behandlungsverfahren beim Kopf-schmerz vom Spannungstyp sind in ◘ Tabelle 5 dargestellt.

### Entspannungsverfahren

Bereits im Abschnitt Migräne wurden Entspannungstechniken aufgezeigt. Solche Maßnahmen sind auch beim Kopfschmerz vom Spannungstyp einsetzbar. Ob darüber hinaus auch appa-rative Muskelentspannungsmethoden, wie z. B. das sogenann-te EMG-Biofeedback, in der Lage sind, den Kopfschmerz vom Spannungstyp bedeutend und effektiv zu beeinflussen, muss als offene Frage angesehen werden. Vorzuziehen ist langfristig immer eine Methode, die unabhängig von einer Arztpraxis oder von einem Labor eingesetzt werden kann.

**▢ Tabelle 5. Therapiemöglichkeiten bei Kopfschmerz vom Spannungstyp**

*Episodische Form*

| | |
|---|---|
| Nichtmedikamentöse Verfahren | Entspannungsübungen Ausgleichsgymnastik Biofeedback Wärmeanwendungen |
| Medikamentöse Verfahren | Acetylsalicylsäure Paracetamol Ibuprofen Pfefferminzöl |
| kein nachgewiesener Effekt | unkonventionelle Verfahren (Akupunktur etc.) |
| Unwirksam oder gefährlich | Ergotamin, Opioide, Benzodiazepine, Koffein |

*Chronische Form*

| | |
|---|---|
| Nichtmedikamentöse Verfahren | Entspannungsübungen Ausgleichsgymnastik Biofeedback Wärmeanwendungen Massagen |
| Medikamentöse Verfahren | Keine regelmäßige Einnahme von Schmerzmitteln! zur Vorbeugung: – Amitryptilin – Doxepin – Imipramin – Botulinumtoxin A |
| kein nachgewiesener Effekt | unkonventionelle Verfahren |
| Unwirksam oder gefährlich | Ergotamin, Codeine, Benzodiazepine, Schmerzmittel, Koffein, Betablocker |

## Muskelentspannungsverfahren

Obwohl Übereinstimmung darüber besteht, dass eine überhöhte Anspannung von Muskeln nicht *die alleinige Ursache* für den Kopfschmerz vom Spannungstyp ist, haben Entspannungsverfahren dennoch ihren Platz in der nichtmedikamentösen Therapie des Kopfschmerzes vom Spannungstyp.

Durch die willentliche Einleitung von Entspannung wird die gestörte Regulation der Hirnvorgänge insgesamt positiv beeinflusst, und es kommt dadurch zu einem therapeutischen Effekt. Ein wichtiges Ziel aller Entspannungsverfahren ist, dass der betroffene Patient sich bewusst macht, ob ein Muskel angespannt ist oder entspannt ist und dass er eine Wahrnehmung über die Zustände in der Muskulatur bekommt.

**Durch Sensibilität für muskularen Stress zur Entspannung als Therapie**

**Entscheidendes Ziel des *Muskelrelaxationstrainings* nach Jacobsen ist insbesondere, die Zustände zwischen maximaler Anspannung und Entspannung *wahrzunehmen*.**

Wie so oft im Leben gilt auch für die Entspannungsverfahren, dass die einmalige Anwendung keinen entscheidenden Fortschritt bringt. Korrekterweise werden die meisten Entspannungsverfahren auch Training genannt, womit zum Ausdruck gebracht werden soll, dass nur die stetige Übung zum Erfolg führt.

**Kurse für Entspannungsverfahren bieten die örtlichen Volkshochschulen an. Entspannungsverfahren lassen sich auch über CDs erlernen und üben (s. Serviceteil Seite 396, Bezug über www.neuro-media.de). Auch niedergelassene Nervenärzte oder Psychologen bieten Entspannungstherapien an.**

Die Verfahren müssen manchmal über Monate oder auch Jahre durchgeführt werden. Eines der wichtigsten Ziele bei solchen Methoden ist, dass bewusst wird, wie das Leben und die Bewegung gestaltet wird. Der Patient muss sich darüber Gedanken machen, wie er steht, wie er sitzt, wie er in den Spiegel schaut, wie er sein Bett gestaltet und wie er seinen Arbeitsplatz

**Information zu Entspannungstraining im Internet: www.neuro-media.de**

strukturiert. Alle diese Wahrnehmungen sollen dazu führen, dass eine leichtere Regulation des täglichen Lebens gelingt und letztlich damit die Steuerungsvorgänge im Zentralnervensystem nicht so leicht störbar und anfällig sind.

**Körperwahrnehmung kann trainiert werden**

Zum Ausprobieren: Als besonders einfache Methode, um diese Wahrnehmung effektiver zu gestalten, gilt, sich über den Muskel, den man kontrollieren möchte, ein ganz normales Pflaster zu kleben. Das Aufkleben sollte im entspannten Zustand des Muskels erfolgen. Bei einer unnatürlichen Anspannung des Muskels spannt sich das Pflaster, und aufgrund des Spannungsgefühls über die Haut wird eine Wahrnehmung des nicht richtig regulierten Muskels möglich. Wenn dieses Gefühl gemeldet wird, können Sie sofort darauf reagieren und sich wieder in eine normale, entspannte Position bringen.

Eine andere einfache Methode ist, mit sich selbst zu vereinbaren, dass man bei bestimmten Signalen sich bewusst macht, wie der Hals oder der Kopf gerade in seiner Stellung reguliert wird. Solche Signale können z. B. ein Telefonklingeln sein oder der Glockenschlag einer Turmuhr zur vollen Stunde. Immer wenn solche Signale ertönen, soll man sich für eine kurze Zeit von seiner momentanen Tätigkeit entspannen und versuchen, seinen Körper wahrzunehmen und die Regulation der Muskulatur im Bereich des Kopfes wieder zu optimieren.

Solche Möglichkeiten können auch dann eingesetzt werden, wenn z. B. ein überstarkes Zähneknirschen oder Zähnereiben häufig durchgeführt wird. Beim vereinbarten Signal kann man sich bewusst machen, ob man die Zähne gerade zu stark zusammenbeißt oder mit den Zähnen knirscht und dann bewusst den Kiefer öffnen.

**Entspannung ist ein aktiver Vorgang!**

Eine ungestörte Regulation der Abläufe erfordert auch, dass man sich im normalen Arbeitsablauf definierte Pausen gönnt und diese auch einhält. Tatsächlich gehören zu einem gut strukturierten Arbeitsablauf auch und gerade gut geplante Pausen. Man kann diese Pausen nutzen, um bewusste Entspannungsübungen durchzuführen. In einer solchen Pause kann man sich zum Beispiel auf einen vom Arbeitsplatz abseits stehenden, bequemen Stuhl setzen. Man versucht dabei, eine optimale Körperwahrnehmung zu erhalten, indem man sich bewusst mit dem Rücken anlehnt, bewusst die Füße auf den Boden stützt und die Hände auf die Stuhllehne auflegt und dann die Wahrnehmungen an den entsprechenden Körperteilen erspürt. Anschließend lässt man den Kiefer leicht fallen, damit die Zähne nicht aufeinander gepresst sind. Man kann die Augen schließen, regelmäßig und ruhig ein- und ausatmen, dabei in sich hineinhorchen und die Atemzüge wahrnehmen. Wenn man nun noch eine Entspannungsformel spricht, wie z. B. „Ich entspanne mich jetzt" und diese Formel in der Minute zwei- oder dreimal wiederholt, kann man sehr schnell zu einem Entspannungsgefühl kommen, das man sonst im Alltag nicht erzielen kann. Wichtig ist, solche Übungen regelmäßig durchzuführen, sie brauchen jedoch nicht sehr lange zu sein. Auch hier gilt: „Übung macht den Meister".

### Entspannungsverfahren über Tonträger

Es sind spezielle Compact-Discs, CDs, erhältlich, auf denen ausgearbeitete Entspannungsübungen aufgesprochen sind, die man sich mit einem Kopfhörer anhören und deren Anweisungen man folgen kann. Häufig wird auch eine sehr beruhigende und angenehme Musik den Anweisungen unterlegt, sodass auch über diese einfachen Möglichkeiten musiktherapeutisch Entspannung herbeigeführt wird (◼ Abb. 78). Spezielle

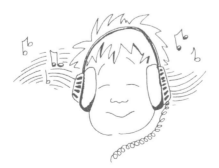

◼ Abb. 78. CD-Programme mit speziellen Entspannungsverfahren können eigenständig angewendet werden.

CDs für den Einsatz bei Kopfschmerzen sind im Serviceteil Seite 396 ff aufgelistet. Nähere Informationen finden sich im Internet unter www.neuro-media.de.

### Wie man sich entspannen kann

Entspannung kann man passiv geschehen lassen, etwa indem man sich auf das Sofa legt, ein Bad nimmt, ins Kino geht oder sonst etwas Angenehmes unternimmt. Entspannung kann man jedoch auch aktiv üben und einleiten. Dieser Aspekt der Entspannung kann gelernt werden – allerdings nicht von Heute auf Morgen. In vielen Situationen kommen der Stress und die Verspannung automatisch. Wenn Sie dann eine aktive Entspannungsmethode einsetzen, können Sie dem Druck etwas entgegensetzen: das kann beim Anstehen an der Kasse im Supermarkt, beim Halten an der roten Ampel, im Wartezimmer oder anderswo sein.

*Entspannung kann man lernen*

### Vorbereitung für aktive Entspannung

Für die ersten Entspannungsübungen sollten Sie sich *gesondert* Zeit nehmen. Suchen Sie einen ruhigen Raum, achten Sie darauf, dass Sie dort nichts stört und nicht gestört werden.

*Feste Zeiten für Entspannung einplanen*

Planen Sie dafür jeden Tag eine feste Zeit in Ihrem Tagesablauf ein. Das kann z. B. nach dem Mittagessen oder 15 Minuten vor den 20.00 Uhr-Nachrichten sein.

Ihr Gehirn entspannt sich, wenn Ihr Bewusstsein das will und es ihm sagt. Suchen Sie sich dafür eine feste Formel. Sagen Sie sich selbst z. B.: „Ich bin jetzt ganz ruhig" oder „Ich bin ganz unbesorgt" oder einfach „Ich bin so wohltuend entspannt". Sie finden das lächerlich? Die Werbewirtschaft gibt täglich Millionen aus, um unseren Gehirnen solche Formeln einzuflößen – allerdings soll sich das Gehirn nicht entspannen, sondern Sie zum Kauf stimulieren. Entspannung funktioniert genauso, keine Sorge…

Versuchen Sie, im Alltag die Anspannung und den Stress wahrzunehmen. Fassen Sie dies als Hinweis auf, die Entspannungsübungen einzuleiten!

**Anleitung zur progressiven Muskelentspannung**

Ihre „Entspannungssitzung" können Sie im Sitzen oder im Liegen durchführen. Unbequeme, enge Kleidung können Sie lockern. Versuchen Sie es sich möglichst bequem zu machen. Lassen Sie die Arme herunter- und die Beine leicht auseinanderfallen.

Richtige Voraussetzungen schaffen!

Schließen Sie die Augen oder, wenn Sie wollen, fixieren Sie mit geöffneten Augen einen Punkt.

Atmen Sie jetzt aktiv in Ihren Bauch. Sprechen Sie dabei Ihre Entspannungsformel. Wiederholen Sie alles sehr langsam und regelmäßig.

Spannen Sie jetzt die verschiedenen Muskelgruppen beim Einatmen fünf Sekunden lang an. Beim Ausatmen nehmen Sie die Anspannung zurück und entspannen die betreffende Muskelgruppe.

Nehmen Sie sich jede Muskelgruppe einzeln in der Reihenfolge der ◨ Abbildungen 79 bis 84 vor. Verwenden Sie immer wieder Ihre Entspannungsformel beim Einatmen, und spannen Sie die Muskelgruppe fest an, entspannen Sie beim Ausatmen.

Wenn Sie alle Muskeln durchgegangen sind, werden Sie jetzt ein angenehmes, ruhiges, warmes und wohliges Gefühl im Körper verspüren. Konzentrieren Sie sich darauf, und genießen Sie es noch eine Weile!

**Stressbewältigungstraining**

Aufgrund der großen emotionalen Beeinflussung des Kopfschmerzes vom Spannungstyp ist es von besonderer Bedeutung, dass Patienten in der Lage sind, ihre Emotionen, Ängste und psychosoziale Situation zu kontrollieren (◨ Abb. 85). Das Stressbewältigungstraining kann dazu einen guten Beitrag leisten. Einzelheiten zum Stressbewältigungstraining wurden auf den Seiten 143 ff. bereits ausgeführt.

Emotionen, Ängste und psychosoziale Situation kontrollieren

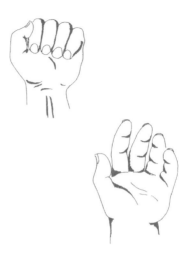

◨ Abb. 79. Hand.
Spannen Sie die Muskeln der rechten Hand so fest wie möglich an.
Ballen Sie die Hand zur Faust!
Spüren Sie Spannung 5 Sekunden. Jetzt: … entspannen!
Wiederholen Sie die Übung fünfmal. Dann führen Sie die Übung mit
der linken Hand durch!

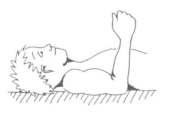

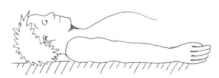

◨ Abb. 80. Oberarm.
Drücken Sie Ihren Oberarm gegen die Liege oder Lehne Ihres Stuhles.
Spannen Sie die Oberarmmuskulatur so fest wie möglich an. Halten Sie
die Spannung 5 Sekunden. Jetzt: … entspannen!
Wiederholen Sie die Übung fünfmal. Dann führen Sie die Übung mit
dem linken Arm durch!

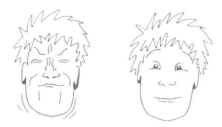

◨ Abb. 81. Stirn.
Jetzt versuchen Sie so fest wie möglich die Stirn zu runzeln. Halten Sie
die Spannung 5 Sekunden. Jetzt: … entspannen!

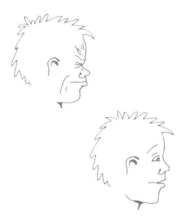

◨ Abb. 82. Nase.
1. Nun ziehen Sie die Augenbrauen hoch und rümpfen die Nase! Halten
Sie die Spannung 5 Sekunden. Jetzt: … entspannen!
2. Jetzt Wangen- und Kaumuskeln anspannen! Zähne zusammenbeißen und Mundwinkel anspannen! Halten Sie die Spannung 5 Sekunden. Jetzt: … entspannen!
3. Jetzt den Hals gegen die Liege so fest wie nur möglich drücken!
Halten Sie die Spannung 5 Sekunden. Jetzt: … entspannen!
4. Atmen Sie nun ganz tief durch. Atem anhalten! Schulterblätter fest
anlegen! Halten Sie die Spannung 5 Sekunden. Jetzt: … entspannen!

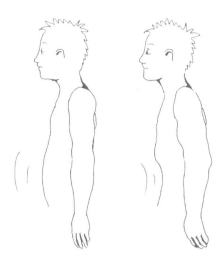

◘ **Abb. 83.** Körper.

Nächster Schritt: Brust raus, Bauch rein, so fest es geht! Spüren Sie die Spannung 5 Sekunden. Jetzt: …entspannen! Wiederholen Sie die Übung fünfmal.

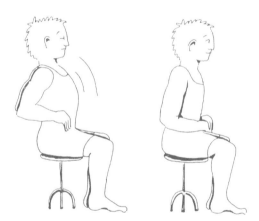

◘ **Abb. 84.** Beine.

1. Jetzt fest die rechte Ferse auf den Boden pressen! Spüren Sie die Spannung 5 Sekunden. Jetzt: …entspannen! Wiederholen Sie die Übung fünfmal. Dann führen Sie die Übung mit der linken Ferse durch!

2. Spannen Sie die rechte Wade an! Spüren Sie die Spannung 5 Sekunden. Jetzt: …entspannen! Wiederholen Sie die Übung fünfmal. Dann führen Sie die Übung mit der linken Wade durch!

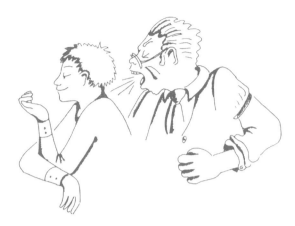

◗ Abb. 85. Durch das Stressbewältigungstraining sollen soziale Ängste und psychosozialer Stress beseitigt werden.

## Behandlung von Begleiterkrankungen

Wenn der Kopfschmerz vom Spannungstyp mit Begleiterkrankungen, z. B. psychiatrischen Störungen wie Depressionen, einhergeht, sollten entsprechende Spezialisten, hier ein Psychiater, aufgesucht werden. Bei Kiefererkrankungen oder Zahnfehlstellungen ist ein Zahnarzt oder ein Kieferorthopäde zu Rate zu ziehen.

## Krankengymnastik und Physiotherapie

Neben den mehr psychologisch orientierten Therapieformen, die insbesondere über die emotionalen Einflussfaktoren auf die Regulation der Nervenvorgänge Einfluss nehmen, können auch physikalische Maßnahmen und Übungsbehandlungen positive Effekte bewirken (◗ Abb. 86).

Dies gilt insbesondere für Arbeitsplatzveränderungen, Massagen, die transkutane elektrische Nervenstimulation (TENS), die Anwendung von Wärme oder Kälte auf die Haut, das Auftragen von ätherischen Pflanzenölen (Pfefferminzöl) und manualtherapeutische Maßnahmen.

*Auch physikalische Maßnahmen und Übungsbehandlungen können positive Effekte bewirken*

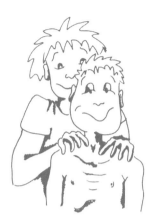

**◘ Abb. 86.** Behandlung im wahrsten Sinne des Wortes: Massagen tun Muskeln und Seele gut …

### Gestaltung des Arbeitsplatzes

Beugen Sie einseitigem muskulärem Stress vor

Die Gestaltung des Arbeitsplatzes ist maßgeblich an der Vermeidung von Kopfschmerzen vom Spannungstyp beteiligt. Eine wesentliche Rolle spielt sicherlich der Stuhl, auf dem man bei der Arbeitstätigkeit sitzt. Armlehnen sollten an jedem Arbeitsplatzstuhl angebracht sein, der Stuhl sollte leicht beweglich und mit einer flexiblen Andruckfeder ausgestattet sein. Das Licht darf nicht blenden und ist so einzurichten, dass die Augen nicht überlastet werden. Stressfaktoren, wie z. B. Lärm, Passivrauchen oder ständig wechselnde Lichteinflüsse, sollten vom Arbeitsplatz entfernt gehalten werden. Dinge, die man häufig am Arbeitsplatz braucht, sollten möglichst nahe zum Standpunkt oder Sitzplatz platziert werden, um hier einen ermüdungsfreien Zugang zu gewährleisten.

### Physikalische Maßnahmen

Es gibt eine Reihe von physikalischen Maßnahmen, die eingesetzt werden können. Die meisten sind nicht wissenschaftlich hinsichtlich ihres Effektes auf den Kopfschmerz vom Spannungstyp untersucht. Trotzdem berichten viele Patienten, dass die Methoden wohltuend sein können.

Eine der wichtigsten Maßnahmen ist sicherlich die Massage. Die Massage kann zu einer besonders guten Wahrnehmung der Körperregulation führen und zu einer Entspannung beitragen. Darüber hinaus können Massagemanöver natürlich auch zu einer Reduktion von lokalen Muskelüberanspannungen (Spasmen) führen. Außerdem wird durch die Massage über die Haut die Schmerzempfindlichkeit im Zentralnervensystem reduziert.

*Massage*

Ähnliche Effekte sind auch von der transkutanen elektrischen Nervenstimulation und möglicherweise von einigen Akupunkturverfahren bekannt. Entscheidend ist, dass nicht schmerzhafte Reize auf die Haut einwirken. Diese können dann zu einer Reduktion der allgemeinen Schmerzempfindlichkeit führen. Das Gleiche gilt für Wärmeeinsatz wie Rotlicht oder Fango oder auch für Kälteanwendungen.

*Transkutane elektrische Nervenstimulation und Akupunkturverfahren*

## Maßnahmen bei Störungen der Kiefer- und Kaufunktion

Häufig werden bei Störungen der Gebissfunktion sogenannte Aufbissschienen von Zahnärzten angepasst. Man muss dabei jedoch berücksichtigen, dass solche Maßnahmen an der allerletzten Stelle in der fehlerhaften Regulation eingreifen und die möglichen Ursachen für diese fehlerhafte Regulation nicht verändern. Aufbissschienen bestehen normalerweise aus einem sehr dünnen Kunststofffilm, der individuell an die Zähne angepasst wird.

*Aufbissschienen*

Man trägt diese Aufbissschiene, um eine neue Gebisseinstellung und ein Unterdrücken von Zähneknirschen herbeizuführen. Möglicherweise entscheidend bei der Wirksamkeit solcher Therapiemaßnahmen ist, dass eine ständige Fehlregulation unterbrochen wird. Eine weitere Methode zur Behebung von Zahnkontaktstörungen oder Kieferfehlstellungen ist das Einschleifen des Gebisses. Es wird dabei versucht, mögliche Unebenheiten in den Kontakten der Zähne auszugleichen. Ob solche Maßnahmen wirksam sind, kann man in der Regel nicht

*Aufbissschienen schützen die Zähne vor dem Knirschen*

voraussagen, weshalb entsprechende Einschleifmaßnahmen mit Sorgfalt und großer Zurückhaltung durchgeführt werden sollten.

Von sehr untergeordneter Bedeutung sind kieferchirurgische Maßnahmen am Kiefergelenk bei Kopfschmerz vom Spannungstyp. Entsprechende Operationen sind allerdings bisher nur sehr wenig hinsichtlich ihrer Effektivität bei diesen Kopfschmerzformen untersucht. Prinzipiell gilt, dass solche Maßnahmen nur nach sorgfältiger Voruntersuchung bei einem erfahrenen Arzt durchgeführt werden sollten.

Bei den Kieferfehlstellungen muss beachtet werden, dass es eine große Zahl von Patienten gibt, die erhebliche Anomalien im Bereich des Gebisses und im Bereich der Kieferfunktion haben, ohne dass bei ihnen ein Kopfschmerz vom Spannungstyp besteht. Die Interpretation solcher Fehlstellungen als Kopfschmerzursache muss deshalb sehr zurückhaltend geäußert werden.

**Die Behebung eines einzelnen Faktors führt nur selten zum Erfolg**

Auch hier gilt, dass man sich hüten sollte, einen einzigen Faktor für das gesamte Kopfschmerzleiden verantwortlich zu machen. Die Hoffnung, dass die Behebung einer *einzigen Ursache* das gesamte Problem lösen kann, ist in der Regel illusionär.

## Medikamentöse Therapie des Kopfschmerzes vom Spannungstyp

### Behandlung der akuten Kopfschmerzepisode

**Bei Einnahme falscher Medikamente können Kopfschmerzen häufiger auftreten**

Bei der Behandlung der akuten Kopfschmerzepisode ist zu berücksichtigen, dass die wenigsten Patienten einen Arzt aufsuchen und sich in aller Regel selbstständig in der Apotheke ein Medikament besorgen. Die Auswahl der Medikamente ist jedoch sehr wichtig, da bei einer ungünstigen Einnahme die Kopfschmerzen häufiger oder intensiver auftreten können. Aus diesem Grunde ist es wichtig, sich Gedanken zu machen, welches Medikament man einnimmt. Einzelheiten zum Einsatz, Vorsichtsmaßnahmen und Nebenwirkungen finden sich auf den Merkblättern im Anhang.

### Acetylsalicylsäure

Acetylsalicylsäure (Aspirin) ist das am häufigsten beim Kopfschmerz vom Spannungstyp eingenommene Schmerzmittel. Die Substanz existiert bereits seit über 100 Jahren. Die Dosierung sollte 500 bis 1000 mg betragen. Aufgrund der besseren Verträglichkeit ist wie bei der Migräne die Brausetablette vorzuziehen. Darüber hinaus ist die Substanz auch als Kautablette erhältlich und kann somit auch da eingenommen werden, wo ein Wasserhahn und ein Trinkgefäß gerade nicht zur Verfügung stehen.

*Für Aspirin liegen die meisten Erfahrungen vor*

### Paracetamol

Als Alternative zur Acetylsalicylsäure kann das Paracetamol eingenommen werden. Auch Paracetamol ist ein gut verträgliches Schmerzmittel, das in einer Dosis von 500 bis 1000 mg verabreicht werden sollte. Paracetamol ist hinsichtlich seiner schmerzlindernden Wirksamkeit möglicherweise nicht so wirksam wie Aspirin.

### Ibuprofen

Das Medikament Ibuprofen wird zu den sogenannten nichtsteroidalen Antirheumatika gezählt. Die schmerzlindernde Wirksamkeit ist ähnlich wie die des Aspirins.

### Naproxen

Auch Naproxen gehört zu den nichtsteroidalen Antirheumatika und führt zu ähnlichen schmerzlindernden Effekten wie das Ibuprofen.

### Pfefferminzöl

In Anbetracht der Tatsache, dass 85 % Schmerzmittel, die in der Bundesrepublik zur *Selbstmedikation* gekauft werden, gegen

Die wirksamsten
Medikamente zur
Schmerz- und
insbesondere Kopf-
schmerztherapie
haben ihren
Ursprung in der
Natur

Kopfschmerzen eingenommen werden, ist die Suche nach erweiterten Therapiemöglichkeiten für dieses Alltagsleiden dringend notwendig. Die sehr häufige oder gar tägliche Einahme von Schmerzmitteln zur Kopfschmerzbehandlung verbietet sich, da eine Potenzierung und Chronifizierung der Kopfschmerzen die Regel ist.

Die wirksamsten Medikamente zur Schmerz- und insbesondere Kopfschmerztherapie haben ihren Ursprung in der Natur. Beispiele hierfür sind: die Salicylsäure aus dem Saft der Saalweide, das Morphin aus dem Saft des Schlafmohns, die Ergotalkaloide aus dem Mutterkorn und das Capsaicin aus dem Cayenne-Pfeffer.

Die *Pfefferminze* ist eine seit dem Altertum bekannte und bis heute in der Medizin für verschiedene Erkrankungen eingesetzte Heilpflanze. Eines der Hauptanwendungsgebiete von Pfefferminzpräparaten sind Kopfschmerzen, zu deren Therapie schon Plinius der Ältere die Anwendung von Auflagen aus frischen Pfefferminzblättern auf die Schläfen empfahl. Pfefferminzöl wird außerdem bei Erkrankungen des Magen-Darm-Traktes, die vermehrt mit krampfhaften Blähungen, schmerzhaften Spasmen und Koliken einhergehen, angewandt. Weiterhin wird Pfefferminzöl bei Schmerz- und Verspannungszuständen der Muskulatur lokal eingesetzt.

 **Die Anwendung bei Kopfschmerzen vom Spannungstyp erfolgt durch großflächiges Auftragen des Pfefferminzöls in alkoholischer Lösung auf Stirn- und Schläfenhaut. Im Abstand von 15 Minuten kann dies bis zum Abklingen der Schmerzen wiederholt werden.**

Pfefferminzöl ist
ein äußerlich
anzuwendendes
pflanzliches
Schmerzmittel

Pfefferminzöl in alkoholischer Lösung ist ein äußerlich anzuwendendes pflanzliches Schmerzmittel. Der Wirkstoff ist ein standardisiertes ätherisches Öl (Menthae piperitae aetheroleum) aus den blühenden, oberirdischen Teilen der Pfefferminze (Mentha piperita L.). Die therapeutische Wirksamkeit von Pfefferminzöl in alkoholischer Lösung wurde in kontrollierten klinischen Studien geprüft. Bereits 15 – 30 Minuten nach der Applikation auf Stirn- und Schläfenhaut konnte im Vergleich zu Placebo eine signifikante Reduktion der Kopfschmerzintensität nachgewiesen werden. Die äußerliche Therapie mit Pfefferminzöl in alkoholischer Lösung weist im Vergleich zur Einnahme von 1 g Paracetamol oder 1 g Acetylsalicylsäure hinsichtlich der Wirksamkeit keinen bedeutsamen Unterschied auf. Pfefferminzöl in alkoholischer Lösung wirkt lokal, schont Magen, Leber sowie Nieren und ist sehr gut verträglich.

Pfefferminzöl stellt somit eine verträgliche und kostengünstige Alternative zu anderen medikamentösen Therapieverfahren dar und ist hinsichtlich seiner Wirksamkeit und Verträglichkeit der Standardmedikation ebenbürtig. Pfefferminzöl sollte in alkoholischer Lösung angewendet werden.

*Pfefferminzöl ist hinsichtlich seiner Wirksamkeit und Verträglichkeit der Standardmedikation ebenbürtig*

## Praktischer Einsatz der Medikamente

Besonders wichtig beim praktischen Einsatz ist, dass die Substanzen normalerweise nicht vom Arzt verschrieben werden, sondern selbstständig über die Apotheke besorgt werden. Eine intensive Beratung ist hier besonders wichtig, damit eine richtige Einnahme erfolgt. In erster Linie gehört dazu, dass eine ausreichende Dosis verabreicht wird. In der Regel muss man sowohl von Aspirin als auch von Paracetamol 1 g, d. h. zwei Tabletten, einnehmen. Auch müssen die Nebenwirkungen der Medikamente und die Kontraindikationen beachtet werden (siehe Merkblätter im Anhang).

*Intensive Information ist hier besonders wichtig*

## Muskelrelaxanzien

Muskelrelaxanzien dienen dazu, bei krankhaft erhöhter Muskelanspannung eine Reduktion der Anspannung zu bewirken. Allerdings ist aus den vorgenannten Ausführungen ersichtlich, dass Muskelanspannung nur in den wenigsten Fällen die Kopfschmerzen verursacht und deshalb eine spezifische Beeinflussung der Kopfschmerzen durch Muskelrelaxanzien in der Regel nicht zu erwarten ist.

Da die meisten Muskelrelaxanzien psychische Nebenwirkungen haben, wie z. B. Müdigkeit, Schwindel, oder auch zur Abhängigkeit führen können, sollten diese beim Kopfschmerz vom Spannungstyp nur in seltenen Ausnahmefällen verabreicht werden.

### Vorsicht vor Kombinationspräparaten

Kombinationspräparate sind die Medikamente, die neben einem eigentlichen schmerzlindernden Wirkstoff auch noch andere Substanzen beinhalten. Häufig sind dieses beruhigende und muskelentspannende oder auch anregende Substanzen. Dazu zählen z. B. Koffein, Barbiturate oder Codein.

Diese Kombinationspräparate wurden unter der Vorstellung entwickelt, dass die Kopfschmerzformen multifaktoriell entstehen und entsprechend auch multifaktoriell behandelt werden sollten.

**Kombinationspräparate führen schnell zu medikamenteninduziertem Kopfschmerz**

Die meisten Medikamente der früheren Jahre beinhalten mehrere Wirkstoffe. Die Kombinationspräparate zeigen sich in ihrer Wirksamkeit den Präparaten mit nur einer Substanz nicht überlegen. Sie führen jedoch zu einem ganz entscheidenden Hauptproblem mit wesentlich größerer Wahrscheinlichkeit als die Monopräparate, nämlich *dem medikamenteninduzierten Dauerkopfschmerz.* Aufgrund der psychischen Wirkdimensionen der zugefügten Kombinationspartner ist ein Missbrauch dieser Medikamente sehr häufig zu beobachten. Die Patienten nehmen dann die Medikamente zur Beruhigung oder auch zur Anregung, je nach Wirkstoffinhalt. Oft kommt es dann zu einer Dosissteigerung und dann zu einer Mehreinnahme der Medikamente. Die Folge ist eine Medikamentenabhängigkeit und schließlich ein medikamenteninduzierter Dauerkopfschmerz.

 **Aus diesem Grunde sollte unter allen Umständen vermieden werden, Kombinationspräparate zu verwenden.**

## Vorbeugende Behandlung des Kopfschmerzes vom Spannungstyp

Bei täglich oder sehr häufig auftretendem Kopfschmerz vom Spannungstyp sollte die kontinuierliche Einnahme von Schmerzmitteln vermieden werden, da es dann mit größter Wahrscheinlichkeit zu einer Verschlechterung des Kopfschmerzleidens mit häufigeren Attacken und stärkeren Kopfschmerzintensitäten kommt. Deshalb sind gerade bei dieser Kopfschmerzform nichtmedikamentöse Maßnahmen primär einzusetzen.

Vermeidung von kontinuierlicher Einnahme von Schmerzmitteln

Darüber hinaus können jedoch auch Medikamente zur Vorbeugung der Kopfschmerzen kontinuierlich eingesetzt werden. Eine solche vorbeugende Behandlung ist immer dann zu überlegen, wenn der Kopfschmerz an mindestens 15 Tagen pro Monat besteht, also ein zunehmender chronischer Kopfschmerz vom Spannungstyp vorliegt.

Als Möglichkeit bieten sich in dieser Situation sogenannte trizyklische Antidepressiva, die von einem Arzt verschrieben werden müssen, an.

**Als besonders wirksam hat sich dabei das Amitriptylin erwiesen. Es handelt sich dabei um ein Medikament, das eigentlich primär bei Depressionen verabreicht wird.**

Im Beipackzettel ist die Anwendung Kopfschmerz vom Spannungstyp auch nicht explizit ausgewiesen. Die Patienten können dabei bei mangelnder Beratung den Eindruck gewinnen, dass sich der Arzt bei der Verschreibung des Medikamentes geirrt hat. Tatsächlich gibt es jedoch eine Reihe von Studien, die zeigen, dass die kontinuierliche Gabe von Amitriptylin zu einer Verbesserung des Kopfschmerzleidens führen und zu einer deutlichen Reduktion der Kopfschmerzdauer beitragen kann. Allerdings gilt auch hier:

**Die medikamentöse Vorbeugung kann nur *ein Baustein* des Gesamtkonzeptes einer erfolgreichen Therapie sein und muss**

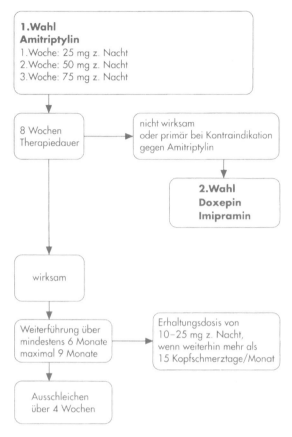

**□ Abb. 87.** Ablaufplan der vorbeugenden medikamentösen Therapie des chronischen Kopfschmerzes vom Spannungstyp.

**immer von flankierenden nichtmedikamentösen Maßnahmen begleitet werden.**

Es ist wichtig, dass bei der Therapie mit Amitriptylin eine einschleichende Dosierung erfolgt (□ Abb. 87). Üblicherweise beginnt man mit 25 mg in der ersten Woche am Abend, steigert in der zweiten Woche auf 50 mg am Abend und ab der dritten Woche gibt man dann 75 mg am Abend. Häufig wird diese Therapie über 3 bis 6 Monate aufrechterhalten. Die eigentliche Wirkung stellt sich frühestens nach 2 Wochen ein. Wichtig ist die Kenntnis, dass Nebenwirkungen wie Mundtrockenheit, Müdigkeit und manchmal auch Gewichtszunahme eintreten können. Ist Amitriptylin nicht wirksam, können als Alternativmedikamente das Doxepin oder das Imipramin versucht werden.

## Botulinum-Toxin A

Jeder, der schon einmal unter Muskelkrämpfen gelitten hat, weiß, dass diese plötzlich auftretenden massiven Muskelanspannungen extrem schmerzhaft sein können. Schmerzen können jedoch auch durch einfache Muskelverspannungen entstehen. Quälend werden diese, wenn sie dauerhaft vorhanden sind. Typische Beispiele für solche Erkrankungen sind der Kopfschmerz vom Spannungstyp und muskulär bedingte Nacken- und Rückenschmerzen. Eine allgemein bekannte Ursache von Muskelverspannungen ist eine muskuläre Fehlbelastung. Ein solcher muskulärer Stress wird durch ungünstige Körperpositionen, z. B. langes Sitzen am Schreibtisch vor dem Computer oder durch schlechte Betteinrichtungen hervorgerufen. Ebenso können Haltungsstörungen und Mangel an Schlaf oder Ruhepausen verantwortlich sein. Darüber hinaus dürfen aber auch emotionale Faktoren, d.h. psychosozialer Stress, nicht vernachlässigt werden. Redewendungen, wie „Jetzt musst du die Zähne zusammenbeißen!", „Halte dic Ohren steif!" oder „Kopf hoch!" verdeutlichen den Einfluss des psychischen Befindens auf die Muskulatur. Halten diese physischen wie psychischen Belastungen an, entsteht eine chronische Muskelverspannung. Da durch diese Muskelverspannung Schmerzen hervorgerufen werden, nimmt der Körper als Gegenmaßnahme eine Schonhaltung ein. Diese Schonhaltung geht wiederum mit einer erhöhten Muskelspannung einher, welche auf Dauer selbst wieder Schmerzen verursacht. Ein Teufelskreis ist entstanden. Der ursprüngliche Auslöser verliert jetzt an Bedeutung und muss gar nicht mehr vorhanden sein.

> „Hartnäckige" Schmerzen können durch Muskelverkrampfungen des Nackens entstehen

Muskeln unterliegen einer Steuerung durch das Gehirn. Diese Steuerung erfolgt willkürlich soweit sie z. B. Bewegungen von Arm, Bein oder Kopf betrifft. Die Kontrolle vieler Muskeln durch das Gehirn erfolgt jedoch automatisch und unbewusst. Hierzu zählt die Kontrolle unserer Körperhaltung, die ein ständiges Anpassen an die Schwerkraft erfordert.

Jede einzelne Muskelfaser wird von Nervenfasern versorgt und kann gezielt angesteuert werden. Die Informationsübertragung vom Nerven auf den Muskel erfolgt über den Botenstoff Acetylcholin. Dieser Botenstoff wird in den Nervenfasern gebildet und gespeichert. Bei entsprechendem Signal vom Gehirn wird Acetylcholin aus dem Nerven freigesetzt. Es bindet an bestimmten Rezeptoren auf der Muskelfaser und veranlasst diese, sich zusammenzuziehen.

Eine Übersicht über herkömmliche Behandlungsverfahren bei schmerzhaften Muskelverspannungen gibt ◘ Tabelle 6. Die Vorbeugung von muskulärem Stress ist die Grundlage der Behandlung, häufig ist dies jedoch nicht ausreichend. Jedes der übrigen Verfahren kann Muskelverspannungen bessern,

---

**◘ Tabelle 6. Herkömmliche Behandlungsverfahren bei schmerzhaften Muskelverspannungen**

- Vorbeugen von muskulärem Stress
  Vermeiden einseitiger muskulärer Belastung
  Arbeitsposition möglichst häufig wechseln
- Physikalische Behandlung
  Wärme (Heizkissen, Fango, Rotlicht, Heiße Rolle)
  Elektrotherapie (TENS)
- Physiotherapeutische Behandlung
  Massage
  Krankengymnastik
- Verhaltensmedizische Behandlung
  Progressive Muskelrelaxation nach Jacobson
  EMG-Biofeedback
  Stressbewältigungsverfahren
- Injektion von lokalen Betäubungsmitteln
- Muskelentspannende Medikamente
  Diazepam (Valium), Tetrazepam (Musaril)
  Flupirtin (Katadolon)
  Tolperison (Mydocalm)
  Pfefferminzöl (Euminz N)

jedoch ist die Wirkdauer zum Teil nur sehr begrenzt. Eine regelmäßige Wiederholung ist erforderlich.

Für Medikamente gilt, dass mit steigender Wirksamkeit als Nebenwirkung auch eine zunehmende Müdigkeit auftritt. Hinzu kommt die schnelle Entwicklung einer Abhängigkeit insbesondere bei Medikamenten wie Diazepam und Tetrazepam, die deshalb nur kurzfristig eingesetzt werden sollten.

Von den nichtmedikamentösen Verfahren sind die besonders zu empfehlen, die durch die Betroffenen selbstständig aktiv durchgeführt werden können. Hierzu gehören neben muskelstärkenden Übungsbehandlungen insbesondere Entspannungsverfahren wie die Progressive Muskelrelaxation nach Jacobson. Es gibt heute CDs, die es erlauben, diese Entspannungsübungen unter Anleitung an jedem Ort selbstständig durchzuführen (s. Anhang).

Von Betroffenen ebenso wie von Ärzten vermisst wurde jedoch bisher ein einfach durchzuführendes Behandlungsverfahren mit langer Wirkdauer und ohne Nebenwirkungen wie Müdigkeit. Gerade dies sind die herausragenden Eigenschaften der Anwendung von Botulinum-Toxin in der Schmerztherapie.

*Botulinum-Toxin eröffnet neue Wege in der Schmerztherapie*

## Wie Botulinum-Toxin wirkt

Botulinum-Toxin wird von einem Bakterium mit dem Namen Clostridium botulinum gebildet. Der Namen leitet sich von dem lateinischen Begriff *botulus = Wurst* ab. Das Toxin ist bekannt als Auslöser von Lebensmittelvergiftungen insbesondere nach Verzehr unzureichend geräucherter Wurstwaren oder Schinken. Wird Botulinum-Toxin in kleinsten Mengen gezielt in einen Muskel gespritzt, so wird dort die Freisetzung des Botenstoffes Acetylcholin aus den Nerven verhindert. Ohne das Acetylcholin aber fehlt den Muskelfasern der Befehl, sich zusammenzuziehen. Sie erschlaffen. Schmerzhafte Muskelverspannung können dadurch gelöst werden.

*Botulinum-Toxin stoppt eine übermäßige Muskelanspannung*

**Übermäßige Schmerzreflexe werden gehemmt**

Die Wirkung von Botulinum-Toxin auf Schmerzen lässt sich jedoch nicht nur durch diesen Mechanismus allein erklären. Die Reduktion von muskulärem Stress durch die unmittelbare Muskelentspannung führt zu einem verminderten Einstrom von Schmerzreizen in das Nervensystem. Die Folge ist ein Wegfall reflektorischer Muskelanspannung durch das Nervensystem und eine Unterbrechung des Teufelskreises der Muskelverspannung.

**Durchblutung und Nervenüberaktivität werden normalisiert**

Die durch die dauernde Anspannung irritierten Schmerznerven eines verspannten Muskels werden unmittelbar entlastet und der Muskel kann wieder normal durchblutet werden. Schmerzvermittelnde Botenstoffe können dadurch wieder abtransportiert werden. Bedeutsam ist auch die unmittelbare Beseitigung muskulärer Trigger. Diese bestehen in Form umschriebener schmerzhafter Muskelareale und können als permanente und potente Auslöser von Kopfschmerzattacken wirken.

**Die Wirkung hält 3–6 Monate an**

Mit einem Wirkeintritt ist nach 2 bis 10 Tagen nach der Injektion von Botulinum-Toxin zu rechnen. Die Wirkung hält typischerweise 3 bis 6 Monate an. Eine Wiederholung der Behandlung ist dann möglich und wieder mindestens genauso wirksam.

**Es liegen bereits langjährige Erfahrungen vor**

Botulinum-Toxin wird in der Medizin seit mehr als 20 Jahren eingesetzt. Zunächst behandelten Augenärzte erfolgreich Patienten mit muskulären Schielfehlern. Schieloperationen konnten dadurch vermieden werden. Kurz darauf erkannten Neurologen das Potenzial des Botulinum-Toxins zur Behandlung von Erkrankungen mit einer pathologisch erhöhten Muskelanspannung. Hierzu gehören unter anderem der Lidkrampf, der Schiefhals und die Muskelspastik. Ein anderes Anwendungsgebiet ist heute die kosmetische Behandlung von Falten insbesondere im Gesichtsbereich.

Aufgrund der Beobachtung, dass Botulinum-Toxin Schmerzen besser und schneller lindern konnte als die Muskelverkrampfungen selbst, wird Botulinum-Toxin zunehmend auch zur Behandlung von chronischen Schmerzerkrankungen ein-

gesetzt. Insbesondere die Behandlung von Spannungskopfschmerzen, Migräne sowie von muskulär bedingten Rückenschmerzen erwies sich dabei als sehr erfolgreich.

Eine Behandlung mit Botulinum-Toxin ist sehr gut verträglich. Selten auftretende Nebenwirkungen erklären sich
über den Wirkmechanismus. So kann eine zu große Menge
Botulinum-Toxin eine zu starke Schwächung des injizierten
Muskels verursachen.

Selten verteilt sich Botulinum-Toxin auf benachbarte, nicht
injizierte Muskeln und verursacht auch hier eine Muskelschwäche. Diese Nebenwirkungen bilden sich immer vollständig zurück. Durch die individuelle Wahl der Dosis und der
Injektionsorte können diese Nebenwirkungen in der Regel
vermieden werden.

Ein entscheidender Vorteil der Botulinum-Toxin-Behand-
lung ist jedoch, dass es nach der Injektion in einen Muskel zu
keiner Verteilung im gesamten Körper kommt. Nebenwirkungen wie Müdigkeit, Konzentrationsstörungen oder Gewichtszunahme sind daher unbekannt.

Botulinum-Toxin sollte nicht bei Patienten eingesetzt
werden, die bereits an einer Erkrankung leiden, die mit einer
generellen Muskelschwäche einhergeht. Hierzu gehört die
Myasthenie. Aufgrund fehlender Erfahrung sollte Botulinum-
Toxin auch nicht während einer Schwangerschaft oder Stillzeit
angewandt werden.

Aufgrund der guten Verträglichkeit gibt es jedoch keine
Einschränkung des Einsatzes von Botulinum-Toxin im Kindesalter oder bei älteren Menschen.

Sieben verschiedene Untertypen von Botulinum-Toxin sind
bekannt. Zugelassen zur Behandlung von Patienten ist bis-
her nur Botulinum-Toxin Typ A und Botulinum-Toxin Typ B.
Drei Präparate werden in Deutschland vertrieben: Botox,
Dysport und Neuro-Block. Bei letzterem handelt es sich um
Botulinum-Toxin Typ B, für das noch keine Erfahrungen in
der Schmerztherapie vorliegen. Die eingesetzten Mengen von
Botox und Dysport werden in Mäuseeinheiten kurz MU ange-

*Die Verträglichkeit ist sehr gut*

*Müdigkeit und Gewichtszunahme treten nicht auf*

geben. Dabei ist zu beachten, dass eine MU Botox in der Wirkstärke ca. drei bis fünf MU Dysport entspricht.

Die Ampullen enthalten jeweils Botulinum-Toxin in Pulverform. Erst unmittelbar vor der Anwendung erfolgt die Auflösung in Kochsalzlösung. Die eingesetzten Flüssigkeitsmengen sind sehr klein. Die Injektion erfolgt mit sehr feinen Kanülen, wie sie auch zum Verabreichen von Insulin bei Diabetikern eingesetzt werden.

Das Prinzip der Behandlung von Schmerzerkrankungen mit Botulinum-Toxin besteht darin, den Wirkstoff genau dorthin in die Muskulatur zu spritzen, wo die Schmerzen entstehen. Bei der ärztlichen Untersuchung können in den betreffenden Muskeln schmerzhafte Muskelverhärtungen oder Muskelknötchen durch einen erfahrenen Neurologen getastet oder mit einer speziellen elektromyographischen Untersuchung (EMG) gemessen werden. Ziel der Behandlung ist es, genau diese sogenannten Triggerpunkte zu injizieren und damit als Schmerzquellen auszuschalten. Die ◘ Abb. 88 bis 90 zeigen Beispiele für individuelle Injektionen.

### Botulinum-Toxin bei Migräne

Die Injektion des Botulinum-Toxins erfolgt auch bei Migräne individuell auf der Grundlage einer sorgfältigen neurologi-

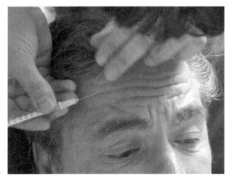
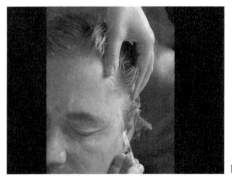

a    b

◘ **Abb. 88.** Botulinum-Toxin-Injektion in den M. frontalis (= Stirnmuskel) und in den M. temporalis (= Schläfenmuskel, Teil der Kaumuskulatur).

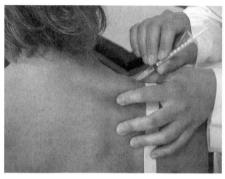
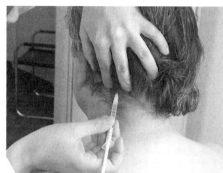

a                                                                        b

◘ Abb. 89. Botulinum-Toxin-Injektion in den M. trapezius (Kapuzen-muskel) und in den M. splenius capitis im Nackenbereich.

schen Untersuchung. Typisch für die Migräne ist das Umher-wandern der Schmerzen und der Seitenwechsel innerhalb oder zwischen Attacken.

Durch die Beseitigung muskulärer Trigger lässt sich bei Migräne und Kopfschmerz vom Spannungstyp die Attacken-zahl und Attackenstärke reduzieren, wie zahlreiche Studien belegen.

### Botulinum-Toxin bei Muskelschmerzen im Nacken und Schulterbereich

Die Injektion des Botulinum-Toxins erfolgt hier gezielt jeweils in die Muskeln, in denen schmerzhafte Triggerpunkte zu er-tasten sind (◘ Abb. 90). Eine Schmerzreduktion kann hier erreicht werden, ohne dass es zu einer spürbaren Muskel-schwäche kommt. Für die Größe der Muskeln werden damit verhältnismäßig geringe Dosierungen benötigt.

Die Injektionen erfolgen gezielt in die schmerzhaften und verspannten Muskelareale

In zahlreichen klinischen Studien wird derzeit der Einsatz von Botulinum-Toxin im Bereich der speziellen Schmerzthe-rapie detailliert untersucht. Die bereits jetzt vorliegenden Da-ten und Erfahrungen zeigen die Verträglichkeit und Wirksam-keit dieser Therapiemethode und eröffnen somit neue Wege in der Behandlung dieser chronischen Schmerzerkrankungen.

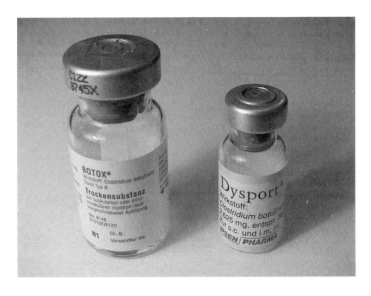

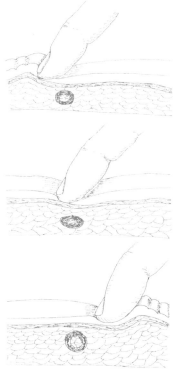

■ **Abb. 90. a** Botulinum-Toxin A wird kurv vor der Injektion aufgelöst. Es ist als Botox oder Dysport erhältlich. **b** Die Injektion erfolgt gezielt in schmerzhafte Verhärtungen des Muskels, sog. Triggerpunkte. Diese werden durch gezieltes Tasten und mit der Elektromyographie lokalisiert.

# 7
# Medikamenteninduzierte Kopfschmerzen

Eine sehr große Gefahr bei chronischer Anwendung von Medikamenten zur Behandlung der Migräneattacke ist, dass nach zu häufigem Gebrauch der Medikamente das Kopfschmerzleiden verschlimmert werden kann. Dies gilt sowohl für Schmerzmittel (Analgetika) als auch für spezielle Migränemittel. Der bei weitem häufigste Grund für eine Migräne, die an 15 oder mehr Tagen pro Monat auftritt bzw. für ein Mischbild von Migräne und Kopfschmerzen vom Spannungstyp mit 15 oder mehr Kopfschmerztagen pro Monat ist ein Übergebrauch spezifischer Migränetherapeutika oder Analgetika. Generell wird ein Medikamentenübergebrauch in Einnahmetagen pro Monat definiert. Entscheidend ist, dass die Einnahme regelmäßig, d. h. an mehreren Tagen pro Woche erfolgt. Ist das Limit z. B. 10 Tage im Monat, würde dies durchschnittlich 2–3 Einnahmetage in der Woche bedeuten. Folgen auf eine Häufung von Einnahmetagen lange Perioden ohne Medikation, wie man es bei einigen Patienten sieht, ist das Entstehen von Kopfschmerzen bei Medikamentenübergebrauch weit weniger wahrscheinlich. Ein reiner Kopfschmerz vom Spannungstyp ist meistens nicht auf einen Medikamentenübergebrauch zurückzuführen. Aber unter den Patienten, die in spezialisierten Zentren gesehen werden, hat sich der Kopfschmerz vom

> Kopfschmerzmedikamente können bei falschem Gebrauch selbst Kopfschmerzen verursachen

Spannungstyp häufig durch einen Medikamentenübergebrauch chronifiziert.

Darüber hinaus haben Kopfschmerzen, die auf einen Medikamentenübergebrauch zurückzuführen sind, häufig die Eigenart, selbst innerhalb eines Tages zwischen den Charakteristika einer Migräne und denen eines Kopfschmerzes vom Spannungstyp zu wechseln, sodass ein neuer Kopfschmerztyp entsteht. Die Diagnose eines Kopfschmerzes bei Medikamentenübergebrauch ist extrem wichtig, weil Patienten üblicherweise nicht auf eine Kopfschmerzprophylaxe ansprechen, solange ein Medikamentenübergebrauch besteht. Nachfolgend werden die Einteilung und die diagnostischen Merkmale der verschiedenen Unterformen aufgelistet.

**Übersicht**

**Kopfschmerz bei Ergotaminübergebrauch**

*Diagnostische Kriterien:*

A. Der Kopfschmerz weist wenigstens eines der folgenden Charakteristika auf:
   chronischer Kopfschmerz ($\geq$ 15 Tage/Monat), drückende/beengende Qualität, leichte oder mittlere Intensität (Tätigkeiten be- aber nicht verhindert), beidseitige Lokalisation

B. Ergotamineinnahme an > 10 Tagen/Monat regelmäßig über $\geq$ 3 Monate.

C. Verschlechterung der Kopfschmerzen während des Ergotaminübergebrauchs.

D. Der Kopfschmerz kehrt innerhalb von 2 Monaten nach Beendigung der Ergotamineinnahme wieder zu seinem früheren Auftretensmuster zurück.

## Kopfschmerz bei Triptanübergebrauch

*Diagnostische Kriterien:*

A. Der Kopfschmerz weist wenigstens eines der folgenden Charakteristika auf:
   1. Chronischer Kopfschmerz ($\geq$ 15 Tage/Monat)
   2. Vornehmlich einseitige Lokalisation
   3. Pulsierende Qualität
   4. Mittlere oder starke Schmerzintensität
   5. Wird durch körperliche Routineaktivitäten (z. B. Gehen oder Treppensteigen) verstärkt oder führt zu deren Vermeidung.
   6. Während des Kopfschmerzes besteht mindestens eines:
      a. Übelkeit und/oder Erbrechen
      b. Photophobie und Phonophobie

B. Triptaneinnahme an > 10 Tagen/Monat regelmäßig über > 3 Monate unabhängig von der Darreichungsform.

C. Zunahme der Migränehäufigkeit während des Triptanübergebrauches.

D. Der Kopfschmerz kehrt innterhalb von 2 Monaten nach Beendigung der Triptaneinnahme wieder zu seinem früheren Auftretensmuster zurück.

Triptane können eine Zunahme der Migränefrequenz bis hin zur chronischen Migräne verursachen. Es gibt Hinweise, dass dies schneller als bei Ergotaminen geschieht.

### Kopfschmerz bei Übergebrauch von Schmerzmitteln

*Diagnostische Kriterien:*

A. Der Kopfschmerz weist wenigstens eines der folgenden Charakteristika auf:
1. Chronischer Kopfschmerz ($\geq$ 15 Tage/Monat)
2. drückende/beengende (nichtpulsierende) Qualität
3. leichte oder mittlere Intensität (die Tätigkeiten be- aber nicht verhindert)
4. beidseitige Lokalisation
B. Einnahme an $\geq$ 15 Tagen/Monat regelmäßig über > 3 Monate.
C. Verschlechterung der Kopfschmerzen während des Analgetikaübergebrauchs.
D. Der Kopfschmerz kehrt innerhalb von 2 Monaten nach Beendigung der Analgetikaeinnahme wieder zu seinem früheren Auftretensmuster zurück.

### Kopfschmerz bei Übergebrauch von Opioiden

*Diagnostische Kriterien:*

A. Der Kopfschmerz weist wenigstens eines der folgenden Charakteristika auf:
Chronischer Kopfschmerz ($\geq$ 15 Tage/Monat).
B. Einnahme an $\geq$ 15 Tagen/Monat regelmäßig über > 3 Monate.
C. Verschlechterung der Kopfschmerzen während des Opioidübergebrauchs.
D. Der Kopfschmerz kehrt innerhalb von 2 Monaten nach Beendigung der Opioideinnahme wieder zu seinem früheren Auftretensmuster zurück.

Studien haben gezeigt, dass Patienten, die Opioide übergebrauchen, die höchste Rückfallrate nach einer Entzugsbehandlung aufweisen.

## Kopfschmerz bei Übergebrauch von Schmerzmittelmischpräparaten

*Diagnostische Kriterien:*

A. Der Kopfschmerz weist wenigstens eines der folgenden Charakteristika auf:
   1. Chronischer Kopfschmerz ($\geq$ 15 Tage/Monat).
   2. drückende/beengende (nichtpulsierende) Qualität
   3. leichte oder mittlere Intensität (die Tätigkeiten be- aber nicht verhindert)
   4. beidseitige Lokalisation
B. Einnahme an $\geq$ 15 Tagen/Monat regelmäßig über > 3 Monate.
C. Verschlechterung der Kopfschmerzen während des Übergebrauchs des Schmerzmittelmischpräparates.
D. Der Kopfschmerz kehrt innerhalb von 2 Monaten nach Beendigung der Einnahme des Schmerzmittelmisch- präparates wieder zu seinem früheren Auftretensmuster zurück.

Prinzipiell scheint jedes Medikament, das in der Akuttherapie primärer Kopfschmerzen wirksam ist, bei falscher Anwendung selbst Kopfschmerzen erzeugen zu können. Entscheidend ist dabei das Einnahmeverhalten. Es werden sowohl schmerz- mittel- als auch ergotamin bzw. triptaninduziert Kopfschmer- zen unterschieden.

**Schmerzmittelinduzierte Kopfschmerzen oder ergotamin- bzw. triptaninduzierte Kopfschmerzen müssen immer dann vermutet werden, wenn diese Medikamente an mehr als an zehn Tagen pro Monat erforderlich werden, gleichgültig, welche Dosis dabei verwendet wird.**

Die Diagnose eines medikamenteninduzierten Dauerkopfschmerzes kann oft erst gestellt werden, wenn sich der subs-
tanzinduzierte Kopfschmerz nach dem Absetzen des Medikamentes bessert.

## Häufigkeit des medikamenteninduzierten Kopfschmerzes in der Bevölkerung

In spezialisierten Kopfschmerzzentren ist der medikamenteninduzierte Kopfschmerz ein alltägliches Problem. Ca. 5–
10 % der Patienten stellen sich wegen dieser Beschwerden vor.
Die Zahl der stationären Behandlungen wegen medikamenteninduzierter Kopfschmerzen an Kliniken mit spezialisierter
Kopfschmerzbehandlung, wie z. B. der Schmerzklinik Kiel,
steigt zudem kontinuierlich.

Aus einer Untersuchung in der Schweiz ist bekannt, dass
4,4 % der Männer und 6,8 % der Frauen pro Woche mindestens
einmal ein Schmerzmittel einnehmen. Täglich nehmen 2,3 %
der Schweizer Schmerzmittel ein! Aus Untersuchungen in
Krankenhäusern, in denen Sucht- und Abhängigkeitserkran-
kungen behandelt werden, ist bekannt, dass Schmerzmittelab-
hängigkeit wesentlich häufiger vorkommt als Abhängigkeit
von anderen Medikamenten, wie z. B. Beruhigungs-, Schlaf-
oder Aufputschmitteln.

*Kombinations-
schmerzmittel
zählen zu den
meistverkauften
Medikamenten*

Unter den 20 meistverkauften Medikamenten in Deutschland finden sich acht Schmerzmittel. Die Bestseller sind die
Kombinationspräparate, bei denen die Gefahr von medikamenteninduzierten Kopfschmerzen besonders groß ist. Geht
man von den Verkaufszahlen aus, kann man annehmen, dass
ca. 1 % der deutschen Bevölkerung täglich Schmerzmittel einnimmt – dies bis zu zehnmal pro Tag. An täglichen Kopfschmerzen leiden 3 % der Deutschen. Das sind ca. 2,4 Millionen
Menschen. Wie viele davon dieses tägliche Leiden aufgrund
medikamenteninduzierter Kopfschmerzen haben, oder bei wie

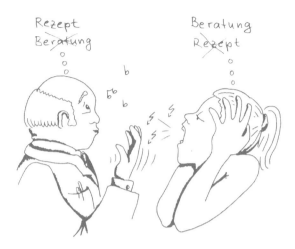

**Abb. 91.** Ohne gute Beratung und nur mit Medikamentenverordnung geht eine Kopfschmerzbehandlung nicht lange gut …

vielen es durch falsche Einnahme von Medikamenten unterhalten wird, ist unbekannt.

Bei einer Auswertung der Daten von 100 Patienten, die im Jahr 1990 an der Neurologischen Universitätsklinik Kiel wegen medikamenteninduzierter Kopfschmerzen stationär behandelt wurden, zeigte sich, dass die Frauen mit einem Anteil von 77% wesentlich häufiger betroffen sind als die Männer. 65% der Menschen haben die Medikamente wegen einer Migräne als primäre Kopfschmerzerkrankung eingenommen, bei weiteren 30% war ein Kopfschmerz vom Spannungstyp die primäre Kopfschmerzform. Bei den meisten Patienten bestehen diese primären Kopfschmerzformen bereits mindestens 20 Jahre. Im Mittel sind die Patienten 47 Jahre alt. Im Durchschnitt wurden bereits mehr als fünf verschiedene Ärzte wegen der Kopfschmerzen aufgesucht (■ Abb. 91). Am häufigsten wurde ein Erfolg in der Akupunkturbehandlung erhofft – leider vergeblich.

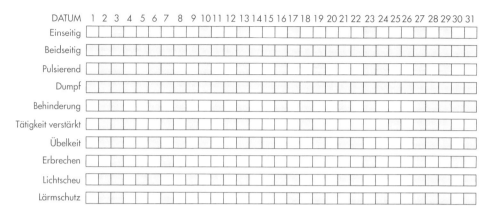

**Abb. 92.** Der Kieler Kopfschmerzkalender wurde während eines Monats regelmäßig ausgefüllt. Oben sind die Monatstage angegeben, seitlich die Kopfschmerzmerkmale. Die Patientin leidet an einem medikamenteninduzierten Dauerkopfschmerz.

## Symptome des medikamenteninduzierten Kopfschmerzes

Dauerkopfschmerzen werden von migräneähnlichen Symptomen begleitet

Häufig zerstören die Schmerzen das berufliche und das soziale Leben

Bei 80 % der betroffenen Menschen besteht ein täglicher Dauerkopfschmerz an jedem Tag des Monats, vom Aufwachen bis zum Schlafengehen (Abb. 92). Die restlichen Patienten haben Kopfschmerzen an mehr als 20 Tagen pro Monat. Über die Hälfte leidet an einem dumpf-drückenden Kopfschmerz, bei den restlichen hat der Kopfschmerz einen pulsierenden Charakter oder er wird sowohl als dumpf als auch als pulsierend beschrieben. Bei über 80 % kommen Übelkeit, Erbrechen, Lärm- und Lichtempfindlichkeit hinzu. Es können Schwindel, Konzentrationsstörungen, Vergesslichkeit, Müdigkeit, Kältegefühl, Verstimmungen, Schlafstörungen und andere Begleitsymptome beobachtet werden. Diese Krankheitszeichen erlauben eine sichere Abgrenzung des medikamenteninduzierten Kopfschmerzes vom chronischen Kopfschmerz vom Spannungstyp. Ein beträchtlicher Teil der Menschen leidet zudem an erheblichen psychosozialen Problemen, entweder im Beruf oder in der Familie. 65 % der Menschen geben einen sehr schweren Grad der Behinderung ihres Lebens durch die Dauerkopfschmerzen an. Im Mittel sind die Menschen an 25 Tagen pro Jahr arbeitsunfähig. 9 % mussten sogar ihren Beruf deswegen aufgeben. Viele Patienten geben neben den medikamenteninduzierten Kopfschmerzen auch noch weitere Erkrankungen an, insbesondere im Bereich des Bewegungsapparates und der Psyche.

94 % der untersuchten Patienten berichten, dass sie an 30 Tagen pro Monat Medikamente gegen die Kopfschmerzen einnehmen. Die restlichen 6 % nehmen an 12 bis 20 Tagen pro Monat Schmerzmittel ein.

**Kombinationspräparate, d. h. Medikamente mit zwei und mehr Inhaltsstoffen, werden von 88 % der Betroffenen täglich eingenommen!**

Die wenigsten Menschen wissen, dass ihr Kopfschmerz durch die regelmäßige Einnahme von Kopfschmerzmedikamenten in seiner Häufigkeit, Hartnäckigkeit und Dauer so zugenommen hat. Im Gegenteil versuchen die Betroffenen sogar, irgendwann einmal das Medikament zu finden, das alle ihre Beschwerden löst. Aus diesem Grunde werden sehr häufig die Medikamente gewechselt und neue Substanzen ausprobiert. Dabei kann sich ein richtiger „Kopfschmerztourismus" entwickeln. Die Menschen fahren von Kopfschmerzspezialist zu Kopfschmerzspezialist, scheuen keine Zeit und keine Kosten, um von ihrem Leiden befreit zu werden (◻ Abb. 93).

Am Anfang der Tournee glauben viele Patienten nicht, dass ihre Kopfschmerzen durch die Medikamente unterhalten werden: Sie haben gelernt, dass das Weglassen mit sicherer Regelmäßigkeit nach ein paar Stunden zu schlimmen Kopfschmerzen und die Einnahme von Kopfschmerzmedikamenten zu einer genauso sicheren Kupierung führt – zumindest stundenweise. Viele Patienten trauen sich ohne Kopfschmerzmittel nicht auf die Straße. So wird z. B. rituell bei Verlassen des Hauses nochmals die Handtasche kontrolliert, ob auch wirklich die Migränezäpfchen dabei sind – denn nach vier bis fünf Stunden

*Kopfschmerztourismus*

*Ohne Kopfschmerzmittel geht nichts mehr*

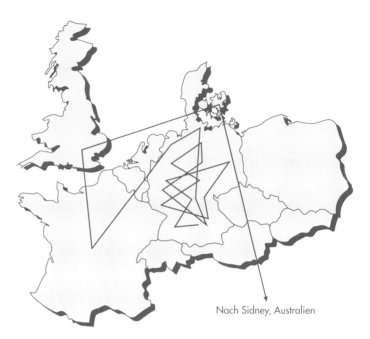

Nach Sidney, Australien

◨ **Abb. 93.** Der Kopfschmerztourist auf der Suche nach dem Arzt, der endlich die Wundertherapie verschreibt …

kommen die Kopfschmerzen wieder, und nur durch einen schnellen Gang in die Kaufhaustoilette mit erneuter Einnahme kann man den Tag bestehen. Bei der ärztlichen Untersuchung ist der Satz typisch:

 **„Herr Doktor, jetzt nehme ich doch schon so viele Medikamente, und trotzdem wird mein Kopfschmerz nicht besser!"**

**Ausführliche Beratung** In dieser Situation hilft nur die ausführliche Beratung. Manche Patienten erahnen den Zusammenhang zwischen ihrem Leid und der Medikamenteneinnahme, die meisten jedoch nicht. Verantwortungsvolle Apotheker, die bei Einkauf der Medikamente zu einem Arztbesuch oder gar zu einer Schmerzmittelreduktion raten, werden gemieden. Um den Eindruck zu wahren, gehen manche Patienten am Montag in die Apotheke A, am Mittwoch in die Apotheke B und am Samstag in die Apotheke C. Wenn möglich werden Groß- oder gar Klinik-

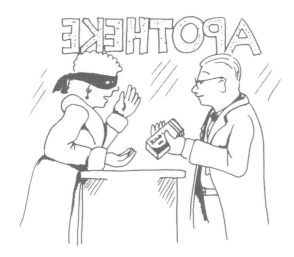

● Abb. 94. Manche Patienten spüren, dass sie etwas mit der Medikamenteneinnahme falsch machen und versuchen durch Apothekenwechsel ihren Missbrauch zu verbergen.

packungen geordert, um immer etwas im Haus zu haben (● Abb. 94).

Neben dem eigentlichen Schmerzmittel werden häufig auch noch Beruhigungs-, Abführ-, Schlafmittel, Nasentropfen und andere Medikamente eingenommen. Bei der ärztlichen Untersuchung finden sich bei vielen Menschen bereits die Auswirkungen des Medikamentenmissbrauches, wie z. B. Magenschleimhautentzündung, Magengeschwüre, Blutarmut oder Nervenschäden (sog. Polyneuropathie). Oft kann man das Leiden schon vom ersten Eindruck her erkennen. Die Menschen sind bleich, haben ein fahles Gesicht und graue Augenränder. Die Lippen sind blass, die Haut hat ihre Spannung verloren und wirkt welk. Die meisten Patienten kommen erst nach ca. 10 bis 15 Jahren Leidensweg zur Einsicht, etwas Grundlegendes unternehmen zu müssen.

Der wichtigste Schritt in der Therapie ist die Erkenntnis des Patienten:

**Viele Organe werden durch die Dauereinnahme von Schmerzmittel geschädigt**

**„Gerade weil ich so oft und so viele Medikamente nehme, sind meine Kopfschmerzen so schlimm!"**

Absetzkopfschmerz    Grund für die kontinuierliche Medikamenteneinnahme ist der *Absetzkopfschmerz*, der bei Nachlassen der Medikamentenwirkung mit gesetzmäßiger Härte eintritt. Bei 90 % der an der Schmerzklinik Kiel untersuchten Patienten ist dieser Kopfschmerz von mittlerer bis starker Intensität, er wird von Übelkeit, Erbrechen, Angst und Unruhe, Kreislaufstörungen, Schwindel und teilweise sogar Fieber begleitet. Die Einnahme von einer bis zwei Tabletten behebt diese Qual – leider nur vorübergehend – und führt gleichzeitig dazu, dass es von Mal zu Mal immer schlimmer wird.

## Höchste Gefahr bei Kombinationspräparaten!

Bei regelmäßiger und überhöhter Einnahme von Migränekupierungsmitteln kann eine stetige Dosissteigerung erfolgen. Da insbesondere das Absetzen von Ergotamin nach Dauergebrauch zu einem schweren Ergotamin-Absetzkopfschmerz führt, entsteht ein Rückkopplungs-Mechanismus mit immer größerem Bedarf. Die weitere Anwendung von Ergotamin führt kurzfristig zu einer vorübergehenden Besserung. Das Problem wird durch den Einsatz von Kombinationspräparaten oder auch Mehrfachmedikation verstärkt. Dies betrifft insbesondere die Kombination mit Phenobarbital, Benzodiazepinen und anderen im zentralen Nervensystem wirksamen Substanzen.

Je mehr Wirkstoffe umso größer ist das Problem    Aufgrund dieser Gefahr sind sowohl die Gabe von Kombinationspräparaten als auch die Vorgehensweise nach dem Gießkannenprinzip mit gleichzeitigem Einsatz mehrerer Medikamente zu vermeiden. Die Patienten sind insbesondere auf die Gefahr des medikamenteninduzierten Dauerkopfschmerzes hinzuweisen. Um die Wahrscheinlichkeit des Entstehens eines medikamenteninduzierten Dauerkopfschmerzes möglichst gering zu halten, ist bei der Einnahme von Ergotamintartrat und anderen Migränemedikamenten eine Obergrenze einzuhalten.

**So sollten Schmerzmittel und spezifische Migränemittel, die sog. Triptane, maximal an 10 Tagen pro Monat verwendet werden. 20 Tage pro Monat sollten also frei von deren Einnahme sein.**

Auf Ergotaminpräparate und Schmerzmittel-Kombinationspräparate sollte vollständig verzichtet werden. Beim Ergotismus aufgrund übermäßigen Gebrauch von Ergotaminpräparaten können sich Durchblutungsstörungen innerhalb der verschiedensten Gefäßabschnitte entwickeln. Leitsymptome sind Verschlusserscheinungen von Blutgefäßen mit Zeichen von Kälte, Blässe, Bewegungsschmerzen und im Endstadium Absterben von Körperteilen (Gangrän-Entwicklung). Der Ergotismus äußert sich in

- Nierenerkrankungen bis zum vollständigen Nierenversagen und Dialysepflichtigkeit,
- Magen-Darm-Erkrankungen bis hin zum Absterben von Darmteilen,
- Herz-Kreislauf-Krankheiten bis hin zu tödlich verlaufenden Herzinfarkten,
- Blutarmut.

In verschiedenen Dialysezentren haben zwischen 1 % und 32 % der behandelten Patienten einen Schmerzmittelmissbrauch betrieben, der als Grund für die dialysepflichtige Nierenerkrankung angesehen wird.

**Aus diesem Grund sollte heute Ergotamin nicht mehr bei Migräne eingenommen werden.**

## Die häufigsten Übeltäter

Bei der Auswertung der Daten von 100 in Folge behandelten Patienten der Neurologischen Universitätsklinik Kiel, ergibt sich, dass mit größtem Abstand

- Coffein in Verbindung mit verschiedenen Migränemitteln am häufigsten eingenommen wurde. Diese Substanz war

**Coffein in Zusammenwirkung mit einem Schmerzmittel findet sich am häufigsten als Ursache**

früher in fast allen Migränemedikamenten enthalten und ist wahrscheinlich deshalb nur zufällig der am häufigsten eingenommene Grundstoff. Ob Coffein von sich aus Kopfschmerzen erzeugen kann, ist umstritten. Allerdings wissen Kaffee- und Teetrinker, dass sie ihr Getränk regelmäßig zu sich nehmen müssen („Fünf-Uhr-Tee"), um sich wohl zu fühlen. In der Wechselwirkung mit einem Schmerzmittel könnte möglicherweise ein sonst harmloser Stoff unkontrollierte Wirkungen erzielen.

Weitere Substanzen mit großer Einnahmehäufigkeit bei Patienten mit medikamenteninduziertem Kopfschmerz sind Paracetamol und Ergotalkaloide.

Die sonstigen Substanzen, die in der Kopfschmerztherapie eingenommen werden, folgen dann mit relativ gleicher Häufigkeit. Aufgrund der Ergebnisse muss angenommen werden, dass potenziell jedes Kopfschmerzmedikament bei falscher Einnahme zu medikamenteninduzierten Kopfschmerzen führen kann.

Die gleiche Aussage gilt auch für die Triptane!

Im Mittel nehmen die Menschen mit medikamenteninduziertem Dauerkopfschmerz 1 bis 20 Dosiseinheiten der verschiedensten Präparate pro Tag ein. Im Einzelfall werden zwischen einem und 14 unterschiedliche Präparate täglich eingesetzt.

### Wann es kritisch wird

Aus der Untersuchung an der Schmerzklinik Kiel und auch aus anderen Studien wird deutlich, dass es kritische Schwellen für die Entstehung von medikamenteninduzierten Kopfschmerzen gibt. Diese Schwellen sind:

– Schwelle Nr. 1: das Wechseln von einem Medikament mit einem Inhaltsstoff auf Medikamente mit zwei oder mehreren Inhaltsstoffen.

- Schwelle Nr. 2: die Einnahme von Kopfschmerzmitteln an mehr als 10 Tagen pro Monat.
- Schwelle Nr. 3: das Entstehen von Kopfschmerzen an mehr als 14 Tagen pro Monat.

Versuchen Sie unter der ersten Schwelle zu bleiben. Wenn Sie bereits eine oder gar mehrere Schwellen überschritten haben, sollten Sie dringend einen in der Kopfschmerztherapie erfahrenen Neurologen aufsuchen. Warten Sie nicht zehn und mehr Jahre damit wie die meisten der Betroffenen.

## Wie medikamenteninduzierte Kopfschmerzen entstehen

Bei der Entstehung des medikamenteninduzierten Kopfschmerzes scheinen zwei Hauptfaktoren zusammenzuwirken, nämlich

- psychische Faktoren und
- Veränderungen des Schmerzwahrnehmungssystems.

### Psychische Faktoren: Angst vor der Folter im Kopf

Patienten mit primären Kopfschmerzen kennen die leidvolle Behinderung durch ihre Schmerzen. Sie haben Angst vor der nächsten Attacke. Angst vor den Schmerzen, Angst vor dem Naserümpfen der sozialen Umwelt, Angst vor beruflichen Konsequenzen, Angst, den eigenen Leistungsansprüchen nicht zu entsprechen oder einfach Angst, die Hausarbeit und die Versorgung der Familie nicht zu schaffen. Außerdem wissen sie, dass die Medikamente nur hinreichend wirken, wenn sie möglichst früh eingenommen werden.

Kopfschmerzmedikamente können diese Ängste reduzieren, indem sie die Sicherheit geben, die Schmerzen kurzfristig am Entstehen zu hindern. Damit werden Kopfschmerzmedikamente schnell zu unentbehrlichen Begleitern im All-

**Medikamente werden regelmäßig eingenommen, um zu funktionieren**

Angst vor der
Folter im Kopf

Stärkere und
häufigere
Kopfschmerzen

**Der
Teufelskreis
des
medikamenten-
induzierten
Dauerkopfschmerzes**

Medikamenten-
einnahme

Einnahme von
Kombinations-
präparaten

Steigerung der
Einnahmehäufigkeit,
um funktionsfähig
zu bleiben

Allmähliche
Steigerung
der Schmerzempfindlichkeit

 **Abb. 95.** Der Teufelskreis des medikamenteninduzierten Dauerkopfschmerzes.

tag. Um wirklich sicher zu gehen, werden manchmal die Medikamente schon eingenommen, wenn noch gar keine
Schmerzen vorhanden sind oder diese sich mit geringen
Ankündigungssymptomen anmelden. Das führt dann zu einer allmählichen Dosissteigerung. Kombinationspräparate
enthalten zudem teilweise anregende Mittel, wie das Coffein, das kurzfristig erfrischt. Andere Mittel enthalten be-
ruhigend oder euphorisierend wirkende Bestandteile neben
dem Schmerzmittel und helfen besonders, mit der Angst vor
der Folter im Kopf umzugehen. Diese Substanzen sind teilweise auch von sich aus sucht- oder abhängigkeitserzeugend
(☐ Abb. 95).

### Veränderungen im Schmerzwahrnehmungsapparat

Durch diese Verhaltensfaktoren steigt die Einnahmehäufigkeit
und die verabreichte Menge von Kopfschmerzmitteln. Die
Wirkung der Medikamente wird durch Bindung an bestimmte Rezeptoren vermittelt. Durch die zunehmende Zufuhr der

Substanzen müssen diese Rezeptoren ihre Empfindlichkeit reduzieren, um sich an diese erhöhte Konzentration zu gewöhnen. Andernfalls wäre eine kontinuierliche Fehlregulation die Folge. Die Rezeptoren regulieren jedoch unter anderem auch die Schmerzempfindlichkeit. Aufgrund der „Abstumpfung" der Rezeptoren werden die körpereigenen Schmerzfilter nicht richtig gesteuert, und es kommt zu einem ungehinderten Einströmen von Schmerzinformationen in das Bewusstsein. Die Folge ist eine kontinuierlich erhöhte Schmerzempfindlichkeit: Der Dauerkopfschmerz entsteht.

*Die Dauereinnahme von Schmerzmitteln verstellt die körpereigenen Schmerzregler*

In der Folge werden die Kopfschmerzen immer stärker erlebt. Deshalb steigt die Angst vor den Beschwerden. Medikamente werden immer häufiger, immer mehr und immer schneller eingenommen. Diese stimulieren kurzfristig die Regulationsrezeptoren und führen somit für die Wirkzeit der Medikamente zu einer Normalisierung der Schmerzempfindlichkeit, langfristig aber bewirken sie eine weitere Reduktion der Rezeptorempfindlichkeit und damit eine stetige Zunahme der Kopfschmerzanfälligkeit. Nach Abklingen der Medikamentenwirkung entsteht ein sogenannter Absetzkopfschmerz, der Teufelskreis hat sich geschlossen.

## Behandlung der medikamenteninduzierten Kopfschmerzen

Für die Therapie gibt es nur eine Lösung: Die stetige Medikamentenzufuhr muss gestoppt werden!

**Solange der kontinuierliche Schmerzmittelfehlgebrauch weiter betrieben wird, kann kein Behandlungsverfahren eine Besserung erzielen. Es gibt keine andere Lösung des Problems als eine kontrollierte und systematische Schmerzmitteleinnahmepause.**

## Stationäre Behandlung

Eine Medikamentenpause sollte immer stationär durchgeführt werden

Langjährige Erfahrungen zeigen, dass eine Medikamentenpause außerhalb einer Klinik in aller Regel erfolglos bleibt. Aus diesem Grunde sollte die Pause in aller Regel stationär durchgeführt werden. Leider gibt es in Deutschland bei den Kostenträgern nur eine sehr gering verbreitete Einsicht, dass in einem normalen Routinekrankenhaus weder Erfahrung noch Zeit für einen adäquaten Schmerzmittelpause vorauszusetzen sind.

**Die Etablierung von spezialisierten Kopfschmerzkliniken, in denen nach wissenschaftlichem Standard behandelt wird, ist daher notwendig!**

Die bisherigen stationären Behandlungsmöglichkeiten sind nur ein Tropfen auf den heißen Stein. Deshalb besteht dringender Bedarf für die Einrichtung von weiteren spezialisierten Kopfschmerzabteilungen und -kliniken in Deutschland.

## Durchführung der Medikamentenpause

Am Tag nach der Klinikaufnahme werden sämtliche Kopfschmerzmedikamente abgesetzt. Nach wenigen Stunden treten Absetzkopfschmerzen auf, die in der Regel als mittel bis sehr stark erlebt werden. Dazu können Begleitsymptome wie Übelkeit, Erbrechen, Schwindel, Herzrasen, Unruhe, Schlafstörungen, Erregbarkeit, Angstzustände, gelegentlich Trugwahrnehmungen und auch Fieber kommen.

Die Absetz- oder Reboundkopfschmerzen dauern ca. 7–10 Tage an

Im Mittel erreichen diese Beschwerden ihr Maximum nach drei bis vier Tagen. In der Regel dauert diese erste Phase der stationären Behandlung mit Absetzkopfschmerzen sieben bis zehn Tage, spätestens nach vierzehn Tagen ist diese schwere erste Phase auf dem Weg zur Besserung vorbei.

Die Zeit des Entzugs ist für viele Patienten sehr schwer. Durch ärztliche Maßnahmen muss versucht werden, die Beschwerden zu lindern und die Auswirkungen soweit wie möglich zu reduzieren. Überlässt man die Patienten sich selbst, wird diese Phase in der Regel nicht durchgehalten, und der Griff zu den Medikamenten ist vorprogrammiert.

Für fast alle Patienten kommt innerhalb von 14 Tagen der Morgen, an dem sie fassungslos aufwachen und keine Kopfschmerzen mehr haben. Dieses für die Betroffenen unglaubliche Gefühl stellt sich erstmals wieder nach vielen Dauerkopfschmerz-Jahren ein, und viele realisieren mit glücklichem Staunen, dass dies ohne Medikamenteneinnahme möglich ist.

**In dieser Phase ist besonders wichtig, dass die Patienten verstehen und lernen, dass die Kopfschmerzfreiheit wieder zurückgekehrt ist, weil sie *keine* Medikamente mehr genommen haben.**

In einer Langzeituntersuchung an der Universität Kiel zeigte sich, dass 96 % der mit medikamenteninduzierten Kopfschmerzen aufgenommenen Patienten die Klinik ohne Dauerkopfschmerz wieder verlassen konnten.

### Was nach der Medikamentenpause passiert

Nach Abklingen der akuten Entzugsphase ist der medikamenteninduzierte Dauerkopfschmerz unterbrochen. Damit ist das Problem der Patienten jedoch nur zur Hälfte gelöst.

**Das primäre Kopfschmerzleiden besteht nämlich weiterhin und muss jetzt intensiv einer optimalen Behandlung unterzogen werden, damit nicht wieder das falsche Einnahmeverhalten von Kopfschmerzmedikamenten eingeleitet wird.**

Die Migräne, der häufigste Grund für medikamenteninduzierte Kopfschmerzen, muss nach den migränespezifischen Richtlinien therapiert werden, das gleiche gilt für den Kopfschmerz vom Spannungstyp. Dabei müssen alle nichtmedikamentösen und medikamentösen Möglichkeiten (Prophylaxe!) je nach in-

*Die wichtigste Regel: Kopfschmerzmedikamente nur max. an 10 Tagen/Monat einnehmen*

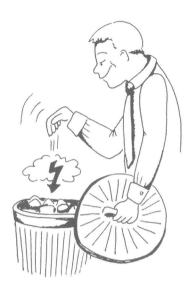

**◻ Abb. 96.** Kopfschmerzen müssen nicht einfach hingenommen werden, sie können erfolgreich überwunden werden …

dividuellen Gegebenheiten ausgeschöpft werden. Ziel ist, möglichst viele Kopfschmerzanfälle zu vermeiden. Wenn Anfälle auftreten, sollen sie effektiv behandelt werden ohne negative Langzeitfolgen (◻ Abb. 96). Besonders wichtig ist dabei darauf zu achten, Kopfschmerz-Akutmedikamente nur maximal an 10 Tagen pro Monat einzunehmen.

# 8
# Clusterkopfschmerzen

## Kopfschmerzen haufenweise

**Der Clusterkopfschmerz ist durch schwere, einseitig im Bereich der Augen, der Stirn oder der Schläfe auftretende Schmerzattacken von 15–180 Minuten Dauer gekennzeichnet.**

Die Attacken treten mit einer Häufigkeit von einer Attacke jeden zweiten Tag bis zu acht Attacken pro Tag auf. Die Schmerzen werden durch mindestens eines der folgenden Symptome begleitet, die auf der gleichen Seite auftreten: Augenrötung, Augentränen, Verstopfung der Nase, Nasenlaufen, vermehrtes Schwitzen im Bereich von Stirn und Gesicht, Verengung der Pupille, Hängen des Augenlides oder Schwellung der Augenlider. Die Attacken treten *periodisch gehäuft* auf; man spricht deshalb von einem Cluster (engl. Haufen). Zwischengeschaltet sind kopfschmerzfreie Zeiten unterschiedlicher Dauer.

## Die diagnostischen Kriterien des Clusterkopfschmerzes

- A: Wenigstens 5 Attacken entsprechend den unter B–D angeführten Bedingungen.

B: Sehr starker einseitiger Schmerz im Augenbereich, über dem Auge und/oder über der Schläfe ohne Behandlung mit einer Dauer von 15–180 Minuten.

C: In Verbindung mit dem Kopfschmerz tritt gleichzeitig wenigstens eines der nachfolgend angeführten Zeichen auf: Augenrötung, Tränenlaufen, Verstopfung der Nase, Nasenlaufen, starkes Schwitzen im Bereich der Stirn und des Gesichts, Verengung der Pupille (Miosis), hängendes Augenlid (Ptosis), Schwellung des Augenlides

D: Attackenfrequenz zwischen einer Attacke jeden zweiten Tag und acht Attacken pro Tag.

E: Wenigstens eine der nachfolgend angeführten Bedingungen trifft zu: 1) Vorgeschichte, körperliche und neurologische Untersuchung ergeben keinen Hinweis auf einen sekundären Kopfschmerz. 2) Vorgeschichte und/oder körperliche und/oder neurologische Untersuchung lassen an eine derartige Erkrankung denken, die aber durch ergänzende Untersuchungen ausgeschlossen wird. 3) Eine Erkrankung, die zu sekundären Kopfschmerzen führt, liegt vor, aber der Clusterkopfschmerz ist nicht erstmalig in einer engen zeitlichen Verbindung mit dieser Erkrankung aufgetreten.

### Episodischer und chronischer Clusterkopfschmerz

Der episodische Clusterkopfschmerz

Der *episodische Clusterkopfschmerz* tritt in Perioden von 7 Tagen bis zu einem Jahr Länge auf, die durchschnittliche Dauer beträgt 4–12 Wochen. Die schmerzfreien Intervalle betragen mindestens 14 Tage.

Der chronische Clusterkopfschmerz

Der *chronische Clusterkopfschmerz* äußert sich durch das Auftreten von Clusterattacken über ein Zeitintervall von mehr als einem Jahr ohne kopfschmerzfreie Zeit oder mit einer nur kurzfristig kopfschmerzfreien Zeit von weniger als 14 Tagen. Die verschiedenen Formen des Clusterkopfschmerzes sind in ◨ Abb. 97 dargestellt.

Früher verwendete Begriffe für dieses Kopfschmerzleiden, die heute nicht mehr benutzt werden sollten, sind

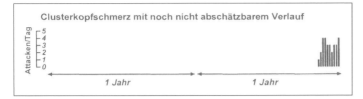

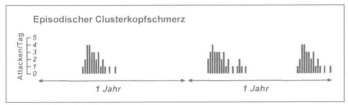

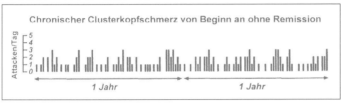

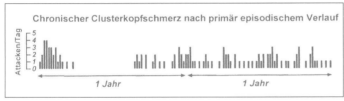

**▣** Abb. 97. Verschiedene Verlaufsformen der Clusterkopfschmerzen

Bing'sche Erythroprosopalgie, ziliare oder migränöse Neu-
ralgie nach Harris, Erythromelalgie des Kopfes, Horton-
Syndrom, Histaminkopfschmerz, Petrosus-Neuralgie nach
Gardner, Neuralgie des Ganglion sphenopalatinum, Vidianus-
Neuralgie, Sluder-Neuralgie, Hemicrania periodica neuralgi-
formis.

## Vorkommen

Die Patienten sind beim erstmaligen Auftreten des Clusterkopfschmerzes durchschnittlich *28 – 30 Jahre* alt. Allerdings
lässt sich der Clusterkopfschmerz auch in deutlich späteren

Lebensjahren erstmals beobachten. Bei Kindern und Jugendlichen findet sich der Clusterkopfschmerz dagegen nur im sehr seltenen Ausnahmefall.

Die Neuerkrankungsrate beträgt 15,6 auf 100 000 Personen pro Jahr für Männer und 4,0 auf 100 000 Personen pro Jahr für Frauen. Die durchschnittliche Erkrankungsrate beträgt 9,8 auf 100 000 Personen pro Jahr. Die *Erkrankungshäufigkeit in der Gesamtbevölkerung* beträgt nach verschiedenen Studien etwa *0,9 %*.

**Es sind deutlich mehr Männer als Frauen betroffen**

Der Clusterkopfschmerz weist als einzige Form der primären Kopfschmerzerkrankungen ein deutliches *Überwiegen der Männer* auf. Ihr *Anteil* unter den Patienten mit chronischem und episodischem Clusterkopfschmerz liegt zwischen *70 und 90 %*.

## Symptome

**Periodisch gehäuftes Auftreten**

Namensgebendes Charakteristikum des Clusterkopfschmerzes ist das *periodisch gehäufte Auftreten* der Kopfschmerzattacken. Diese Perioden mit Kopfschmerzattacken werden von Phasen mit völliger *Kopfschmerzfreiheit* unterbrochen. Beim *episodischen* Clusterkopfschmerz erstrecken sich die Clusterperioden über eine Woche bis zu höchstens einem Jahr, im Mittel halten sie zwischen ein und zwei Monaten an. In der Regel treten pro 24 Monate ein bis zwei Clusterphasen auf.

**Besonders häufig finden sich Perioden im Frühjahr und Herbst**

Die schmerzfreien Zeiträume zwischen den Kopfschmerzperioden betragen definitionsgemäß mindestens 14 Tage. Die mittlere Dauer der schmerzfreien Zeiträume zwischen den Kopfschmerzperioden liegt zwischen 6 Monaten und 2 Jahren. Bei einigen Patienten lassen sich konstante Muster dieser Zeiträume zwischen den Kopfschmerzperioden beobachten. Allerdings gibt es bei anderen Patienten wiederum ganz unterschiedliche Phasenlängen. In Ausnahmefällen lassen sich Zeiträume zwischen den Kopfschmerzperioden beobachten, die länger als 20 Jahre dauern.

Halten Clusterperioden über ein Jahr an, ohne dass es zu einer kopfschmerzfreien Phase von mindestens 14 Tagen Länge gekommen ist, spricht man von einem *chronischen* Clusterkopfschmerz.

Es ist möglich, dass ein chronischer Clusterkopfschmerz bereits von Beginn an diesen nicht durch freie Intervalle unterbrochenen Verlauf zeigt. Man spricht dann vom sog. *primären* chronischen Clusterkopfschmerz. Besteht zunächst ein episodischer Clusterkopfschmerz mit kopfschmerzfreien Intervallen, der dann im späteren Zeitverlauf in einen chronischen Clusterkopfschmerz übergeht, spricht man von einem chronischen Clusterkopfschmerz nach primär episodischem Verlauf.

Erfüllen die Attacken eines Patienten die Kriterien des Clusterkopfschmerzes mit nur einer Ausnahme, wird die Diagnose einer *clusterkopfschmerzartigen Störung* gestellt.

*Primärer chronischer Clusterkopfschmerz*

*Clusterkopfschmerzartige Störung*

## Zeitmuster der Attacken

Clusterattacken haben eine spontane Dauer von 15 – 180 Minuten. Im Mittel dauert eine Attacke 30 bis 45 Minuten.

Die Attackendauer ist zu Beginn und am Ende der Clusterepisode kürzer als in der Mitte. Bei fast allen Patienten ist der *Gipfel der Schmerzintensität bereits nach 10 Minuten* erreicht. Dieses *Plateau* wird *für etwa 30 Minuten* eingehalten, anschließend klingt die Attacke ab.

*Schneller, explodierender Schmerz hinter dem Auge*

Die Attackenfrequenz variiert zwischen einer Attacke jeden zweiten Tag und bis zu acht Attacken pro Tag. Die mittlere Attackenfrequenz während der Clusterphase beträgt *2 Attacken pro Tag*. Mehr als 3 – 4 Attacken pro Tag sind selten.

Bei der Mehrzahl der Patienten zeigt sich eine typische *tageszeitliche* Bindung des Auftretens der Clusterattacken. *Am häufigsten* sind die Attacken *nachts zwischen 1.00 und 2.00 Uhr* zu beobachten, *ein zweiter Gipfel tritt zwischen 13.00 und 15.00 Uhr* am Nachmittag auf und ein dritter *um 21.00 Uhr*

*Tageszeitliche Bindung des Auftretens*

am Abend. Eindeutig überwiegt jedoch das nächtliche Auftreten zwischen 1.00 und 3.00 Uhr. Bei über 50 % der Patienten beginnen die Attacken aus dem Schlaf heraus.

### Schmerzcharakteristika

Seitenkonstantes Auftreten der Clusterattacken

Bei nahezu allen Patienten besteht ein streng seitenkonstantes Auftreten der Clusterattacken. Clusterkopfschmerz tritt praktisch *immer auf derselben Seite* auf und *nie(!) simultan beidseitig*. Nur in extrem seltenen Ausnahmefällen wechselt das Auftreten zwischen den verschiedenen Clusterperioden von der einen zur anderen Seite.

Der Anstieg der Schmerzintensität ist sehr schnell

Bei *über 90 %* der Patienten beginnt der Schmerz in der *Augenregion*, entweder hinter, über oder seitlich neben dem Auge. Der Schmerz kann auch zur Stirn, zum Kiefer, zum Rachen, zum Ohr, zum Hinterhaupt oder in seltenen Fällen auch zum Nacken und zur Schulter ausstrahlen. Der Anstieg der Schmerzintensität ist sehr schnell. Aus dem Wohlbefinden heraus kommt es innerhalb von 10 Minuten zu einem extrem schweren, oft als vernichtend erlebten Schmerz. Die Patienten beschreiben den Schmerz als ein glühendes Messer, das in das Auge gestochen oder als einen brennenden Dorn, der in die Schläfe gerammt wird.

### Begleitstörungen

Begleitstörungen treten ausschließlich *auf der vom Schmerz betroffenen Seite* auf.

Tränenfluss Augenrötung

Am häufigsten findet sich in circa 80 % ein *Tränenfluss* am betroffenen Auge. *Augenrötung* zeigt sich als zweithäufigstes Begleitsymptom mit einer Häufigkeit zwischen 50 und 80 %.

Hängendes Lid oder eine Pupillenverengung

Ein *hängendes Lid* oder eine *Pupillenverengung* kann während der Attacke bei nahezu bis zu 70 % der Patienten beobachtet werden, bei längeren Verläufen kann auch während der Zeiträume zwischen den Kopfschmerzperioden bei einigen Patienten diese Symptomatik beobachtet werden.

Bei etwa 60–80 % zeigt sich eine *Verstopfung der Nase* oder ein *Nasenlaufen* auf der betroffenen Seite. *Gesichtsschwitzen* und *-röte* lässt sich ebenfalls auf der betroffenen Seite finden, allerdings tritt diese Störung mit deutlich geringerer Häufigkeit als die vorgenannten Beschwerden auf. Bei einigen wenigen Patienten sind diese Begleitstörungen so gering ausgeprägt, dass die Patienten ihr Auftreten nicht wahrnehmen. Solche geringgradigen Störungen sind bei weniger als 3–5 % der Patienten zu erwarten.

Verstopfung der Nase oder ein Nasenlaufen

## Körperliche Aktivität

Ein wichtiges Merkmal des Clusterkopfschmerzes in der Abgrenzung zur Migräne ist der Bewegungsdrang der Patienten während der Attacke.

**Im typischen Fall laufen sie während der Schmerzattacken ruhelos umher, hüpfen auf der Stelle und schlagen schmerzgeplagt mit der Faust auf den Tisch oder mit dem Kopf gegen die Wand. Bettruhe wird selten eingehalten und wenn, dann meist mit erhöht liegendem Oberkörper.**

## Auslösefaktoren

Eine Reihe von Auslösefaktoren kann während der Clusterperiode Kopfschmerzattacken hervorrufen, während diese Faktoren in den Zeiträumen zwischen den Kopfschmerzperioden ohne Konsequenzen bleiben. Der bekannteste Auslösefaktor für den Clusterkopfschmerz ist *Alkohol*. Wichtig ist, dass nicht der Alkohol per se die einzelnen Clusterattacken auslöst, sondern dass es auf die *Menge* des eingenommenen Alkohols ankommt.

Der bekannteste Auslösefaktor ist Alkohol

***Kleine* Mengen Alkohol können während der Clusterperiode *sehr potent und zuverlässig* die Clusterattacken auslösen, während *größere* Mengen von Alkohol teilweise sogar Clusterattacken *verhindern*.**

Neben Alkohol können eine Reihe weiterer Substanzen Clusterattacken auslösen. Dazu gehören insbesondere *Histamin, Nitroglyzerin und Calciumantagonisten wie z.B. Nifedipin*. Auch blendendes Licht wird als Auslösefaktor angegeben. Das zeitweilige Tragen von Sonnenschutzgläsern während der Clusterepisode kann daher vorbeugend wirken.

## Diagnose

**Genaue Beschreibung des Anfallsverlaufes ist für die Diagnose entscheidend**

In aller Regel können Patienten mit Clusterkopfschmerz das Auftreten ihrer Attacken sehr detailliert beschreiben. Problematisch ist manchmal die Erfassung der Dauer der Clusterkopfschmerzattacke. Wenn 2, 3 oder 4 Kopfschmerzattacken auftreten, sind die Patienten unsicher, ob es sich um eine einzelne Attacke handelt, die mit Unterbrechungen 8 Stunden andauert, oder ob es mehrere Attacken sind. In solchen Fällen kann das Führen eines *Kopfschmerzkalenders* nähere Auskunft geben. Solange die Patienten sich nicht in ärztlicher Behandlung befinden, nehmen sie in aller Regel verschiedenste Schmerzmittel. Da die Clusterkopfschmerzattacke zumeist nach einer Stunde abklingt, wird die Besserung auf die Medikamente zurückgeführt. Erst aufgrund der langen Zeitdauer der Clusterperioden und der neurologischen Begleitstörungen suchen die Patienten dann ärztliche Hilfe.

### Objektive diagnostische Tests

Um die *neurologischen Begleitstörungen* zu erfassen, empfiehlt es sich, während der Attacke *in den Spiegel* zu schauen.

 Eine besonders einfache, aber präzise Möglichkeit, die Merkmale zu dokumentieren und dem behandelnden Arzt zu zeigen, ist, sie zu filmen oder zu fotografieren. Besonders wichtig ist dabei, die Veränderungen am betroffenen Auge in Großaufnahme festzuhalten.

Bestehen trotzdem Zweifel, ob es sich um einen Clusterkopfschmerz handelt, kann während einer Clusterperiode in der
Sprechstunde eine Clusterattacke durch Gabe von Nitroglyzerin in Form einer Kautablette ausgelöst werden. Für die erfolgreiche *Provokation* einer solchen willkürlich ausgelösten
Attacke ist es erforderlich, dass innerhalb der letzten 8 Stunden
keine Attacke spontan aufgetreten war, dass innerhalb der letzten 24 Stunden keine gefäßverengenden Substanzen eingenommen wurden und dass keine medikamentöse Prophylaxe
des Clusterkopfschmerzes betrieben wird. Nach Gabe von 1 mg
Nitroglyzerin lässt sich in der Regel innerhalb von 30–60 Minuten die Attacke auslösen. Der Test wird als *positiv* angesehen,
wenn diese Clusterattacke den spontanen Attacken entspricht.
Der Nitroglyzerin-Test lässt sich nicht sinnvoll einsetzen, wenn
sich der Patient sich zwischen zwei Clusterperioden befindet.

### Klinische Untersuchungen

Zur Diagnosestellung ist ein *regelrechter neurologischer und
allgemeiner körperlicher Untersuchungsbefund* erforderlich.
Apparative Zusatzbefunde, wie z. B. Computer- oder Magnet-
resonanztomogramme können derzeit *keinen* spezifischen
Beitrag zur Diagnose bringen. Es gibt jedoch Situationen, in
denen Zweifel bestehen, ob es sich um ein primäres Kopfschmerzleiden handelt. Solche *Zweifel* ergeben sich insbesondere dann, wenn der Clusterkopfschmerz erstmalig bei einem
*sehr jungen Patienten* (unter 20. Lebensjahr) oder bei *Patienten jenseits des 60. Lebensjahrs* auftritt.

Neurologischer
und allgemeiner
körperlicher Unter-
suchungsbefund
müssen regelrecht
sein

**Eine besondere Notwendigkeit zur eingehenden neurologi-
schen Untersuchung mit zusätzlichen bildgebenden Verfahren besteht dann, wenn der Kopfschmerz einen allmählich zu-
nehmenden Verlauf hat oder zusätzliche uncharakteristische
Begleitstörungen auftreten, insbesondere Konzentrations-
und Gedächtnisstörungen, Übelkeit, Erbrechen, Bewusst-
seinsstörungen, epileptische Anfälle etc.**

| ▪ Tabelle 7. Kopfschmerzen, die ähnliche Merkmale wie Clusterkopfschmerzen aufweisen und ihre Unterscheidungsmöglichkeiten | | | |
|---|---|---|---|
| **Diagnose** | **Attackendauer** | **Begleitsymptome** | **Besonderheiten** |
| Migräne | 4–72 Stunden | Übelkeit, Erbrechen, Lärm- und Lichtempfindlichkeit | Keine feste Seitenlokalisation, Ausbreitungstendenz des Schmerzes |
| Chronische paroxysmale Hemikranie | 15–30 Minuten; mittlere Attackenfrequenz 14 pro Tag | Gleiche Begleitstörungen wie beim Clusterkopfschmerz | Sicheres Ansprechen auf Indometacin |
| Trigeminusneuralgie | Sekundenbruchteile bis max. 2 Minuten | Neurologische Begleitstörungen wie beim Clusterkopfschmerz sind nicht zu beobachten. | Auslösung durch externe Reize, wie z. B. Kauen, Sprechen etc., Ansprechen auf Carbamazepin |
| SUNCT-Syndrom „shortlasting unilateral neuralgiform headache attacks with conjunctival injection, tearing, sweating and rhinorrhoea" | Schmerzepisoden von 15–60 Sekunden; große Attackenhäufigkeit von 5–30 Attacken pro Stunde | Auftreten im Augenbereich, Begleitsymptome wie beim Clusterkopfschmerz | Triggerung durch Kaumanöver Kein Ansprechen auf Indometacin oder Carbamazepin |
| Nasennebenhöhlenprozesse | In aller Regel Dauerschmerz | Neurologische Begleitstörungen wie beim Clusterkopfschmerz sind nicht zu beobachten | Keine Attacken und keine Provokation durch Nitroglyzerin oder Alkohol |
| Glaukom | Kein typ. zeitliches Schmerzmuster wie beim Clusterkopfschmerz | Augenrötung vorhanden, typische Begleitstörungen wie beim Clusterkopfschmerz fehlen jedoch | Reduzierte Sehfähigkeit (beim Clusterkopfschmerz normal), keine Pupillenverengung, kein Hängen des Lides |
| Erkrankungen der Augenhornhaut | Kein typ. zeitliches Schmerzmuster | Augenrötung vorhanden, typische Begleitstörungen wie beim Clusterkopfschmerz fehlen jedoch | Augenärztlicher Befund, reduzierte Sehfähigkeit (bei Clusterkopfschmerz normal) |

In erster Linie wird dann eine *Magnetresonanztomographie* des Gehirns und eine Computertomographie der knöchernen Schädelbasis durchgeführt. Dabei wird besonders auf einen Hypophysentumor oder einen Tumor im Bereich der Schädelbasis (z. B. Metastase) geachtet werden. Nasen- und Nasennebenhöhlenprozesse müssen ebenfalls erfaßt werden.

Die wichtigsten Erkrankungen, die ähnlich wie Clusterkopfschmerzen ablaufen können, sind in ◘ Tabelle 7 wiedergegeben.

## Verlauf

Ein charakteristischer Verlauf der Clusterkopfschmerzen kann im Einzelfall nicht vorhergesagt werden. Es lassen sich sowohl Übergänge von einem episodischen in einen chronischen Clusterkopfschmerz beobachten als auch umgekehrt. Clusterkopfschmerzen nach dem 75. Lebensjahr sind so gut wie nie zu beobachten. Der Einfluss einer prophylaktischen Medikation auf den Spontanverlauf ist bis heute nicht bekannt.

80 % der Patienten mit einem *primär episodischem* Clusterkopfschmerz leiden auch nach 10 Jahren noch an einem episodischen Clusterkopfschmerz, während sich bei 12 % ein chronischer Clusterkopfschmerz nach primär episodischem Verlauf entwickelt.

Bei über der Hälfte der von einem *primär chronischen* Clusterkopfschmerz Betroffenen bleibt diese chronische Verlaufsform auch nach 10 Jahren ohne längerdauernde Remissionsphasen bestehen. Nur bei etwa 10 % ist eine länger anhaltende beschwerdefreie Phase von mehr als 3 Jahren zu erwarten.

> Der Spontanverlauf kann nicht vorhergesagt werden

## Entstehung von Clusterkopfschmerzen

Untersuchungen der Blutgefäße hinter dem Auge, die bei Clusterkopfschmerzpatienten während aktiver Clusterperioden durchgeführt wurden, ergaben Hinweise auf eine aseptische

> Entzündung der venösen Blutgefäße

*Entzündung der venösen Blutgefäße.* Eine Reizung der Nervenfasern ist dabei sowohl unmittelbar durch entzündungsverursachende Neuropeptide denkbar als auch als Folge einer mechanischen Kompression durch entzündlich erweiterte und aufgequollene Blutgefäße.

Mit dieser Theorie lassen sich der Clusterschmerz und die vielfältigen Begleiterscheinungen erklären. Auch die Beobachtung, dass gefäßerweiternde Substanzen Clusterattacken während aktiver Clusterperioden provozieren (Alkohol, Nitroglyzerin, Histamin, Sauerstoffmangel), während gefäßverengende Substanzen (Sauerstoff, Sumatriptan, Ergotamin) diese schnell beenden, ist mit der Theorie zu vereinbaren. Die Zunahme der Schmerzen im Liegen wird ebenfalls verständlich, da in dieser Lage der venöse Abfluss schlechter ist als im Sitzen oder im Stehen.

Es wird angenommen, dass während aktiver Clusterperioden eine entzündliche Grundreaktion vorliegt, die attackenweise ausbricht. Beim chronischen Clusterkopfschmerz ist diese entzündliche Grundreaktion kontinuierlich vorhanden, bei der episodischen Form nur periodisch. Die zuverlässige Wirksamkeit entzündungshemmend wirkender Kortikosteroide zur Vorbeugung von Clusterkopfschmerzen wird anhand des Modells ebenfalls verständlich. Ob im Einzelfall eine Entzündungsreaktion vorliegt, lässt sich mit der SPECT-Untersuchung in spezialisierten Zentren nachweisen (◨ s. Abb. 98).

## Verhaltensmedizinische und nichtmedikamentöse Behandlungsmaßnahmen

**Clusterkopfschmerz wird nur minimal durch psychische Mechanismen beeinflusst**

Im Gegensatz zu anderen primären Kopfschmerzerkrankungen wird der Clusterkopfschmerz nur *minimal* durch psychische Mechanismen beeinflußt. Entspannungsverfahren, Stressbewältigungstechniken und ähnliche Maßnahmen, die eine wichtige Rolle in der Therapie der Migräne und des Kopfschmerzes vom Spannungstyp spielen, können den Verlauf

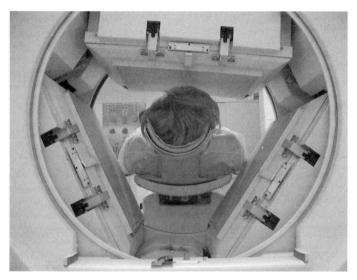

◨ Abb. 98. SPECT-Untersuchung zum Nachweis einer Entzündung in den venösen Blutgefäßen der Hirnbasis. Nach Injektion eines radioaktiv markierten Eiweißes in das Blut wird untersucht, ob dieser Stoff im entzündeten Bereich sich ansammelt und aus dem Blutgefäß austritt.

nicht bedeutsam verändern. Der Einsatz alternativer nicht-medikamentöser Therapiemaßnahmen wie Akupunktur, Neuraltherapie, Biofeedback, Massagen, Manualtherapie, transkutane elektrische Nervenstimulation (TENS) etc. ist beim Clusterkopfschmerz *sinnlos* und verzögert die Aufnahme einer effektiven Therapie.

Bis die Diagnose eines Clusterkopfschmerzes gestellt wird, vergehen in der Regel 5 Jahre. Therapieversuche vor Diagnosestellung sind meist zum Scheitern verurteilt, da sich die beim Clusterkopfschmerz wirksamen Substanzen und Verhaltensmaßregeln von denen anderer Kopfschmerzerkrankungen unterscheiden. Während dieser langen Versuch-und-Irrtums-Phase ist der Patient seinen verheerenden Schmerzattacken hilflos ausgeliefert.

Im Hinblick auf die *mögliche Provokation* von Attacken durch Alkohol, gefäßerweiternde Substanzen wie Nitrate oder Histamin sollten *solche Stoffe gemieden werden.* Dazu ist auch eine *genaue Kenntnis der eingenommenen Medikamente* erfor-

Nikotin kann Clusterkopf-schmerzattacken unterhalten

derlich. Bei einigen Patienten kann auch *Nikotin* Clusterkopf-
schmerzattacken provozieren. Tatsächlich raucht ein Großteil
der Patienten mit Clusterkopfschmerzen. Ernährungsfaktoren
haben keinen großen Einfluss auf den Verlauf, weshalb diät-
etische Maßnahmen nicht erfolgversprechend sind.

## Behandlung der akuten Clusterkopfschmerzattacke

### Sauerstoff

 **Als Therapie der ersten Wahl zur Beendigung einer akuten
Clusterattacke gilt die *Inhalation von 100 %igem Sauerstoff*
(◘ Abb. 99). Die einzige Schwierigkeit besteht darin, dass eine
Sauerstoffflasche nicht immer verfügbar ist. Allerdings stellen
Sanitätsfachhandlungen tragbare Sauerstoffgeräte zur Ver-
fügung, die der Patient ggf. mit sich führen kann.**

### Therapie der Clusterkopfschmerzattacke

| Sauerstoff | Sumatriptan s.c. |
|---|---|
| *7 l/min über 15 Minuten mit Sauerstoffgerät (sitzend oder stehend einatmen) [A]* | *6 mg s.c. mit Autoinjektor (Imigran s.c.) [A]* |
| + hohe Effektivität | + hohe Effektivität |
| + sehr gute Verträglichkeit | + uneingeschränkte Mobilität |
| + kein vasoaktives Nebenwirkungspotenzial | − vasoaktives Nebenwirkungspotenzial |
| + keine Interferenz mit serotoninergen Substanzen (Ergotamin, Methysergid) zur Clusterkopfschmerzprophylaxe | − Interferenz mit serotoninergen Substanzen (Ergotamin, Methysergid) zur Clusterkopfschmerzprophylaxe |
| + keine Tageshöchstdosis, unbegrenzt wiederholbar | − maximal 2 Applikationen am Tag |
| − an (tragbares) Sauerstoffgerät gebunden | |

◘ **Abb. 99.** Therapie der Clusterkopfschmerzattacke. Die Vor- und
Nachteile der Verfahren sind mit einem Plus- bzw. einem Minuszei-
chen gekennzeichnet. Die Buchstaben in eckigen Klammern geben
den Umfang klinischer Studien an: [A] Anerkannt und durch klinische
Studien erwiesen.

Es wird eine Dosierung von 7 l/min für 15 Minuten gewählt. Zur bequemen Applikation des Sauerstoffs wird in der Regel eine *Mundmaske* benutzt. Der Patient atmet mit normaler Geschwindigkeit im Sitzen bei leicht vornübergebeugtem Oberkörper. Die Inhalation muss innerhalb der ersten 15 Minuten nach Attackenbeginn erfolgen. Die Sauerstofftherapie zeichnet sich durch eine *besonders gute Verträglichkeit* und durch einen *besonders schnellen Wirkeintritt* aus. Bei über zwei Drittel der Attacken kann *innerhalb von 7 Minuten* eine Kopfschmerzbesserung erzielt werden. Bei den übrigen Attacken tritt die Wirkung innerhalb der nächsten 15 Minuten ein. Von besonderer Bedeutung ist, dass die Sauerstofftherapie bei Kontraindikationen gegen Ergotamin und Sumatriptan bedenkenlos eingesetzt werden kann. Insbesondere bestehen keine Kontraindikationen seitens des Herz-Kreislauf-Systems.

> Sauerstofftherapie ist gut verträglich

Interessanterweise ist das Ansprechen auf die Sauerstofftherapie vom Zeitverlauf der Attacke abhängig. Ein *optimales Ansprechen* findet sich *unmittelbar bei Attackenbeginn* und im *Attackenmaximum*. Wird der Sauerstoff später als 15 Minuten nach Attackenbeginn zugeführt, lässt sich die Zunahme des Schmerzes in der Anstiegsphase bis zum Erreichen des Attackenmaximums nicht verhindern. Es wird deshalb angenommen, dass der Wirkmechanismus der Sauerstofftherapie auf einem aktiv gefäßverengenden Effekt beruht.

> Der Sauerstoff muss schnell nach Attackenbeginn inhaliert werden

Bei einzelnen Patienten kann die Anwendung von hyperbarem Sauerstoff einen vorbeugenden Effekt gegen Clusterkopfschmerzen haben, auch wenn andere Therapiestrategien erfolglos geblieben sind.

## Sumatriptan subkutan

Die *effektivste medikamentöse Maßnahme* zur Kupierung einer akuten Clusterkopfschmerzattacke ist die Gabe von Sumatriptan mit dem Glaxopen (s. Anhang). Durch Gabe von 6 mg Sumatriptan als Fertigspritze unter die Haut werden innerhalb von 15 Minuten über 74 % der Attacken be-

> Effektivste medikamentöse Maßnahme

endet. Höhere Dosierungen als 6 mg zeigen keine bessere Wirksamkeit.

Die Patienten können sich die Substanz jederzeit eigenständig mit einem *Autoinjektor* injizieren und sind damit unabhängig von einem unhandlichen Sauerstoffgerät. In Langzeitstudien ergeben sich keine Hinweise dafür, dass die große Effektivität von Sumatriptan zur Kupierung der akuten Clusterattacke im Laufe der Zeit nachlässt oder das Nebenwirkungsprofil sich verändert.

Die Frage, *wie häufig* Sumatriptan eingesetzt werden kann, ist bisher noch nicht abschließend geklärt. Es kann sein, dass während der Einstellungsphase einer vorbeugenden Therapie noch eine große Attackenhäufigkeit von bis zu 8 Attacken täglich besteht. In dieser Situation ist zu bedenken, dass der Clusterkopfschmerz eine außerordentlich große Behinderung für den Patienten bedeutet und in aller Regel mit schwersten Schmerzen einhergeht. In Langzeituntersuchungen wurde von einzelnen Patienten die normalerweise empfohlene *Maximaldosis von 2 × 6 mg pro Tag* um ein Vielfaches überschritten. Komplikationen sind dabei bisher nicht aufgetreten. Im Einzelfall und bei Bedarf muss also erwogen werden, ob im Hinblick auf mangelnde Therapiealternativen bis zum Eintreten der Wirksamkeit einer prophylaktischen Therapie (in der Regel 5–7 Tage) eine Überschreitung der maximalen Tagesdosis verantwortet werden kann. Dies kann jedoch immer nur im Einzelfall entschieden werden.

 **Sumatriptan darf *keinesfalls parallel* zu einer prophylaktischen Therapie mit *Ergotamintartrat oder Methysergid* eingesetzt werden. Unproblematisch ist die Gabe von Sumatriptan in Verbindung mit Kortikosteroiden, Lithium und Kalziumantagonisten.**

## Ergotalkaloide

Bei der Anwendung von Ergotamintartrat als Tablette oder Zäpfchen ist die Zeit bis zum Wirkungseintritt in der Regel unzumutbar lang, nicht selten endet die Attacke vorher spontan. Eine schnelle Applikationsform ist die Injektion von Dihydroergotamin in einen Muskel. Dann können in etwa 60–70% nach 30 Minuten Besserungen eintreten.

## Andere Akutmaßnahmen

Andere Akutmaßnahmen haben sich als unbefriedigend erwiesen, z.B. die Applikation von Cocain oder Lidocain im Bereich der Nase. Einfache Analgetika (z.B. Acetylsalicylsäure, Paracetamol etc.) oder Opioid-Analgetika (Tramadol, Morphin etc.) sollten nicht eingesetzt werden. Opioid-Analgetika sind ineffektiv, nebenwirkungsreich und können zur Abhängigkeit führen. Die Anwendung eines Lidocain-Nasensprays kann im Einzelfall helfen.

## Medikamentöse Prophylaxe

Aufgrund der hohen Attackenhäufigkeit während einer aktiven Clusterperiode gilt die Regel, dass eine prophylaktische Therapie generell angezeigt ist.

**Die Wahl des Medikamentes richtet sich danach, ob es sich um einen episodischen Clusterkopfschmerz oder um einen chronischen Clusterkopfschmerz handelt.**

Eine Übersicht über die heutigen Möglichkeiten gibt ◘ Tabelle 8.

Zur Prophylaxe des Clusterkopfschmerzes werden verschiedene Substanzen eingesetzt. Für viele davon und noch mehr für die Dosierungen ist die Wirksamkeit eher durch klinische Erfahrung als durch wissenschaftliche Studien belegt.

> **⬛ Tabelle 8.** **Medikamentöse Vorbeugung des Clusterkopfschmerzes. Die Substanzen sind unter Berücksichtigung von Wirksamkeit, Verträglichkeit und Handhabbarkeit in solche der 1., 2. oder 3. Wahl eingeteilt. Beim Einsatz von Substanzen der 2. und 3. Wahl sind Anwendungsbeschränkungen bei der Langzeittherapie zu beachten.**

|  | Episodischer Clusterkopfschmerz | Chronischer Clusterkopfschmerz |
|---|---|---|
| 1. Wahl | Verapamil oder Ergotamin | Verapamil oder Lithium |
| 2. Wahl | Methysergid, Kortikosteroide oder Lithium | Kortikosteroide |
| 3. Wahl | Valproinsäure | Methysergid oder Valproinsäure |

Neben der Wirksamkeit steht bei der Auswahl der Medikamente ihre Verträglichkeit, die Dauer der Anwendbarkeit, eine einfache Anwendung und auch die Kombinierbarkeit mit der Akutmedikation im Vordergrund. Es werden deshalb zunächst die wirksamen Substanzen mit ihren Vor- und Nachteilen aufgeführt. Eine Einteilung der Substanzen in Medikamente der ersten, zweiten und dritten Wahl gibt Abb. 98 wieder. Klingen die Attacken unter der prophylaktischen Therapie ab, sollte sie noch 14 Tage über die letzte Attacke hinaus fortgeführt werden. Bei mangelnder Wirksamkeit einzelner Substanzen können auch Kombinationen von 2 oder auch 3 Medikamenten eingesetzt werden. Die Einstellung auf diese Kombinationen sollte jedoch in speziellen Kopfschmerzzentren durchgeführt werden.

## Prophylaktische Therapie des episodischen Clusterkopfschmerzes

### Verapamil

Gehört zur Gruppe der Kalziumantagonisten und eignet sich auch zur Dauertherapie

Verapamil ist gut verträglich und kann problemlos mit einer Akuttherapie mit Sauerstoff oder Sumatriptan kombiniert werden. Es gilt deshalb vielfach als Substanz der ersten Wahl. Beim episodischen Clusterkopfschmerz wird es mit gutem Erfolg eingesetzt. Verapamil gehört zur Gruppe der *Kalziuman-tagonisten* und eignet sich auch zur *Dauertherapie* bei chronischem Clusterkopfschmerz. Oft stellt sich aber unter Verapamil *kein komplettes Abklingen* der aktiven Clusterkopfschmerzphase ein. In einer offenen Studie konnte bei 69 % der Patienten eine *Verbesserung von mehr als 75 %* der Clusterkopfschmerzparameter beobachtet werden. Die Dosierung beginnt mit *2-mal 240 mg pro Tag*. Eingesetzt werden Medikamente mit verlangsamter Freisetzung (z. B. Isoptin retard RR). Diese ermöglichen einen kontinuierlichen Wirkspiegel, insbesondere in der Nacht. In Abhängigkeit vom Therapieerfolg kann bis auf Dosierungen von *720 mg* erhöht werden. Im Einzelfall können von erfahrenen Spezialisten nach echokardiographischen Kontrollen auch höhere Dosierungen eingesetzt werden. Ein EKG vor Therapiebeginn und regelmäßige Blutdruckkontrollen sollen immer veranlasst werden.

### Ergotamintartrat

**Ebenfalls als prophylaktische Behandlung der ersten Wahl bei episodischem Clusterkopfschmerz gilt nach wie vor Ergotamintartrat.**

Es können damit *Erfolgsraten* der aktiven Clusterperioden *von über 70 %* erwartet werden. Wenn die Gegenanzeigen beachtet werden, sind die *Nebenwirkungen* häufig bemerkenswert *gering*. Ein Teil der Patienten kann anfänglich mit Übelkeit oder Erbrechen reagieren. Wenn dies der Fall ist, können in den ersten drei Tagen zusätzlich 3-mal 20 Tropfen Metoclopramid verabreicht werden. Die Dosierung von Ergotamintartrat erfolgt als Tablette oder als Zäpfchen in einer Menge von *3 – 4 mg pro Tag*, verteilt auf 2 Gaben.

Treten die Clusterattacken ausschließlich nachts auf, kann die Gabe eines Zäpfchens mit 2 mg Ergotamin zur Nacht ausreichend sein. Unter stationären Bedingungen kann bei nächtlichen Attacken die intramuskuläre Injektion von 0,25 – 0,5 mg

Dihydroergotamin beim Schlafengehen das Auftreten der Clusterattacke verhindern.

**Behandlungs-zeitraum maximal 4 Wochen**

Der Behandlungszeitraum sollte auf *maximal 4 Wochen* festgesetzt werden. Tritt nach Abbruch der Ergotamingabe erneut eine aktive Clusterperiode auf, kann die Behandlung weitergeführt werden. Möglich ist auch eine Therapieeinleitung mit Ergotamin über 5 Tage und die simultane Aufdosierung von Verapamil. Tritt die prophylaktische Wirkung ein, kann dann Ergotamin wieder abgesetzt und Verapamil weitergeführt werden.

Da bei episodischem Clusterkopfschmerz die Therapie *zeitlich begrenzt* ist, müssen Langzeitwirkungen der Ergotamineinnahme, insbesondere ein Ergotismus, nicht befürchtet werden. Allerdings ist es erforderlich, dass die Einnahmedauer und Dosierung *streng limitiert* wird. Als Therapiealternative zu den Ergotalkaloiden wird derzeit auch Naratriptan erprobt (Dosierung 3-mal 2,5 mg).

 **Wird Ergotamintartrat zur Prophylaxe des Clusterkopfschmerzes eingesetzt, darf Sumatriptan nicht zur Attackentherapie angewandt werden.**

### Methysergid

**Zeitlich begrenzter Einsatzes**

Der Serotoninantagonist Methysergid gehört zu den wirksamen prophylaktischen Medikamenten in der Therapie des episodischen Clusterkopfschmerzes. Während Methysergid bei der Migräne häufig sehr zurückhaltend eingesetzt wird, da die Langzeitanwendung mit der Gefahr einer Bindegewebsverwachsung verbunden sein kann (Häufigkeit etwa 1:20000), ist diese Problematik beim episodischen Clusterkopfschmerz wegen des *zeitlich begrenzten* Einsatzes weniger von Bedeutung. Aus diesem Grunde ist die prophylaktische Therapie mit Methysergid in jedem Fall auf *3 bis maximal 6 Monate* zu begrenzen. Erst nach mindestens einer einmonatigen Pause kann bei Bedarf dann eine erneute Therapie mit Methysergid eingeleitet werden. Weitere Nebenwirkungen können sein: Übelkeit, Muskelschmerzen, Missempfindungen, Kopfdruck und Fußödeme.

Ein Erfolg kann bei ungefähr *70%* der Patienten erwartet werden. Ebenso wie die prophylaktische Therapie mit Ergotamin kann auch der Einsatz von Methysergid bei wiederholten aktiven Clusterperioden *an Wirksamkeit verlieren.*

Die Dosierung kann *langsam* aufgebaut werden, bis sich ein ausreichender Erfolg einstellt. Man beginnt zunächst mit $3 \times 1$ mg Methysergid pro Tag und steigert bis maximal 3-mal 2 mg pro Tag.

## Kortikosteroide

Kortikosteroide werden zur Prophylaxe von Clusterkopfschmerzattacken oft und mit sehr zuverlässigem Erfolg eingesetzt, obwohl kontrollierte Studien zu dieser Therapieform fehlen. Im Hinblick auf die Modellvorstellung zur Entstehung des Clusterkopfschmerzes durch entzündliche Veränderungen ist der Einsatz von Kortikosteroiden begründet.

Hinsichtlich der *Dosierung* und der *zeitlichen Ausgestaltung* kann nur auf *Erfahrungswerte*, nicht jedoch auf kontrollierte Studien zurückgegriffen werden. Die wenigen Studien deuten daraufhin, dass beim episodischen Clusterkopfschmerz die Wirksamkeit zwischen 50 und 70%, beim chronischen Clusterkopfschmerz nur etwa 40% beträgt. Zuverlässige Vergleichsstudien mit anderen prophylaktischen Medikamenten liegen nicht vor.

Eine in verschiedenen Kopfschmerzzentren übliche Vorgehensweise besteht in der anfänglichen Gabe von 100 mg Prednison oder Prednisolon in zwei über den Tag verteilten Dosen. Dies wird über 3 Tage aufrechterhalten. Am 4. Tag wird die am Abend eingenommene Dosis um 10 mg reduziert. Oft ist bereits nach dem 1. bis 5. Tag eine deutliche Reduktion der Anfälle oder sogar eine komplette Anfallsfreiheit zu beobachten. Jeden weiteren 4. Tag wird dann die Dosis um weitere 10 mg reduziert, bis man bei 0 mg angekommen ist. Prinzipiell sollte die Prednisongabe nach den Mahlzeiten, vornehmlich nach dem

**Hemmung der Entzündung**

Frühstück erfolgen. Aufgrund von Langzeitnebenwirkungen müssen Kortikosteroide bei chronischen Clusterkopfschmerzen zurückhaltend eingesetzt werden. Kortikosteroide sind Substanzen der 2. Wahl.

### Lithium

Sorgfältige
Therapiekontrolle
ist erforderlich

Die klinische Wirkung wurde in einer Reihe offener, unkontrollierter Studien gezeigt. Es können Besserungen bei *bis zu 70 %* der behandelten Patienten erwartet werden. Es wird angenommen, dass bei chronischem Clusterkopfschmerz eine bessere Wirksamkeit als bei episodischem Clusterkopfschmerz erzielt werden kann. Dabei ist von Interesse, dass nach einer Lithiumbehandlung eine chronische Verlaufsform wieder in eine episodische Verlaufsform mit freien Intervallen zurückgeführt werden kann.

Die Wirkungsweise
ist nicht geklärt

Die Wirkungsweise von Lithium in der Therapie des Clusterkopfschmerzes ist nicht geklärt. In Vergleichsstudien zwischen Lithium und Verapamil zeigt sich, dass beide Substanzen eine weitgehend ähnlich gute Wirksamkeit aufweisen. Verapamil ist jedoch hinsichtlich der Nebenwirkungen dem Lithium überlegen. Darüber hinaus ist der Wirkungseintritt nach Verapamilgabe schneller. Auch Lithium ist als Therapeutikum der 2. Wahl anzusehen. Eine Kombination mit Verapamil ist möglich.

Eine Lithiumtherapie muss durch einen damit erfahrenen Neurologen eingeleitet werden. Während der Therapie müssen *Serumspiegelkontrollen* vorgenommen werden, wobei der therapeutische Bereich bei einem Serumspiegel zwischen 0,4 und 1,2 mmol/l liegt. Normalerweise wird eine Dosis von 2-mal 400 mg retardiertes Lithium benötigt; das entspricht einer Menge von 2-mal 10,8 mmol Lithium. Die Therapieeinleitung erfolgt vom 1. bis zum 3. Tag mit täglich einer Tablette zu 400 mg am Morgen. Ab dem 4. Tag erhöht man dann auf täglich 2 Tabletten zu 400 mg retard.

### Valproinsäure

In Studien ergaben sich Hinweise darauf, dass auch *Valproin-*
*säure* zur Prophylaxe des Clusterkopfschmerzes eingesetzt
werden kann. Hinweise für einen besonderen Vorteil oder eine
Überlegenheit dieser Therapie gegenüber den oben genannten
Substanzgruppen gibt es jedoch nicht. Bei Wirkungslosigkeit
anderer Therapiemethoden kann der Einsatz von Valproinsäure im Einzelfall versuchsweise erwogen werden.

Es empfiehlt sich eine *einschleichende Dosierung* mit stu-
fenweisem Aufbau der optimal wirksamen Dosis. Die Anfangsdosis beträgt dabei in der Regel 5–10 mg/kg Körpergewicht; alle 4–7 Tage sollte um etwa 5 mg/kg erhöht werden. Die
mittlere Tagesdosis beträgt für Erwachsene im Allgemeinen
20 mg/kg Körpergewicht. Eine Wirkung kann teilweise *erst nach*
*2–4 Wochen* beobachtet werden. Aus diesem Grunde sollte eine
langsame Dosisanpassung erfolgen und der Therapieerfolg im
Einzelfall abgewartet werden. Bei Erwachsenen werden in der
Regel Tagesdosen von 1200 mg, verteilt auf 3 Einzelgaben, verabreicht. Der Einsatz erfordert die regelmäßige Kontrolle von
Laborparametern sowie klinisch-neurologische Kontroll-
untersuchungen durch einen erfahrenen Neurologen.

**Kein Vorteil oder eine Überlegenheit gegenüber anderen Substanzgruppen**

### Vorbeugende Therapie des chronischen Clusterkopfschmerzes

Medikamente der ersten Wahl zur prophylaktischen Therapie
des chronischen Clusterkopfschmerz sind
- Verapamil und
- Lithium.

**Für den Einsatz von Verapamil spricht die geringere Neben-
wirkungsrate und die bessere Steuerbarkeit der Therapie. Der
Vorteil von Lithium besteht in der etwas besseren Wirkung. In
einzelnen Fällen kann auch eine Kombination dieser beiden
Therapiestrategien erwogen werden.**

Substanzen der 2. und 3. Wahl sind Kortikosteroide, Valproinsäure, die Serotoninantagonisten und Methysergid. Auf Anwendungsbeschränkungen einer Dauertherapie ist hier unbedingt zu achten (s. oben). Die Einteilung der Substanzen in
Medikamente der 1., 2. und 3. Wahl gibt Tabelle 8 wieder.
Ergotamin darf aufgrund der problematischen Langzeitver-
träglichkeit nicht angewendet werden.

### Unwirksame Therapieverfahren

**Übliche Analgetika, seien es Opioide oder einfache Anal-
getika, sind in der Therapie der akuten Clusterattacke wir-
kungslos.**

Da Clusterattacken nach 30–60 Minuten spontan abklingen
können, wird von vielen Patienten irrtümlicherweise angenommen, dies sei durch die Anwendung eines Analgetikums
erzielt worden. Die Folge ist, dass über Jahre oder Jahrzehnte
unnötigerweise ineffektive und nebenwirkungsträchtige Medikamente eingenommen werden. Ohne Wirksamkeit sind
auch Carbamazepin, Phenytoin, $\beta$-Rezeptorblocker, Antidepressiva, MAO-Hemmer, Histaminantagonisten, Biofeedback,
Akupunktur, Neuraltherapie, Lokalanästhetika, physikalische
Therapie, operative Maßnahmen und jegliche Form der
Psychotherapie.

# 9
# Verschiedenartige Kopfschmerz-formen ohne strukturelle Veränderungen im Nervensystem

Neben den bekannten primären Kopfschmerzformen Migräne, Kopfschmerz vom Spannungstyp und Clusterkopfschmerzen gibt es eine Reihe weiterer Kopfschmerzformen, bei denen im Nervensystem mit den normalen Routine-Untersuchungsverfahren keine strukturellen Veränderungen aufgedeckt werden können. Diese Kopfschmerzformen treten auch häufig bei Migränepatienten zwischen den Migräneattacken auf.

Beim sogenannten *„stechenden Kopfschmerz"*, der früher auch „Eispickel-Kopfschmerz" genannt wurde, treten spontane schmerzhafte Stiche im Kopf auf, ohne dass eine Erkrankung des betroffenen Gebietes nachgewiesen werden kann. Diese stechenden Kopfschmerzen werden oft von Menschen empfunden, die auch Migräne haben. Fast die Hälfte dieser Patienten empfinden den Schmerz auf der Seite, die in der Regel auch von dem Migräneschmerz betroffen ist. Während der Migräneattacken können die stechenden Kopfschmerzen sogar gehäuft vorkommen.

**Eispickel-Kopf-schmerz**

Durch fortgesetzte Druckreizung im Kopfbereich kann der sogenannte *„Kopfschmerz durch äußeren Druck"* entstehen. Ursache dafür können ein enges Kopfband, ein enger Hut oder auch eine Brille sein. Äußerer Druck kann auch bei empfindlichen Patienten zu stärkeren migräneartigen Kopf-

**Druck-Kopfschmerz**

schmerzen führen, falls der Reiz über einen längeren Zeitraum anhält.

**Kälte-Kopfschmerz**    Der „*kältebedingte Kopfschmerz*" entsteht bei niedrigen Temperaturen. Bei äußerer Kälteeinwirkungen kann ein allgemeiner Kopfschmerz auftreten. Dies kann der Fall sein bei Frost oder bei Tauchen in kaltem Wasser. Kopfschmerzen können auch bei Einnahme eines Kältereizes, wie zum Beispiel nach schnell getrunkenen kalten Getränken oder schnell ver- **Eiscreme-** zehrten Eiscremespeisen auftreten. Dieser sogenannte „*Eis-* **Kopfschmerz** *creme-Kopfschmerz*" tritt bei empfindlichen Menschen auf, wenn Gaumen und die hintere Rachenwand zu schnell mit kalten festen oder flüssigen Nahrungsmitteln in Kontakt kommen.

**Hustenkopfschmerz**    Der „*benigne Hustenkopfschmerz*" kann durch starkes Husten hervorgerufen werden. Er ist eine Sonderform des sogenannten „*Kopfschmerzes durch körperliche Anstrengung*". Dabei werden auch Unterformen, wie zum Beispiel der sogenannte „*Gewichtheber-Kopfschmerz*" differenziert. Diese Kopfschmerzen treten beidseitig auf und haben einen pochenden Charakter. Leiden die Patienten auch unter einer Migräne, kann der gesamte Ablauf einen migräneartigen Charakter einnehmen. Die Schmerzen haben eine Zeitdauer von 5 Minuten bis zu 24 Stunden. Diese Schmerzen können durch das Vermeiden exzessiver Anstrengungen, insbesondere bei heißem Wetter oder in großer Höhe verhindert werden.

**Sex-Kopfschmerz**    Der „*Kopfschmerz bei sexueller Aktivität*" wurde früher auch als sogenannter „*Orgasmus-Kopfschmerz*" oder als „*Koitus-Cephalgie*" bezeichnet. Diese Kopfschmerzen werden durch Masturbation oder Koitus hervorgerufen. In der Regel beginnen die Schmerzen als dumpfer, bilateraler Druck. Bei zunehmender sexueller Erregung nimmt die Intensität zu und der Schmerz kann schlagartig mit dem Orgasmus extreme Intensitäten einnehmen. Die Schmerzen können sich in drei unterschiedlichen Typen zeigen. Der sogenannte „*dumpfe*" Schmerz wird im Kopf und Nacken lokalisiert und steigt mit zunehmender sexueller Erregung an. Beim sogenannten „*ex-*

*plosiven"* Schmerztyp tritt ein plötzlicher, schwerer, explosionsartiger Kopfschmerz während des Orgasmus auf. Beim sogenannten *„haltungsabhängigen Typ"* tritt der Schmerz nach dem Koitus auf und ist im Liegen deutlich reduziert, während er im Stehen zunimmt.

**Kopfschmerzen bei sexueller Aktivität können verhindert oder reduziert werden indem starke sexuelle Erregung gebremst oder vermieden wird. Gegebenenfalls können auch Betablocker zur Vorbeugung oder Schmerzmittel, wie etwa Paracetamol zur Akutbehandlung, eingesetzt werden.**

# 10
# Sekundäre Kopfschmerzen

Bei den *sekundäre Kopfschmerzen* sind die Kopfschmerzen Symptom einer durch klinische Untersuchungen fassbaren Erkrankung. Die internationale Kopfschmerzklassifikation umfasst 96 verschiedene Hauptdiagnosen von sekundären Kopfschmerzen. Im Hinblick auf die möglichen Ursachen dieser Kopfschmerzen kann jedoch noch eine erheblich größere Anzahl von spezifischen Erkrankungen unterschieden werden. Beispielsweise kann eine Vielzahl von Infektionskrankheiten mit den unterschiedlichsten Erregern zu Kopfschmerzen führen. Auch können die verschiedenartigsten Substanzen Kopfschmerzen erzeugen.

**Dabei muss man sich darüber im Klaren sein, dass die Gruppe der sekundären Kopfschmerzformen nur circa 8 % aller Kopfschmerzleiden ausmacht.**

Es gibt also eine riesige Gruppe von einzelnen Erkrankungen die in der Diagnostik von sekundären Kopfschmerzen unterschieden werden müssen, um die jeweilige Kopfschmerzursache zu identifizieren. Als entscheidendes diagnostisches Kriterium für die Eingruppierung von sekundären Kopfschmerzen gilt die zeitliche Beziehung zwischen der Entwicklung des

Kopfschmerzes und der Entwicklung einer fassbaren strukturellen oder funktionellen Läsion. Nachfolgend sollen die wichtigsten Hauptgruppen dargestellt werden.

### Kopfschmerz nach Schädelverletzung

Schädeltrauma  Diese Kopfschmerzen können nach einem Schädel-Trauma auftreten. Ein Schädel-Trauma kann von Bewusstlosigkeit und Erinnerungslücken für den Zeitraum vor, während oder nach dem Trauma begleitet sein. Normalerweise treten Kopfschmerzen in Zusammenhang mit einem Schädel-Trauma innerhalb von 14 Tagen nach Wiedererlangen des Bewusstseins auf und klingen innerhalb von 8 Wochen nach dem Unfallereignis wieder ab.

### Kopfschmerz bei Blutgefäßstörungen im Gehirn

Schlaganfall  Diese Kopfschmerzen können in Zusammenhang mit unterschiedlichsten Gefäßerkrankungen auftreten. Dazu gehört der *Schlaganfall.* Aber auch *Blutungen innerhalb des Gehirns* sowie im Bereich der Hirnhäute können Kopfschmerzen bedingen. *Entzündungen der Gefäße,* sowie *Verschlüsse von Blutgefäßen* des Gehirns und des Kopfes können Kopfschmerzen auslösen.

Bluthochdruck  Eine sehr häufige Kopfschmerzursache ist der *arterielle Hochdruck.* Besonders plötzliche Blutdrucksteigerungen können Kopfschmerzen bedingen.

### Kopfschmerz bei anderen Störungen des Gehirns

Hirndruck  *Veränderungen des Druckes im Gehirn* sind wichtige Ursachen für Kopfschmerzen. Eine übermäßige Steigerung des Nervenwasserdruckes kann Kopfschmerzen bedingen. Nach einer

Lumbalpunktion  *Lumbalpunktion* können ebenfalls sogenannte „postpunktionelle Kopfschmerzen" auftreten. Diese sind dadurch gekennzeichnet, dass die Kopfschmerzen im Liegen abklingen, während sie beim aufrechten Gang deutlich an Intensität zunehmen und auch von Übelkeit und Erbrechen sowie weiteren Symptomen begleitet werden können. Durch Entzündungen im Bereich des Kopfes, wie zum Beispiel bei einer Hirnhautentzündung, oder aber durch verschiedene chemische Substanzen können schwere Kopfschmerzen bedingt werden.

Kopfschmerzen können auch Hinweise für einen *Hirntumor* sein. Dies ist jedoch nur sehr selten der Fall. Hirntumoren treten bei etwa 6–10 von 100000 Menschen pro Jahr auf. Bei etwa ebenso vielen Menschen bilden sich Tochtergeschwulste von Tumoren anderer Körperregionen im Gehirn. Etwa 8 % der Hirntumore finden sich bei Kindern unter dem 15. Lebensjahr. Im Hinblick auf die extrem hohe Häufigkeit von Kopfschmerzen sind durch Hirntumor bedingte Kopfschmerzen extrem selten. Liegt jedoch ein Hirntumor vor, ist das Auftreten von Kopfschmerzen ein häufiges Symptom. Aus diesem Grunde haben viele Menschen, die an hartnäckigen Kopfschmerzen leiden, große Angst, dass bei ihnen ein Hirntumor vorhanden ist. Aufgrund des allmählichen Wachstums eines Hirntumors entwickelt sich die klinische Kopfschmerzintensität im typischen Fall graduell langsam zunehmend über mehrere Wochen bis Jahre.

**Hirntumor**

**Die Kopfschmerzen zeigen eine kontinuierliche Zunahme der Schmerzintensität im Zeitraum von 3 Monaten und weniger. Die Kopfschmerzintensität ist meist mittelstark oder stark. Charakteristisch ist das Auftreten der Kopfschmerzen am Morgen oder nach einem kurzen Schlaf am Tag und die spontane Besserung nach dem Aufstehen. Als zweites wichtiges Symptom von Kopfschmerzen bei einem Hirntumor ist tägliche Übelkeit und Erbrechen zu nennen.**

Eine sorgfältige, fachgerechte neurologische Untersuchung wird bei den Patienten in aller Regel sehr schnell neurologische

Auffälligkeiten zeigen. Dazu gehören Schwindel, Gefühlstörungen, Muskelschwäche, Gedächtnis- und Konzentrationsstörungen. Dann wird der behandelnde Neurologe weiterführende Diagnostik, in der Regel ein Magnetresonanztomogramm veranlassen, mit dem die weitere Diagnose geklärt werden kann.

## Kopfschmerzen durch Substanzwirkungen

**Hot-dog-Kopf-schmerz**

**China-Restaurant-Kopfschmerz**

Kopfschmerzen können durch Aufnahme verschiedenster Substanzen entstehen. Dazu gehört der sogenannte „Hot-dog-Kopfschmerz", der durch *Aufnahme von Nitrat* im Pökelsalz entsteht. Der sogenannte „China-Restaurant-Kopfschmerz" entsteht durch den *Gewürzverstärker Natriumglutamat*. Weitere Substanzen die Kopfschmerzen verursachen sind *Kohlenmonoxid und Alkohol*. Während die vorgenannten Substanzen durch die Akutaufnahme Kopfschmerzen bedingen, können andere Substanzen durch eine Daueraufnahme Kopfschmerzen verursachen. Dazu gehören in erster Linie Kopfschmerzmedikamente. Der „medikamenteninduzierte" Kopfschmerz ist ausführlich in früheren Kapiteln dieses Buches dargestellt worden. Aber auch durch Absetzen von Koffein oder anderen Wirkstoffen können Kopfschmerzen ausgelöst werden.

## Kopfschmerzen bei Stoffwechselstörungen

**Höhen-Kopfschmerz**

**Schlafapnoe-Kopfschmerz**

Diese Kopfschmerzen können durch einen Sauerstoffmangel, zum Beispiel bei niedrigem Umgebungsluftdruck, bei Lungenerkrankungen oder in großen Höhen beim Bergsteigen oder im Flugzeug auftreten. Der sogenannte „Schlafapnoe-Kopfschmerz" entsteht durch eine Behinderung der Sauerstoffaufnahme während des Nachtschlafes. Bei einem Abfall des Blutzuckers können ebenfalls Kopfschmerzen ausgelöst werden.

Auch zu Beginn einer Hämodialyse (Blutwäsche) können Kopfschmerzen entstehen. Diäten und Fastenkuren können ebenfalls Kopfschmerzen bedingen.

Dialyse
Fastenkuren

## Kopfschmerzen bei Erkrankungen von Gesichts- und Kopfstrukturen

Zahlreiche Erkrankungen des Schädels, des Halses, der Augen, der Ohren, der Nase und der Nasennebenhöhlen, der Zähne, des Mundes und anderer Gesichts- und Kopfstrukturen können Kopfschmerzen verursachen. Kopfschmerzen in Verbindung mit *Erkrankungen der Halswirbelsäule* äußern sich durch eine Bewegungsstörung oder durch eine Funktionsstörung der Gelenke und des Bandapparates der Halswirbelsäule. Die Röntgendiagnostik demonstriert eine Störung der Beweglichkeit, eine abnorme Haltung oder aber andere eindeutige Veränderungen im Bereich des Knochenaufbaus.

Erkrankungen
des Schädels

Halswirbelsäule

Ein *akutes Glaukom* kann ebenfalls Kopfschmerzen auslösen. Brechungsfehler, wie zum Beispiel Weit- oder Kurzsichtigkeit können Kopfschmerzen bedingen. Gleiches gilt für Schielen. Dabei kann insbesondere bei zunehmender Augenbeanspruchung die Kopfschmerzintensität verstärkt werden. Kopfschmerzen können ebenfalls durch eine *akute Nasennebenhöhlenentzündung*, sowie andere Erkrankungen der Nase und der Nasennebenhöhlen verursacht werden. Auch Erkrankungen der Zähne, des Kiefers oder der benachbarten Strukturen, insbesondere des Kiefergelenkes können Ursache von Kopfschmerzen sein.

Glaukom

Zähne
Kiefer

## Kopf- und Gesichtsneuralgien

Eine Reihe von Erkrankungen der Nerven im Kopfbereich können mit Kopf- und Gesichtsschmerzen verbunden sein. Dazu zählt insbesondere die *Entzündung des Sehnerven*, die soge-

**Optikus-Neuritis**     nannte „*Optikus-Neuritis*". Dabei können Kopfschmerzen in Verbindung mit einer Sehverschlechterung auftreten. Die

**Multiple Sklerose**     Symptomatik kann insbesondere durch eine Multiple Sklerose bedingt sein. Bei einem *Diabetes mellitus* kann eine sogenannte „*diabetische Schwerpunktneuropathie*" Kopfschmerzen

**Herpes Zoster**     verursachen. Auch die *Gürtelrose* (sog. *Herpes Zoster*) kann mit schweren Kopf- und Gesichtsschmerzen einhergehen. Bei einem Teil der Patienten, insbesondere im höheren Lebensalter, können diese Schmerzen auch nach Abklingen der akuten Entzündungszeichen über Monate oder sogar Jahre weiter bestehen.

**Trigeminus-**
**neuralgie**     Die *Trigeminusneuralgie* ist eine sehr schmerzhafte, einseitige Schmerzerkrankung des Kopf- oder Gesichtes. Die Trigeminusneuralgie ist durch kurze, stromstoßartige Schmerzen charakterisiert. Die Schmerzausbreitung ist auf den Versorgungsbereich eines oder mehrerer Äste des Nervus trigeminus begrenzt. Der Schmerz wird normalerweise durch verschiedene Reize ausgelöst, zum Beispiel durch Waschen, Rasieren, Rauchen, Sprechen oder Zähne putzen. Er kann jedoch auch spontan auftreten. Er beginnt und endet sehr plötzlich und tritt täglich mehrfach auf. Schmerzfreie Phasen über verschieden lange Perioden können vorhanden sein. Die Trigeminusneuralgie kann allein durch die Beschreibung des Patienten sehr präzise identifiziert werden. Die Schmerzdauer der einzelnen Schmerzattacken beträgt wenige Sekunden bis zu 2 Minuten. Der Schmerz ist sehr heftig, er wird oberflächlich empfunden und hat einen stechenden oder brennenden Charakter. Die Intensität ist außerordentlich stark und die Schmerzen werden durch die oben angegebenen Bedingungen ausgelöst. Zwischen den einzelnen Attacken kann der Patient komplett beschwerdefrei sein. Der Schmerz kann auch Verkrampfungen der Gesichtsmuskulatur auf der betreffenden Seite auslösen. Bei einem Teil der Patienten werden die Schmerzen durch eine ständige mechanische Kompression der Trigeminusnervenwurzel durch geschlängelte und pulsierende Blutgefäße bedingt. Im jüngeren Alter können jedoch auch entzündliche Er-

krankungen, wie zum Beispiel eine Multiple Sklerose, für die
Schmerzen verantwortlich sein. Bei diesen Patienten zeigen
sich jedoch in der neurologischen Untersuchung weitere Besonderheiten. Die Trigeminusneuralgie kann heute mit medikamentösen Maßnahmen in der Regel sehr schnell und effektiv
behandelt werden. Als Mittel der ersten Wahl wird Carbamazepin eingesetzt, das innerhalb weniger Stunden in aller Regel
die Schmerzen verschwinden lässt. Eine sorgfältige neurologische Langzeitbetreuung ist erforderlich, da der Verlauf der
Erkrankung über viele Jahre sich erstrecken kann. In Einzelfällen stehen auch neurochirurgische Maßnahmen zur Verfügung.

Sehr hartnäckige Kopfschmerzen können auch nach Ner-
venverletzungen im Kopfbereich entstehen. Entzündungen
oder Durchblutungsstörungen innerhalb verschiedener Gehirnareale können den sogenannten *„Thalamus-Schmerz"* verursachen. Dabei empfinden die Patienten in verschiedenen
Körperregionen Schmerzen, ohne dass in diesen eine Läsion
vorhanden ist. Der Schmerz wird durch eine Läsion der zugehörigen Nervenleitungsbahnen und der Gehirnstrukturen bedingt. Besonders schwierige Schmerzen können bei Unterbrechungen von Nervenbahnen im Kopf- und Gesichtsbereich
entstehen. Dies kann Folge von Unfällen sein, aber auch nach
Operationen können entsprechende Schmerzen auftreten. Obwohl die Patienten in der Regel im zugehörigen Nervengebiet
eine mangelnde Berührungsempfindlichkeit haben, können
schwere Spontanschmerzen auftreten. Insbesondere auch nach
Kieferhöhlenoperationen können für viele Jahre langwierige
Schmerzen, die nur sehr schwer zu behandeln sind, zurück-
bleiben. Aus diesem Grunde werden Nervendurchtrennungen
im Kopf- und Gesichtsbereich nach aller Möglichkeit vermieden.

Thalamus-
Schmerzen

## Atypischer Gesichtsschmerz

Typische „atypische Gesichtsschmerzen"

Die Diagnose des *atypischen Gesichtsschmerzes* wird gestellt, wenn keine andere spezifische Kopfschmerzdiagnose erfasst werden kann. Es handelt sich um einen Dauerkopfschmerz, der täglich auftritt, der Schmerz kann einseitig, aber auch beidseitig vorhanden sein. Voraussetzung für die Diagnose ist, dass keine Gefühlsstörungen nachweisbar sind und dass auch keine anderen strukturellen Läsionen oder Symptome bestehen. In der Regel zeigen sich die Schmerzen im Bereich über der Oberlippe und im Gaumenareal. Sie können brennend quälen oder sich in jeglicher anderer Form zeigen. Der Schmerzcharakter ist meist sehr unangenehm, die Schmerzintensität kann fluktuieren. Der Schmerz spricht weder auf Schmerzmittel, noch auch Nervenblockaden an und bleibt auch durch operative Eingriffe unbeeinflussbar.

 **Oft zeigen die Patienten auch psychische Auffälligkeiten in Form von Ängstlichkeit und Depression. Operative Eingriffe jeglicher Art sollten möglichst vermieden werden, da sie in der Regel zu einer Verschlimmerung der Schmerzen führen. Die Therapie lehnt sich an die des chronischen Kopfschmerzes vom Spannungstyp an.**

# 11
# Unkonventionelle
# Behandlungsverfahren

## Was man unter unkonventionellen Behandlungsverfahren versteht

Bevor Therapieverfahren in der Wissenschaft guten Gewissens empfohlen werden können, müssen die Methoden ihre Wirksamkeit und ihre Verträglichkeit in strengen Prüfungen unter Beweis gestellt haben. Dafür gibt es mehrere Gründe:

- Patienten haben von unwirksamen Methoden keinen Nutzen.
- Patienten können durch eventuelle Nebenwirkungen Schaden nehmen.
- Die Versichertengemeinschaft muss für nutzlose Therapieverfahren zahlen.

**Unkonventionelle medizinische Richtungen beinhalten diagnostische und therapeutische Methoden, deren Wirksamkeit und Verträglichkeit oft nicht mit der erforderlichen Sorgfalt und Qualität untersucht worden sind.**

Dies bedeutet nicht, dass diese Methoden zwangsweise unwirksam sein müssen. Viele der heute etablierten konventionellen Therapieverfahren waren einmal unkonventionell. Der

Saft der Saalweide, in dem der Wirkstoff von Aspirin enthalten ist, ist dafür ein gutes Beispiel. Allerdings kann man den Therapieeffekt von unkonventionellen Verfahren nicht kalkulieren, weil adäquate wissenschaftliche Studien fehlen. Zweifelsfrei wäre für die unkonventionellen Methoden überhaupt kein Platz, wenn die konventionellen Verfahren ausreichend für alle Menschen wirksam wären. Man sollte sich dem Thema also relativ vorurteilsfrei stellen.

## Kältetherapie

Die Anwendung von Kälte bei Kopfschmerzen, die sog. Cryotherapie, ist ein altes Verfahren. Man legt kalte Umschläge um die Schläfen, Eisbeutel oder heute auch spezielle Kühlgels. Die Vorstellung zur Wirkung ist, dass die Blutgefäße sich durch den Kälteeffekt zusammenziehen. Einige Studien zeigen, dass diese Methoden bei leichten Kopfschmerzen einen angenehmen Effekt haben können, aber als eigenständiges Therapieverfahren nicht ausreichen.

## Nackenmassagen

Nackenmassagen sollen die Nackenmuskulatur lockern. Es gibt bis heute keine kontrollierte wissenschaftliche Untersuchung, ob Massagen bei Migräne hilfreich sein können. Im Gegenteil berichten manche Patienten, dass durch Massagen sogar Migräneattacken ausgelöst werden können.

## Chiropraktik

Untersuchungen zur Wirksamkeit werden fast ausnahmslos wegen erheblicher methodischer Mängel nicht anerkannt

Chiropraktische Methoden versuchen u. a., die Beziehung der Wirbelgelenke der Halswirbelsäule gegeneinander zu korrigieren. Obwohl es sehr viele Untersuchungen zur Wirksamkeit von chiropraktischen Methoden in der Behandlung von Kopfschmerzerkrankungen gibt, werden diese fast ausnahmslos wegen erheblicher methodischer Mängel nicht anerkannt.

In einer methodisch gut kontrollierten Studie fand sich kein Unterschied zwischen einer chiropraktischen Behandlung, leichten Halswirbelsäulenbewegungsübungen und einer Massagebehandlung.

**In seltenen Fällen kann zudem durch chiropraktische Manipulation ein Schlaganfall ausgelöst werden.**

Es scheint also kein Grund zu bestehen, dieses Risiko bei mangelnder Wirksamkeit einzugehen.

## Elektrostimulation

Stimulation des Nackens oder anderer Körperteile mit elektrischem Strom wird bei Kopfschmerzen schon seit über 100 Jahren eingesetzt. Heute werden Strombehandlungen in Form von „transkutaner elektrischer Nervenstimulation (TENS)" oder „Punktueller transkutaner elektrischer Nervenstimulation (PuTENS)" angeboten. Beide Verfahren verwenden Hautelektroden, über die der Strom durch die Haut (= transkutan) Nerven stimulieren kann.

TENS

Die beiden Methoden unterscheiden sich in der Art der Elektroden, es werden entweder großflächige Elektroden oder punktuelle Elektroden eingesetzt. Die Verfahren werden zur Vorbeugung von Migräneattacken von Geräteanbietern empfohlen. Wissenschaftliche Studienergebnisse können derzeit so interpretiert werden, dass nur bei einigen Patienten zeitweise Besserung erzielt wird.

## Zahnbehandlungen

Obwohl zweifelsfrei Kopf- und Gesichtsschmerz durch Störungen des Kausystems verursacht werden können, gibt es bis heute keine gesicherten Hinweise dafür, dass die Migräne durch solche Anomalien verursacht wird. Manchmal werden Zahnspangen oder Aufbissschienen bei Migräne angeraten.

Studien, die die Wirksamkeit solcher Therapien belegen, liegen jedoch nicht vor.

### Akupunktur

Akupunktur ist ein etwa 4000 Jahre altes chinesisches Verfahren, das bei allen möglichen Krankheiten und Beschwerden wirksam sein soll. Das Image der Akupunktur in der sog. Regenbogenpresse ist außerordentlich gut, und wohl jeder Patient, der an hartnäckigen Kopfschmerzen leidet, wünscht sich, dass er mit diesem „Wunderverfahren" seine Kopfschmerzen los wird.

**Die „Akupunktur" an sich gibt es nicht. Es werden eine Reihe unterschiedlicher Verfahren eingesetzt, die Körperakupunktur, die Ohrakupunktur, die Auriculotherapie, Moxibustion, Akupunkturinjektionen, Nadelakupunktur mit elektrischer Stimulation, Elektroakupunktur, Laserakupunktur etc.**

Bei der *klassischen chinesischen* Akupunktur werden in bestimmte Hautpunkte Nadeln aus Stahl, Gold oder Silber eingestochen. Die Punkte werden auf bestimmten Linien lokalisiert, welche den gesamten Körper überziehen und von den Chinesen „Jing luo" genannt wurden, übersetzt etwa „netzartig verbindende Gefäß-Nervensysteme". Westliche Ärzte nennen diese Linien in Anlehnung an das Meridiansystem der Erde „Meridiane". Nach der traditionellen Lehre soll in diesen Linien die Lebensenergie fließen. Durch das Einstechen der Akupunkturnadeln soll der gestörte Energiefluss reguliert und normalisiert werden.

Das Gedankengebäude findet sich auch in westlichen historischen Migränetheorien, die davon ausgingen, dass „Dämpfe" oder „Geister" im Schädelinneren stören. Durch Einbohren von Löchern in den Schädel versuchte man diese Dämpfe um- und abzuleiten.

Heute wird die Wirkung der Akupunktur mit modernen Konzepten zur Schmerzwahrnehmung zu erklären versucht. Es wird vermutet, dass durch die Akupunktur endogene Opioidsysteme stimuliert werden. Das Einstechen von Nadeln soll die körpereigenen Schmerzabwehrsysteme aktivieren.

Das methodische Vorgehen bei der Akupunktur ist an sich sehr einfach: Man sticht senkrecht, schräg oder tangential Nadeln in die Haut. Anschließend kann man die Nadel drehen, heben, senken oder anderweitig stimulieren. Akupunktur ist vom Prinzip her leicht erlernbar, und wenn man von dem Honorar der Akupunkteure absieht, spottbillig, da die Einmalnadeln für Pfennigbeträge zu erhalten sind.

Studien zur Bewertung der Akupunktur sind durch große methodische Probleme belastet. Oft wurden enthusiastische, freiwillige Patienten untersucht, da Zweifler sich für eine Therapie erst gar nicht bereiterklärt haben. Eine Plazebokontrolle ist nicht möglich, und die Behandlung kann nicht vorurteilsfrei ausgewertet werden, weil ein sog. doppelblindes Vorgehen nicht möglich ist. Weitere Probleme an vielen Akupunkturstudien sind unangemessene Wirksamkeitsparameter und mangelnde statistische Auswertungen. Trotzdem gibt es einige wenige Studien, die heutigen wissenschaftlichen Kriterien entsprechen. Leider ist das Ergebnis dieser Studien sehr widersprüchlich. Ein bedeutsamer Therapieeffekt kann in diesen Studien nicht nachgewiesen werden.

Zweifelsfrei nimmt die Migränehäufigkeit in der ersten Zeit einer Akupunkturbehandlung ab. Diese Abnahme unterscheidet sich jedoch nicht von einer Plazebobehandlung. Berücksichtigt man diese Studienergebnisse, muss man leider feststellen, dass nach derzeitigem Wissen die verschiedenen Akupunkturbehandlungen allenfalls kurzfristige und mäßige Therapieeffekte zeigen. Akupunktur schadet, wenn sie anstatt nachgewiesenen wirksamen Therapieverfahren eingesetzt wird und somit Zeit für eine effektive Behandlung verlorengeht. Da Akupunktur eine simple Methode ist, sollte sie möglichst bald entmystifiziert und entideologisiert werden. Eine vorurteilsfreie Bewertung der Verfahren in wissenschaftlichen Untersuchungen könnte dann den Stellenwert nachvollziehbar machen.

## Akupressur

Bei dieser Methode können die Patienten selbst mit dem Daumen oder dem Zeigefinger bestimmte Punkte drücken oder massieren. Zudem muss Entspannung und Ruhe eingehalten werden. Wissenschaftliche kontrollierte Studien zur Wirksamkeit bei Migräne sind nicht bekannt, die Wirksamkeit ist also nicht belegt.

## Hypnose

Die Hypnose ist eine besondere, vertiefte Entspannungsmethode; für einige Anwendungsgebiete ist ihre Wirksamkeit zweifelsfrei belegt. Bis heute gibt es jedoch keine Studie, die belegt, dass diese Methode bei Kopfschmerzen effektiv ist.

## Kneipp-Therapie

Wassertreten, Wechselbäder, Knie-, Schenkel-, Arm- und Gesichtsgüsse werden bei Kopfschmerzen empfohlen. Kontrollierte Studien zur Wirksamkeit, die wissenschaftlichen Kriterien genügen, stehen aus.

## Sauna

Saunabesuche können maßgeblich die Befindlichkeit verbessern. Bei einigen Menschen sind sie jedoch auch Auslöser von Migräneattacken. Kontrollierte Studien zur Wirksamkeit bei Kopfschmerzen sind nicht bekannt.

## Stellatum-Blockaden

Dabei werden Lokalanästhetika in das Ganglion stellatum, eine Nervenumschaltstelle am Hals, gespritzt. Man glaubt damit Durchblutungsstörungen zu beheben. Ein Effekt in der Therapie von Kopfschmerzen ist bisher nicht nachgewiesen worden.

## Neuraltherapie

Die Neuraltherapie versucht u. a., Störfelder durch Injektionen von Lokalanästhetika zu beheben. Diese Therapieform wird für verschiedenste Erkrankungen eingesetzt. Ein Effekt in der Therapie von Kopfschmerzen durch kontrollierte wissenschaftliche Studien ist ungeklärt.

## Schlafkuren

Während der Schlafkur werden Patienten in einen leichten Dämmerschlaf über mehrere Tage versetzt. Die Schlaftiefe erlaubt jedoch noch den Gang zur Toilette.

Eine Wirkung in der Therapie von Kopfschmerzen ist durch kontrollierte wissenschaftliche Studien bisher nicht nachgewiesen.

## Fokalsanierung

Chronische Infekte, insbesondere im Bereich der Zähne, sollen zur Entstehung von chronischen Erkrankungen führen. Durch eine Beseitigung des Krankheitsherdes (= Fokus) soll eine Genesung resultieren. Therapeutisch werden deshalb kranke Zähne saniert, ggf. auch das gesamte Gebiss entfernt. Eine Wirksamkeit in der Therapie von Kopfschmerzen durch kontrollierte wissenschaftliche Studien ist bisher ungeklärt.

### Magnetfeldtherapie

Magnetfelder verschiedener Stärke wurden gegen Kopfschmerzen eingesetzt. Studien, die eine Wirksamkeit bei Kopfschmerzen belegen, sind nicht bekannt.

### Diäten

Eine naturgemäße Ernährung ist zweifelsfrei gesünder als denaturierte Industrienahrung. Die Abstinenz von Genussgiften ist ebenfalls ein wichtiger Aspekt einer gesunden Lebensweise. Es wurden spezielle Diätprogramme entwickelt, wie z. B. die Evers-Diät und andere Verfahren. Ausgeglichene gesunde Ernährung hat zweifelsfrei viele Vorteile. Sieht man von der Vermeidung von speziellen Auslösefaktoren ab, ist ein spezifischer Effekt von speziellen Diäten in der Therapie von Kopfschmerzen durch kontrollierte wissenschaftliche Studien bisher jedoch nicht nachgewiesen.

### Schlangen-, Spinnen- und Skorpiongifte

Die Einspritzung dieser Wirkstoffe stammt aus dem chinesischen Kulturkreis und wird heute noch von Heilpraktikern eingesetzt. Die Gifte sollen auf das Nerven- und Immunsystem wirken. Eine nachvollziehbare Erklärung für diese Therapiemethode existiert nicht.

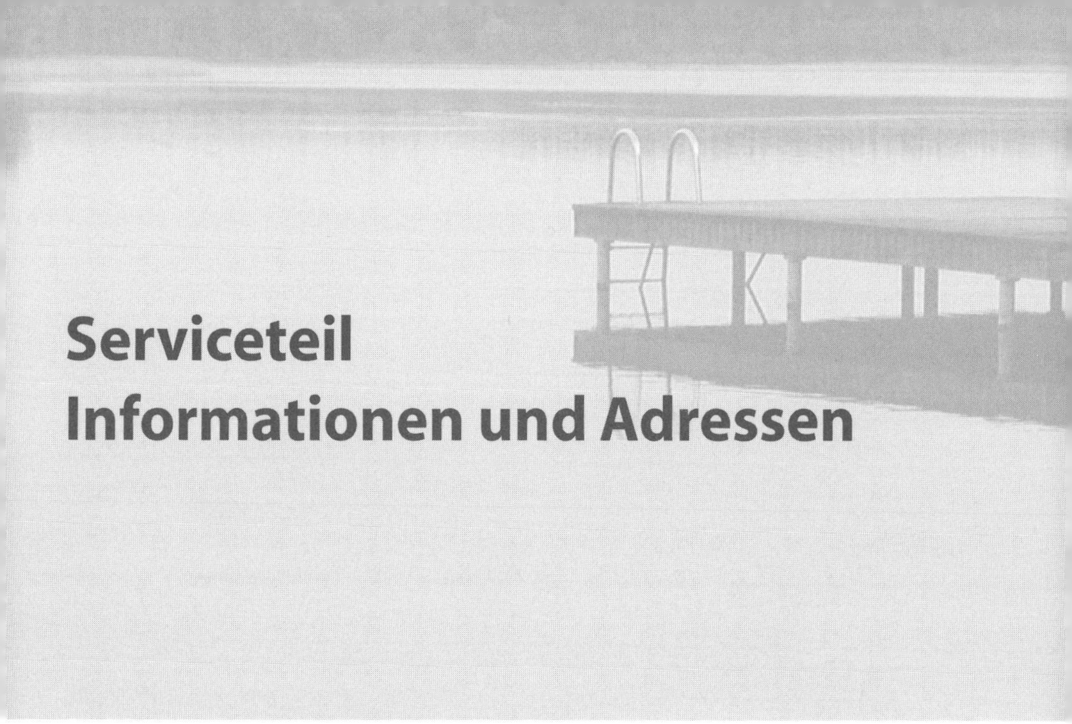

# Serviceteil Informationen und Adressen

## Kopfschmerzmedikamente

Eine Auflistung der mehreren Hundert Schmerz- und Migränemittel würde verwirren. Aus diesem Grund sollen nachfolgend nur die wichtigsten Substanzgruppen und einige Markennamen aufgelistet werden, mit denen der Autor eigene Erfahrungen hat und die er aus der täglichen Praxis persönlich kennt (◘ Tabellen A 1 – A 4). Die Substanzen sind alphabetisch aufgelistet, ohne Anspruch auf Vollständigkeit und Beurteilung der Effektivität und Qualität.

Allgemeingültige Angaben zur Dosierung sind nicht möglich, Hinweise dazu befinden sich in den Beipackzetteln. Die nachfolgenden Merkblätter geben nur die wichtigsten Informationen zu den einzelnen Medikamentengruppen wieder. Im Einzelfall befragen Sie bitte Ihren Arzt bzw. Apotheker.

■ **Tabelle A 1.  Medikamente gegen Übelkeit, Erbrechen und zur Normalisierung der Magenbeweglichkeit**

| Substanz | Handelsname | Rezept erforderlich? | Darreichungsform |
|---|---|---|---|
| Metoclopramid | Paspertin | Ja | Tropfen oder Zäpfchen |
| | Gastrosil | Ja | Tropfen oder Zäpfchen |
| Domperidon | Motilium | Ja | Tropfen oder Zäpfchen |

■ **Tabelle A 2.  Medikamente gegen Kopfschmerzen**

| Substanz | Handelsname | Rezept erforderlich? | Darreichungsform |
|---|---|---|---|
| Acetylsalicylsäure | Aspirin+C | Nein | Brausetabletten |
| | Aspirin Migräne | Nein | Brausetabletten |
| | Aspirin direkt | Nein | Kautabletten |
| | ASS-ratiopharm | Nein | Tabletten |
| | Spalt | Nein | Tabletten |
| Paracetamol | Benuron | Nein | Tabletten oder Zäpfchen |
| | Paracetamol-ratiopharm | Nein | Brausetabletten |
| | Sinpro-N | Nein | Brausegranulat oder Tabletten |
| Pfefferminzöl | Euminz | Nein | 10%iges Öl in alkoholischer Lösung zum äußerlichen Auftragen auf schmerzhafte Stellen des Kopfes |
| Ibuprofen | Aktren | Nein | Dragees, Brausetabletten |
| | Ibu-Vivimed | Nein | Filmtabletten |
| | Ibuprofen 200 | Nein | Filmtabletten |
| Naproxen | Proxen | Nein | Tabletten |
| Phenazon | Migräne-kranit | Nein | Tabletten |

## Tabelle A3. Medikamente gegen mittelschwere und schwere Migräneattacken

| Name | Auswahl für | Wirkstoff | Darreichungsform |
|---|---|---|---|
| Imigran | – Erbrechen, soll sehr schnell wirken | Sumatriptan 6 mg s.c. | Fertigspritze |
| | – Erbrechen, soll schnell wirken | Sumatriptan nasal 20 mg | Nasenspray |
| | – Erbrechen, Verträglichkeit erwünscht | Sumatriptan nasal 10 mg | Nasenspray |
| | – Erbrechen, Verträglichkeit erwünscht | Sumatriptan Supp 25 mg | Zäpfchen |
| | – sehr schwere Anfälle | Sumatriptan 100 mg | Tablette |
| | – schwere Anfälle | Sumatriptan 50 mg | Tablette |
| Ascotop | – schwere Anfälle | Zolmitriptan 2,5 mg | Tablette |
| | – schwere Anfälle | Zolmitriptan 2,5 mg | Schmelztablette |
| | – sehr schwere Anfälle, soll schnell wirken | Zolmitriptan 5 mg | Schmelztablette |
| | – sehr schwere Anfälle, soll schnell wirken | Zolmitriptan 5 mg | Nasenspray |

**◘ Tabelle A 3. (Fortsetzung)**

| Name | Auswahl für | Wirkstoff | Darreichungsform |
|---|---|---|---|
| Naramig | – lange Anfälle, Verträglichkeit erwünscht | Naramig 2,5 mg | Tablette |
| Maxalt | – soll schnell wirken, sehr schwere Anfälle | Rizatriptan 10 mg | Tablette |
| | – soll schnell wirken, sehr schwere Anfälle | Rizatriptan 10 mg | Schmelztablette |
| Almogran | – soll schnell wirken, lange Anfälle | Almotriptan 12,5 mg | Tablette |
| Relpax | – soll schnell wirken, sehr schwere Anfälle | Eletriptan 40 mg | Tablette |
| | – soll schnell wirken, lange Anfälle | Eletriptan 20 mg | Tablette |
| Allegro | – lange Anfälle, Verträglichkeit erwünscht | Frovatriptan 2,5 mg | Tablette |

**Tabelle A 4. Medikamente zur vorbeugenden Behandlung von Kopfschmerzerkrankungen**

| Substanz | Handelsname | Rezept erforderlich? | Darreichungsform | Auswahlkriterien für den praktischen Einsatz |
|---|---|---|---|---|
| Amitriptylin | Saroten, Saroten retard | Ja, Ja | Dragees, Kapseln | Kopfschmerz vom Spannungstyp, Migräne |
| Botulinum-Toxin A | Botox, Dysport | Ja, Ja | Zur Injektion durch den Arzt (Wirkdauer ca. 3 bis 6 Monate) | Kopfschmerz vom Spannungstyp, Migräne |
| Clomipramin | Anafranil | Ja | Dragees | Kopfschmerz vom Spannungstyp, Migräne |
| Cyclandelat | Natil | Nein | Kapseln | Migräne |
| Doxepin | Aponal | Ja | Dragees | Kopfschmerz vom Spannungstyp, Migräne |
| Flunarizin | Sibelium | Ja | Tabletten | Migräne |
| Lisinopril | Acercomp | Ja | Tabletten | Migräne |
| Metoprolol | Beloc mite, Beloc | Ja | Tabletten | Migräne |
| Methysergid | Deseril | Ja | Tabletten | Migräne |
| Pestwurz-Extrakt | Petadolex | Nein | Kapseln | Migräne |
| Pizotifen | Sandomigran | Ja | Dragees | Migräne |
| Propranolol | Dociton | Ja | Tabletten | Migräne |
| Topiramat | Topamax | Ja | Tabletten | Migräne |
| Trimipramin | Stangyl | Ja | Tabletten | Kopfschmerz vom Spannungstyp, Migräne |
| Valproinat | Orfiril | Ja | Kapseln | Migräne |
| Vitamin $B_2$ | – | Nein | Pulver/Kapseln | Migräne |

## Metoclopramid, Domperidon

(In Apotheken nur mit Rezept erhältlich)

Appetitlosigkeit, Übelkeit und Erbrechen können Begleitsymptome von Migräneattacken sein. Zusätzlich ist oft die Muskulatur des Magens in ihrer Fortbewegungsfunktion gestört. Sogenannte Antiemetika (lat.: emesis = Erbrechen) sollen diese Funktionsstörungen bei Migräne beheben. Die herabgesetzte Magenbeweglichkeit während der Migräne führt außerdem dazu, dass die üblichen, als Tablette eingenommenen Migränemittel nur schwer in den Darm weitertransportiert werden. Die gewünschte Wirkung bleibt dann aus. Aus diesem Grunde sollte man bei Migräne 15 Minuten vor Einnahme des Migränemittel sein Antiemetikum einnehmen. Innerhalb dieses Zeitraumes wird die Steuerung der Magenbeweglichkeit wieder normalisiert und das Migränemittel kann dann seine Wirksamkeit entfalten.

### Wirkungsbild

Normalisierung der Magen-Darm-Beweglichkeit, Linderung von Übelkeit und Erbrechen.

### Anwendung

Metoclopramid: 20 Tropfen. Bei frühem Erbrechen ein Zäpfchen mit 20 mg. Ersatzweise Domperidon: 30 Tropfen.

### Vorsichtsmaßnahmen

Ein vorsichtiger Einsatz sollte bei Nierenerkrankungen und bei Kindern unter 14 Jahren erfolgen. Die Medikamente dürfen bei Darmverschluss und Blutungen, Epilepsie, Bewegungsstörungen, bestimmten hormonbildenden Tumoren und in Kombination mit MAO-Hemmern nicht eingesetzt werden.

### Mögliche unerwünschte Wirkungen

Selten treten Müdigkeit, Schwindel oder Durchfall auf. Sehr selten können kurz nach der Einnahme Bewegungsstörungen in Form von unwillkürlichen Mundbewegungen, Schlund-

und Zungenkrämpfen, Kopfdrehungen, Schluckstörungen oder Augendrehungen auftreten.

In diesem Fall liegt eine Überdosierung vor und ein Arzt sollte gerufen werden. Durch Gabe eines Gegenmittels können diese Erscheinungen schnell behoben werden.

## Pfefferminzöl

(In Apotheken mit oder ohne Rezept erhältlich)

Pfefferminzöl in alkoholischer Lösung ist ein äußerlich anzuwendendes pflanzliches Schmerzmittel. Der Wirkstoff ist ein standardisiertes ätherisches Öl (Menthae piperitae aetheroleum) aus den blühenden, oberirdischen Teilen der Pfefferminze (Mentha piperita L.). Die therapeutische Wirksamkeit von Pfefferminzöl in alkoholischer Lösung wurde in kontrollierten klinischen Studien geprüft. Bereits 15 – 30 Minuten nach dem Auftragen auf die Stirn- und Schläfenhaut konnte im Vergleich zu Placebo eine signifikante Reduktion der Kopfschmerzintensität nachgewiesen werden. Die äußerliche Therapie mit Pfefferminzöl in alkoholischer Lösung weist im Vergleich zu einer oralen Standardmedikation mit 1 g Paracetamol oder 1 g Acetylsalicylsäure hinsichtlich der Wirksamkeit keinen signifikanten Unterschied auf. Pfefferminzöl in alkoholischer Lösung wirkt lokal, schont Magen, Leber sowie Nieren und ist sehr gut verträglich.

## Anwendung

Zur äußerlichen Anwendung bei Kopfschmerzen vom Spannungstyp. Soweit nicht anders verordnet, Pfefferminzöl in alkoholischer Lösung mit Hilfe des Applikators auf die schmerzenden Kopf- und Nackenregionen auftragen. Dieser Vorgang kann bei Bedarf im 15-Minuten-Abstand wiederholt werden.

## Vorsichtsmaßnahmen

Zur Anwendung bei Kindern und Jugendlichen geeignet, bei Säuglingen und kleinen Kindern liegen jedoch keine ausrei-

chenden Erfahrungen vor. Es soll deshalb bei Kindern unter
6 Jahren nicht angewendet werden. Nicht auf Schleimhäute
oder verletzte Haut auftragen. Nicht in die Augen bringen.

### Nebenwirkungen

Keine bekannt.

## Acetylsalicylsäure (ASS)

(In Apotheken mit oder ohne Rezept erhältlich)

Acetylsalicylsäure gilt als das Medikament der ersten Wahl
für die Behandlung der leichten Migräneattacke und des Kopfschmerzes vom Spannungstyp. Die Substanz ist als Brausetablette, Tablette (zum Schlucken) und als Kautablette (zum Zer-
kauen, ohne Wassereinnahme) erhältlich. Für die Anwendung
bei der Migräne wurden spezielle Brausetabletten entwickelt,
die den Wirkstoff in einer speziellen Säurepufferform enthält
und eine große Magensäureneutralisationskapazität hat (Aspirin-Migräne). Dadurch kann eine schnellere Aufnahme des
Wirkstoffes in das Blut, sowie eine bessere Wirksamkeit und
Verträglichkeit bei Einsatz während der Migräneattacke erreicht werden. In Pulverform kann der Arzt die Substanz nach
Auflösen auch direkt in eine Vene spritzen.

### Wirkungsbild

Schmerzlindernd, fiebersenkend, entzündungshemmend.

### Anwendung

Acetylsalicylsäure sollte als Brauselösung in 250 ml Wasser
gelöst eingenommen werden. Das Medikament wird erst im
Dünndarm in den Körper aufgenommen. Durch die Brauselösung passiert es schnell den Magen und kann so am besten
seine Wirksamkeit erlangen. Bei Migräneattacken sollten 15
Minute vor Einnahme Metoclopramid genommen werden, um
die Aufnahme und Wirkung zu optimieren. Die Beifügung von
Vitamin C (d.h. Ascorbinsäure) in Brausetabletten dient zur

Bildung der sprudelnden Kohlensäure. Die erforderliche Dosis bei Erwachsenen beträgt ca. 1000–1500 mg. Es müssen also 2–3 Tabletten aufgelöst werden.

### Vorsichtsmaßnahmen

Acetylsalicylsäure darf nicht bei Magen und Darmgeschwüren, Verengung der Atemwege, Asthma, Nesselausschlag (Urtikaria) und Störung der Blutgerinnung eingenommen werden.

### Mögliche unerwünschte Wirkungen

Acetylsalicylsäure ist normalerweise gut verträglich. Selten treten Magenbeschwerden auf. Überempfindlichkeitsreaktionen, wie Hautausschläge oder Atemnot, Magen-Darm-Blutungen oder Verminderung der Blutplättchen können sehr selten auftreten.

## Paracetamol

(In Apotheken mit oder ohne Rezept erhältlich)

Paracetamol kann sowohl für die Behandlung der leichten Migräneattacke als auch des Kopfschmerzes vom Spannungstyp eingesetzt werden. Die Substanz ist als Tablette, Brausegranulat zum Auflösen in Wasser, Kautablette, Kapsel, Zäpfchen, Saft und Tropfen erhältlich. Brausetabletten sollten bei Kopfschmerzen bevorzugt werden.

### Wirkungsbild

Schmerzlindernd, fiebersenkend

### Anwendung

Paracetamol sollte als gelöste Brausetablette oder Zäpfchen eingenommen werden. Bei Migräneattacken sollten 15 Minuten vor Einnahme Metoclopramid genommen werden, um die Aufnahme und Wirkung zu optimieren. Die erforderliche Dosis bei Erwachsenen beträgt ca. 1000–1500 mg.

### Vorsichtsmaßnahmen

Bei Leber und Nierenerkrankungen muss vorsichtig dosiert werden (Arzt befragen). Bei Glucose-6-Phosphat-Dehydrogenase-Mangel darf Paracetamol nicht verwendet werden.

### Mögliche unerwünschte Wirkungen

Paracetamol ist normalerweise gut verträglich. Sehr selten treten Überempfindlichkeitsreaktionen auf, wie Hautausschläge oder Atemnot, Blutbildveränderungen und Blutdruckabfall bis zum Schock.

## Ibuprofen, Naproxen

(In Apotheken mit oder ohne Rezept erhältlich)

Ibuprofen und Naproxen sind primär entzündungshemmende Substanzen, die zur Behandlung von Rheuma entwickelt wurden. Die Medikamente können aber auch bei leichten und mittelschweren Migräneanfällen und Kopfschmerz vom Spannungstyp eingesetzt werden. Die jeweilige Substanz ist als Tablette, Brausegranulat, Zäpfchen oder Kapsel erhältlich. Es wird angenommen, dass Ibuprofen bzw. Naproxen der Acetylsalicylsäure und dem Paracetamol in seinem schmerzlindernden Effekt nicht überlegen ist.

### Wirkungsbild

Schmerzlindernd, entzündungshemmend, Fiebersenkend

### Anwendung

Die Dosierung beträgt 200 bis 500 mg.

### Vorsichtsmaßnahmen und unerwünschte Wirkungen

Die Vorsichtsmaßnahmen und unerwünschten Wirkungen unterscheiden sich nicht wesentlich von denen der Acetylsalicylsäure.

## Ergotalkaloide

(In Apotheken nur mit Rezept erhältlich)

Bei schweren Migräneattacken erfolgte früher die Gabe von 1 bis 2 mg Ergotamintartrat als Tablette oder Zäpfchen. Bei unzureichender Wirkung nach 60 Minuten war eine wiederholte Gabe von 1 bis 2 mg Ergotamintartrat möglich. Wegen der Gefahr eines ergotamininduzierten Dauerkopfschmerzes sollte diese Dosis nicht überschritten werden. Eine Dosis von 6 mg Ergotamintartrat pro Woche sollte die Obergrenze sein.

### Wirkungsbild

Warum Ergotalkaloide in der Migräneattacke wirksam sind, ist nach wie vor unklar. Zunächst wurde angenommen, dass die hohe Effektivität durch die Verengung der Blutgefäße entsteht. Aufgrund von neueren Untersuchungen wird angenommen, dass Ergotalkaloide die neurogene Entzündung an den Blutgefäßen des Gehirns blockieren.

### Anwendung

Die Gabe in der Migräneattacke sollte so früh wie möglich vorgenommen werden. Die gesamte empfohlene Dosis sollte auf einmal eingenommen und nicht etwa fraktioniert durch mehrere Einzelgaben mit zeitlichem Abstand. Eine Nachdosierung führt nicht zu einem besseren Effekt. Zäpfchen sind vorzuziehen. 15 Minuten vor der Einnahme von Ergotamin sollte Metoclopramid genommen werden, um die Aufnahme und Wirkung zu optimieren.

### Vorsichtsmaßnahmen

Anwendungsbeschränkungen sind Gefäßerkrankungen, schwere Leberfunktionsstörungen, Herzerkrankungen, Bluthochdruck und Nierenerkrankungen. In der Schwangerschaft und Stillzeit dürfen Ergotalkaloide nicht eingesetzt werden. Innerhalb 24 Stunden nach der Einnahme von Ergotalkaloiden darf Sumatriptan nicht verabreicht werden.

**Mögliche unerwünschte Wirkungen**

Bei akuter Anwendung sind Nebenwirkungen in Form von Übelkeit, Erbrechen und Mangeldurchblutung bekannt. Bei langer und regelmäßiger Anwendung kann neben der Migräne ein zusätzlicher Dauerkopfschmerz und eine Verschlimmerung der Migräne entstehen. Seltene schwere Nebenwirkungen sind Durchblutungsstörungen verschiedenen Schweregrades, z. B. Herzschmerzen, Verkrampfungen der Herzkranzgefäße mit Brustengegefühl bis hin zum Herzinfarkt, Bauchkrämpfen und Taubheitsgefühl in den Beinen. Aus diesen Gründen werden Ergotalkaloide heute nicht mehr bei Migräne eingesetzt. Zeitlich befristet wird der Wirkstoff in der Prophylaxe-Einstellung von Clusterkopfschmerzen für eine Dauer von 5 bis 10 Tagen verwendet.

## Triptane

Die Ergotalkaloide erzielten nur bei circa 50–60% der behandelten Patienten eine ausreichend gute Wirkung. Darüber hinaus konnten diese Substanzen schwerwiegende Nebenwirkungen erzielen (siehe vorhergehender Abschnitt). Seit Februar 1993 ist in Deutschland die Substanz Sumatriptan als erste Form eines speziell entwickelten Migränemittels erhältlich. Mittlerweile gibt es Weiterentwicklungen, die unter dem Überbegriff der „Triptane" zusammengefasst werden. Sumatriptan wird daher auch als das Triptan der ersten Generation bezeichnet.

Die besonderen Vorteile dieser Medikamente sind:

- Sie wirken nach bisherigen Forschungsergebnissen gezielt nur an den Stellen in Körper, an denen der Migräneschmerz entsteht, das heißt an den entzündeten Blutgefäßen des Gehirns.
- Die Besserung der Migräne kann bereits nach 10 Minuten eintreten.
- Sie können als Tablette, als Fertigspritze, als Nasenspray oder als Zäpfchen zur Selbstbehandlung angewendet werden.

- Zum Einsatz der Fertigspritze wurde ein speziell entwickeltes Gerät, der sogenante Glaxopen eingeführt, mit
  dem die Patienten eigenständig den Wirkstoff unter
  die Haut spritzen können. Dadurch wird ein besonders
  schneller Wirkeintritt ermöglicht.
- Ein guter Behandlungserfolg kann bei ca. 60 bis 90 % der
  behandelten Patienten erzielt werden.
- Sie können zu jedem Zeitpunkt während der Migräneattacke ohne Wirkungsverlust gegeben werden, muss also
  nicht sofort zu Beginn des Anfalles eingesetzt werden.
- Da die Substanzen sehr schnell im Körper abgebaut werden, ist die Gefahr einer Überdosierung und Ansammlung
  des Medikamentes im Körper geringer als bei den Ergotalkaloiden.
- Obwohl auch bei zu häufigem Gebrauch (an mehr als
  10 – 15 Tagen pro Monat) ein medikamenteninduzierter
  Dauerkopfschmerz entstehen kann, ist im Vergleich zu den
  alten Ergotalkaloiden die Symptomatik dieser medikamenteninduzierten Dauerkopfschmerzen deutlich milder
  und kann oft durch einen ambulanten Entzug beseitigt
  werden.

Der Einsatz dieser Substanzen ist jedoch auch mit verschiedenen Besonderheiten versehen, die ebenfalls berücksichtigt
werden müssen.
- Der Wirkstoff wird im Körper sehr schnell abgebaut. Bei
  lange anhaltenden Migräneattacken kann der Kopfschmerz erneut auftreten. Man spricht dann von einem sogenannten *Wiederkehrkopfschmerz*. In dieser Situation
  muss der Wirkstoff erneut zugeführt werden. Patient und
  Arzt haben dadurch jedoch die gute Möglichkeit, den Einsatz des Wirkstoffes exakt zu steuern. Durch diese Besonderheit ist es nicht erforderlich, den Körper mit zuviel
  Wirkstoff zu belasten der eine langanhaltende Wirksamkeit hat.

▬ Die Triptane dürfen bisher nicht bei Menschen, die jünger als 18 oder älter als 65 Jahre sind angewendet werden, da Erfahrungen für diese Altersgruppen noch nicht ausreichend vorliegen und wissenschaftliche Studien bisher nicht in ausreichender Zahl bei diesen Altersgruppen durchgeführt worden sind.

▬ Es muss eine ausführliche, ärztliche Untersuchung, einschließlich Elektrokardiogramm (EKG) und Beratung vor dem Einsatz erfolgen.

▬ Bei Anwendung der Fertigspritze mit dem Autoinjektor muss die erste Behandlung unter ärztlicher Aufsicht durchgeführt werden.

▬ Es müssen, wie bei jedem Medikament, unerwünschte Wirkungen (sogenannte Nebenwirkungen) und Situationen, bei denen das Medikament nicht eingesetzt werden darf (Kontraindikation) beachtet werden.

▬ Die Triptane sind im Vergleich zu anderen neuentwickelten, innovativen Medikamenten für andere Erkrankungen zwar ähnlich teuer, im Vergleich zu den bisherigen Medikamenten zur Migränetherapie aber wesentlich teurer. Aufgrund der vielen Vorteile der Triptane rechnet sich jedoch der Einsatz auch aus ökonomischen Gründen, da Arbeitsunfähigkeit und Folgekosten durch eine inadäquate Behandlung durch diese neuen spezifischen Migränemittel deutlich reduziert werden können.

Die Vorteile dieser Substanz erlauben einen guten Therapieeffekt bei Patienten, die bisher nicht ausreichend behandelt werden konnten. Die Besonderheiten erfordern jedoch einen gezielten Einsatz des Medikamentes.

Triptane sollten eingesetzt werden,

▬ wenn der Einsatz der beschriebenen Therapieverfahren für leichte Migräneattacken nicht zu einer ausreichenden Linderung der Beschwerden führt und

▬ die Patienten weiterhin durch die Migräne behindert sind.

Eine weiterbestehende, erhebliche Behinderung trotz richtig eingesetzter Therapiemaßnahme kennzeichnet sich zum Beispiel durch

- starke Schmerzen
- lange Dauer der Attacken
- lange Latenzzeit bis zum Eintreten des Therapieeffektes
- starke Übelkeit und Erbrechen
- starke und anhaltende Behinderung der üblichen Tätigkeit
- Arbeitsunfähigkeit

Die Triptane sollten nicht eingesetzt werden, wenn

- keine ausreichende ärztliche Voruntersuchung einschließlich Blutdruckmessung und Elektrokardiogramm, sowie individueller Beratung vorgenommen wurde. Dies gilt auch gerade für den erstmaligen Einsatz in der Notfallsituation bei schweren Migräneattacken,
- die oben beschriebenen Therapiemöglichkeiten zur Vorbeugung und Akutbehandlung von Migräneattacken noch nicht systematisch, individuell ausprobiert worden sind,
- ein medikamenteninduzierter Dauerkopfschmerz besteht,
- Gegenanzeigen bestehen, wie zum Beispiel ein Zustand nach Herzinfarkt, Zustand nach Schlaganfall, andere Gefäßerkrankungen, Bluthochdruck, Leber- oder Nierenerkrankungen.

## Sumatriptan Filmtabletten

Sumatriptan Filmtabletten liegen in zwei Darreichungsformen mit 50 mg und 100 mg vor. Sumatriptan als Filmtablette kann aufgrund der langen Erfahrung, die mit diesem Wirkstoff bereits vorliegen, als derzeitiges Standardmedikament in der Migränetherapie bezeichnet werden.

Bei circa 50 – 70 % der behandelten Migräneattacken kann damit eine bedeutsame Besserung oder auch ein vollständiges Verschwinden der Kopfschmerzen hervorgerufen werden. Die Tabletten sollten möglichst frühzeitig bei Beginn der Kopfschmerzphase der Migräne eingenommen werden. Bis zum Beginn der Wirkung vergehen ca. 30 Minuten. Die Wirkung erreicht nach circa 1–2 Stunden ihr Maximum.

### Anwendung

Sumatriptan in Tablettenform wird bevorzugt eingesetzt, wenn Übelkeit und Erbrechen nur gering ausgeprägt sind und die Attackendauer bei unbehandeltem Verlauf in der Regel 4–8 Stunden beträgt.

Die Anfangsdosis beträgt 50 mg. Ist diese Menge ausreichend wirksam, und sind die Nebenwirkungen erträglich, sollte mit dieser Dosierung weiterbehandelt werden. Können allerdings mit 50 mg keine ausreichenden klinischen Effekte erzielt werden, verabreicht man bei der nächsten Attacke 100 mg. Ist mit 50 mg eine gute Wirkung zu erzielen, bestehen jedoch ausgeprägte Nebenwirkungen, kann auch eine Halbierung der Dosis von 50 mg (nunmehr 25 mg) verabreicht werden. Circa die Hälfte der mit Sumatriptan in Tablettenform behandelten Patienten können mit 50 mg eine ausreichende Linderung bei guter Verträglichkeit erzielen. Ein weiteres Viertel der Patienten erreicht dieses Ergebnis mit 25 mg und ein weiteres Viertel mit 100 mg.

Besonders wichtig ist, dass man sich bei Einsatz von Triptanen darüber im Klaren ist, dass die Wirkung dieser Substanzen nicht ursächlich die Migräne beeinflussen kann.

Da die Triptane nur eine begrenzte Wirkzeit haben, können bei circa 30 % der behandelten Patienten nach Abklingen der Wirkzeit erneut die Migränesymptome zum Vorschein kommen. Dieser sogenannte *Wiederkehrkopfschmerz* kann mit einer erneuten Dosis erfolgreich behandelt werden.

Dies bedeutet nicht, dass die Migräneattacke aufgeschoben wird oder zeitlich verzögert wird. Vielmehr muss nach Abklingen der Wirkstoffmenge erneut eine Dosis verabreicht werden, um die Wirkung weiter aufrecht zu erhalten.

Es gilt die Faustregel, dass die Dosis einmal wiederholt werden kann. Für Sumatriptan oral 100 mg heißt dies, dass die maximale Tagesdosis 200 mg betragen sollte. Es gilt für alle Triptane, dass bei mehr als einmaliger Wiederholung am Tag der Arzt aufgesucht werden sollte, um erneut ein individuell angepasstes Therapiekonzept zu erarbeiten, das zu besserer Wirksamkeit führt.

Unabhängig von der Höhe der Dosis, sollte unbedingt auch beachtet werden, dass pro Monat nicht an mehr als 10 Tagen Akutmedikation zur Behandlung der Migräneattacken verabreicht werden sollte, da sonst die Gefahr eines medikamenten-induzierten Dauerkopfschmerzes besteht.

### Vorsichtsmaßnahmen

Generell gilt für Sumatriptan in jeder Anwendungsform, als auch für die Triptane der zweiten und nachfolgenden Generationen, dass sie erst gegeben werden sollen, wenn die Kopfschmerzphase beginnt. Während der Auraphase sollten diese Wirkstoffe nicht verabreicht werden. Grund dafür ist, dass sie nicht in der Lage sind, die Symptome der Aura direkt zu beeinflussen. Auch können sie die Symptome der Migräne nicht effektiv verbessern, wenn sie zu früh vor der Kopfschmerzphase gegeben werden. Darüber hinaus wird während der Auraphase eine Verengung bestimmter Gehirngefäße als mögliche Ursache angenommen. Aus diesem Grunde sollten gefäßverengende Wirkstoffe, wie die Triptane, in dieser Phase nicht verabreicht werden. Auf keinen Fall sollten die Triptane in Verbindung mit Ergotaminen verabreicht werden. Da sowohl Ergotamine, als auch die Triptane zu einer Gefäßverengung führen können, kann durch eine Überlagerung der beiden Wirkstoffe eine besondere Addition der gefäßverengenden Wirkung erzeugt werden, die gefährlich sein kann. Da Ergotalkaloiden in der Migränetherapie sowieso der Vergangenheit angehören sollten, dürfte dieses Problem jedoch kaum noch auftreten. Viele Migränepatienten nehmen jedoch in der Konfusion einer akuten Migräneattacke häufig wahllos irgendwelche Medikamente ein die sie vorfinden oder die ihnen in bester Absicht von Bekannten empfohlen und zugereicht werden. Hier gilt es sehr sorgfältig aufzupassen und sich solchen guten Ratschlägen nicht anzulehnen.

Sumatriptan sollte, wie die anderen Triptane auch, nur bis zu einem Alter von 65 Jahren verordnet werden, da im höheren Alter bisher keine kontrollierten, klinischen Studien durchgeführt worden sind. Es liegen mittlerweile auch Studien für den Einsatz von Sumatriptan bei Jugendlichen zwischen dem 12. und 18. Lebensjahr vor. Bewährt hat sich dabei der Einsatz des Sumatriptan-Nasensprays zu 10 mg. Diese ergaben kein erhöhtes Risiko in dieser Altersgruppe. Bei Kindern unter der Altersgrenze von 12 Jahren sollte allerdings Sumatriptan nicht verabreicht werden.

### Mögliche unerwünschte Wirkungen

Typische *Nebenwirkungen* von Sumatriptan und auch der anderen Triptane sind ein leichtes, allgemeines Schwächegefühl und ein ungerichteter Schwindel, Missempfindungen, Kribbeln, Wärme- oder Hitzegefühl und leichte Übelkeit. Sehr selten können auch ein Engegefühl in der Brust und im Hals auftreten. Als Ursache für diese Symptome wird eine Verkrampfung der Speiseröhre diskutiert. EKG-Veränderungen treten im Zusammenhang mit diesen Beschwerden nicht auf. In aller Regel sind die Nebenwirkungen mild und klingen spontan, d. h. ohne weitere ärztliche Maßnahmen, ab.

### Sumatriptan subkutan

(In Apotheken nur mit Rezept erhältlich)

Eine besonders schnelle Wirksamkeit kann durch die Verabreichung von Sumatriptan mit einem sogenannten Autoinjektor oder Glaxopen erzielt werden. Dabei wird durch ein kugelschreiberähnliches Gerät via Knopfdruck aus einer Patrone die Wirksubstanz durch eine feine Nadel unter die Haut (subkutan, s. c.) gespritzt (s. Schemazeichnung auf nachfolgender Seite).

Der besondere Vorteil dieser Anwendungsform ist, dass der Patient sie selbstständig an allen Orten durchführen kann.

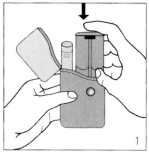
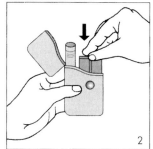

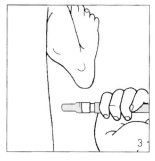
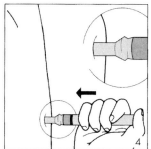

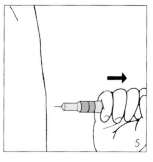

• Jetzt ist der Glaxo Pen gebrauchsfertig und kann an Oberschenkel oder Oberarm fest aufgesetzt werden (Bild 3). Der blaue Teil sollte dabei soweit wie möglich in den grauen hineingedrückt werden

• Schließlich drückt der Patient fest den blauen Auslöseknopf und löst so die Injektion aus (Bild 4). Viele Patienten hören nur das Auslösen des Glaxo Pens, ohne den Stich der feinen Kanüle selbst wahrzunehmen.

• In dieser Position sollte der Patient den Glaxo Pen noch fünf Sekunden nach der Injektion festhalten.

• Vorsicht beim Abziehen des Pens: Die Kanüle ragt nun heraus (Bild 5). Die benutzte Kartusche ist deshalb gleich wieder im Etui unterzubringen. Durch Drehen entgegen der Uhrzeigerrichtung und anschließendes Ziehen lassen sich Pen und Kartusche wieder leicht trennen.

• Letzter Schritt: den Glaxo Pen wieder in das Etui einführen und kräftig hineindrücken. Dabei rastet der Federmechanismus ein und bereitet so den Glaxo Pen für die nächste Injektion vor.

• Etui öffnen und die Nachfüllpackung in das Gerät einschieben, falls die Originalfüllung bereits verbraucht wurde (Bild 1). Die blauen Knöpfe der Nachfüllpackung müssen in den Löchern des Etuis einrasten (Bild 2).

• Von einem der beiden Behälter entfernt der Patient die Versiegelung, klappt die Verschlußklappe auf und zieht den Glaxo Pen aus dem Etui. Anschließend steckt er ihn in den geöffneten Behälter und schraubt ihn im Uhrzeigersinn fest. Dabei darf der Auslöseknopf nicht betätigt werden.

Der Arzt verordnet dazu einen kleinen Vorratsbehälter in dem zwei Kartuschen mit dem Wirkstoff enthalten sind. Mit den zusätzlich gelieferten Glaxopen kann der Patient aus diesem Vorratsbehälter die Kartuschen herausnehmen und per Knopfdruck unter die Haut spritzen. Nach den vorliegenden klinischen Studien kann damit innerhalb von circa 10 Minuten eine klinische Wirksamkeit erreicht werden. Nach kurzer Erklärung des Vorgehens sind Migränepatienten in aller Regel ohne Probleme in der Lage, diese Anwendungsform eigenhändig durchzuführen.

Ein besonderer Vorteil ergibt sich insbesondere für berufstätige Patienten, die aufgrund ihrer Tätigkeit eine sehr schnelle Wirkung erzielen müssen.

Wichtig ist, dass Migränepatienten wissen, dass die Wirkung so schnell einsetzt und nicht mit Angst reagieren, wenn plötzlich der Schmerz sehr schnell gelindert wird. Empfindliche Patienten können auf diese Situation mit Panikattacken reagieren.

Bei entsprechender Aufklärung ist dies jedoch in aller Regel kein Problem. Bei richtiger Wissensvermittlung rufen solche schnellen Wirkeintritte dann keine Angst hervor. Ein besonderer Vorteil der subkutanen Darreichungsform ist auch, dass bei ausgeprägtem und frühzeitigem Erbrechen der Magen-Darm-Trakt vollständig umgangen werden kann und damit auch insbesondere bei diesen schweren Begleitstörungen eine ungehinderte Wirkung des Medikamentes sich entfalten kann.

### Sumatriptan-Zäpfchen

(In Apotheken nur mit Rezept erhältlich)

Wird die subkutane Injektion mit dem Glaxopen vom Patienten nicht gewünscht, kann bei Übelkeit und Erbrechen Sumatriptan auch als Zäpfchen gegeben werden. Die Dosis beträgt dabei 25 mg. Auch bei dieser Anwendungsform kann eine schnelle und effektive Linderung der Migräneattacken erzielt werden. Bei Wiederauftreten von Kopfschmerzen ist die erneute Anwendung möglich.

## Sumatriptan Nasenspray

(In Apotheken nur mit Rezept erhältlich)

Besonders innovativ ist die Verabreichung des Wirkstoffes über ein Nasenspray. Dazu wurde ein Einmaldosisbehälter zum Sprühen des Wirkstoffes in die Nase entwickelt. Es gibt zwei unterschiedliche Dosierungen mit 10 und mit 20 mg Sumatriptan. Die optimale Dosis beträgt bei Erwachsenen 20 mg. Bei einigen Patienten, insbesondere mit geringem Körpergewicht, kann auch 10 mg völlig ausreichend sein. Die notwendige Dosis hängt einerseits von der Stärke der Migräneattacke und der Aufnahme von Sumatriptan in der Nase ab. Bei Wiederauftreten des Kopfschmerzes kann die Dosis erneut

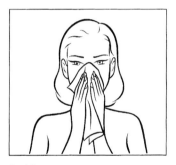

1. Nase putzen
Insbesondere bei Erkältung sollen die Patienten vor der Anwendung die Nase reinigen.

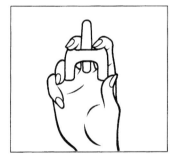

2. Spray zwischen zwei Finger und Daumen nehmen.
Nicht wie bei anderen Sprays testen – Sie versprühen sonst die gesamte Dosis.

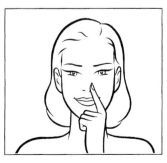

3. Ein Nasenloch zuhalten.

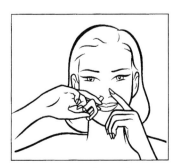

4. Das Nasenrohr in das andere Nasenloch einführen.

eingenommen werden, wobei man jedoch einen Abstand von 2 Stunden einhalten sollte.

Sumatriptan in Form des Nasensprays führt ebenfalls zu einer sehr schnellen Linderung der Migräneattacke. Ein weiterer Vorteil ist, dass aufgrund des Umgehens des Magen-Darm-Traktes Begleitsymptome wie Übelkeit und Erbrechen die Aufnahme des Wirkstoffes nicht beeinflussen können. Für viele Patienten ist das Nasenspray angenehmer einzusetzen als die subkutane Anwendung von Sumatriptan mit dem Glaxopen oder das Einführen eines Zäpfchens.

### Naratriptan

(In Apotheken nur mit Rezept erhältlich)

Naratriptan gilt (wie auch Zolmitriptan, s. unten) als Triptan der zweiten Generation. Bei der Entwicklung von Naratriptan konzentrierte man sich darauf einen Wirkstoff zur Verfügung zu stellen, der sehr gut verträglich ist und gleichzeitig weniger häufig Wiederkehrkopfschmerzen beobachten lässt. Beide Ziele konnten realisiert werden.

Naratriptan wird daher heute bei Migränepatienten bevorzugt eingesetzt, die besonders empfindlich für Nebenwirkungen sind. Hintergrund ist, dass Naratriptan kaum mehr Nebenwirkungen als ein sogenanntes Scheinmedikament (Placebo) erzeugt.

Die Häufigkeit von Wiederkehrkopfschmerzen ist mit 19% von allen bekannten Triptanen am niedrigsten. Auch zeigte sich, dass Naratriptan erfolgreich in der Behandlung eingesetzt werden kann, wenn andere Triptane nicht ausreichend wirksam sind.

### Anwendung

Naratriptan wird in einer Dosis von 2,5 mg als Tablette verabreicht. Ist die Wirkung nicht ausreichend, können auch 5 mg Naratriptan zur Behandlung einer Attacke gegeben werden. Naratriptan in Tablettenform sollte wie auch alle anderen Triptane möglichst früh nach Auftreten des Migränekopfschmerzes eingesetzt werden. Die klinische Wirksamkeit ist bei der Dosis von 2,5 mg etwas niedriger im Vergleich zu Sumatriptan. Durch eine entsprechende Dosiserhöhung von Naratriptan mit 5 mg kann jedoch auch bei Patienten, die auf 2,5 mg nicht ausreichende Effekte zeigen, eine gute klinische Wirksamkeit erzielt werden.

Aufgrund der guten Verträglichkeit kann Naratriptan insbesondere für Patienten empfohlen werden, die erstmalig mit einem Triptan behandelt werden.

Gleiches gilt für junge Patienten und für Patienten die besonders empfindlich auf medikamentöse Therapieverfahren reagieren.

Ebenfalls empfiehlt sich der Einsatz bei Patienten, bei denen die Attacken mittelschwer ausgeprägt sind und Übelkeit sowie Erbrechen nur geringgradig vorhanden sind.

Aufgrund der niedrigen Wiederkehrkopfschmerzrate empfiehlt sich Naratriptan insbesondere auch bei Patienten bei denen häufig Wiederkehrkopfschmerzen unter anderen Therapieverfahren auftreten.

### Mögliche unerwünschte Wirkungen

Die Nebenwirkungen sind deutlich geringer und weniger häufig als bei anderen Triptanen. Nur gelegentlich treten leichte Müdigkeit, Missempfindungen und ein Engegefühl in der Brust und im Hals auf. Schweregefühl in den Armen und Beinen sowie ein leichter Schwindel können ebenfalls vorhanden sein.

### Zolmitriptan

(In Apotheken nur mit Rezept erhältlich)

Auch die Entwicklung von Zolmitriptan war vom Ziel geleitet, eine Substanz zur Verfügung zu haben, die eine noch bessere Wirksamkeit und eine noch höhere Zuverlässigkeit als frühere Substanzklassen aufweist. Im Vergleich zu Sumatriptan ist Zolmitriptan in der Lage, die sogenannte Blut-Hirn-Schranke deutlich besser zu überschreiten. Gleichzeitig ist die Substanz in der Lage, sehr schnell im Magen-Darm-Trakt aufgenommen zu werden. Wirksame Blutspiegel können bereits innerhalb einer Stunde erreicht werden. Ein weiterer Vorteil ist auch, dass diese Blutspiegel über 6 Stunden anhalten und damit auch bei längeren Kopfschmerzattacken eine lang wirksame Effektivität erreicht werden kann. Es werden nicht nur die Kopfschmerzsymptome reduziert, sondern auch die Begleitstörungen, wie Übelkeit, Erbrechen, Lärm- und Lichtempfindlichkeit positiv beeinflusst.

In klinischen Studien zeigt sich, dass bei Einsatz von Zolmitriptan in einer Dosis von 5 mg bei bis zu 80 % der Patienten die Kopfschmerzen deutlich vermindert werden können, bei circa 55 % der Attacken die Kopfschmerzen vollständig abklingen.

Auch im Langzeiteinsatz zeigt sich eine konsistente, überdauernde, gute Wirksamkeit in der angegebenen Höhe. Bei einer milden Schmerzintensität können 78 % der Attacken erfolgreich behandelt werden, bei mittelstarker Intensität 76 % und bei sehr starker Schmerzintensität 67 %. Aus diesen Daten folgert sich, dass bei schwereren Migräneattacken initial 5 mg gegeben werden können. Bei dieser Dosis können auch schwere Migräneattacken sehr erfolgreich behandelt werden. In neueren Studien ergeben sich auch Hinweise darauf, dass bei Verabreichung von Zolmitriptan während der Auraphase die spätere Kopfschmerzphase verhindert werden kann, und auch die Auraphase positiv beeinflusst werden kann. Von besonderem Vorteil ist, dass Patienten die auf die bisherige medikamentösen Therapien nicht erfolgreich ansprachen, nunmehr auch durch Zolmitriptan eine effektive Migränetherapie erreichen können.

### Anwendung

Die mittlere Dosis liegt bei 2,5 mg. Zolmitriptan gibt es derzeit nur als Tablette und Schmelztablette. Damit ist der Einsatz nicht möglich bei Patienten, die unter starker Übelkeit oder Erbrechen leiden. In Entwicklung sind derzeit jedoch bereits ein Nasenspray.

## Mögliche unerwünschte Wirkungen

Gelegentlich treten Übelkeit, Mundtrockenheit, Schwächegefühl, Engegefühl in Rachen oder in der Brust, Schwindel, Schläfrigkeit, Wärme- und Missempfindungen, Muskelschwäche oder -schmerzen auf. Selten sind Herzrasen und
leichter Blutdruckanstieg.

### Eletriptan

(In Apotheken nur mit Rezept erhältlich)

Eletriptan zählt zu den Triptanen der 3. Generation. In klinischen Studien zeigt sich, dass die Wirksamkeit von Eletriptan sehr schnell eintritt. Bereits nach einer Stunde zeigen 41%
der behandelten Patienten bei einer Gabe von 80 mg Eletriptan eine klinische Wirksamkeit. Die Substanz kann fetthaltiges
Gewebe besser erreichen als Sumatriptan und kann damit im
Hirngewebe schnell aufgenommen werden. Im Magen-Darm-
Trakt wird Eletriptan circa fünfmal schneller als Sumatriptan
aufgenommen. Diese schnelle Aufnahmemöglichkeit ist gerade bei Migräneattacken von Besonderheit, da dann eine
schnelle Wirksamkeit erzielt werden. Die Fähigkeit zu arbeiten
oder anderen Tätigkeiten nachzugehen zeigt sich bereits bei
75% der behandelten Patienten zwei Stunden nach der Einnahme.

### Anwendung

Eletriptan kann eingesetzt werden, wenn eine schnelle Wirkung erwünscht ist. Die Dosierung beträgt 20–80 mg.

### Mögliche unerwünschte Wirkungen

Nebenwirkungen ergeben sich bei weniger als 4% der behandelten Patienten. Gelegentlich treten Übelkeit, Mundtrockenheit, Schwächegefühl, Engegefühl in Rachen und Hals, Schwindel, Schläfrigkeit, Wärme- und Missempfindungen, Muskelschwäche oder -schmerzen auf. Selten sind Herzrasen und
leichter Blutdruckanstieg.

Rizatriptan

(In Apotheken nur mit Rezept erhältlich)

Rizatriptan wird schnell im Magen-Darm-Trakt aufgenommen; die Wirkungsspiegel sind innerhalb von einer Stunde bereits maximal aufgebaut. Auch Rizatriptan wirkt verengend im Bereich der Hirnhautgefäße ohne die Herzkranz- und Lungengefäße oder andere Blutgefäße nennenswert zu beeinflussen. Rizatriptan blockiert die neurogene Entzündung an den Hirnhautgefäßen im Rahmen einer Migräneattacke. Darüber hinaus kann es auch Nervenzentren im zentralen Nervensystem, die die Schmerzimpulse im Rahmen der Migräneattacke vermitteln, in ihrer Hyperaktivität reduzieren.

Ein Vorteil von Rizatriptan ist ebenfalls die sehr schnelle Aufnahme im Magen-Darm-Trakt. Maximale Wirkungsspiegel werden innerhalb einer Stunde erreicht. Daher wird bereits innerhalb von 30 Minuten eine bedeutsame Linderung der Kopfschmerzen erzielt. Bei bis zu 77 % der Patienten kann sich innerhalb von zwei Stunden nach Einnahme von 10 mg Rizatriptan der Migränekopfschmerz bessern. 44 % der behandelten Patienten sind nach zwei Stunden bereits komplett schmerzfrei. Auch Übelkeit und Erbrechen werden durch Rizatriptan bedeutsam gebessert. Ein Wiederauftreten von Kopfschmerzen nach zunächst bedeutsamer Besserung kann bei etwa einem Drittel der behandelten Patienten beobachtet werden.

### Anwendung

Einnahme von Filmtabletten in einer Dosierung von 10 mg.

### Mögliche unerwünschte Wirkungen

Die Häufigkeit von Brustschmerzen bei der Behandlung mit 5 oder 10 mg Rizatriptan entspricht der bei Behandlung mit einem Placebopräparat. Gelegentlich treten Übelkeit, Mundtrockenheit, Schwächegefühl, Engegefühl in Rachen, Hals oder Brust, Schwindel, Schläfrigkeit, Wärme- und Missempfindungen, Muskelschwäche oder -schmerzen auf. Selten sind Herzrasen und leichter Blutdruckanstieg. Damit weist Rizatriptan ein günstiges Profil in Hinblick auf die klinische Wirkung und die Verträglichkeit auf.

## Almogran

(In Apotheken nur mit Rezept erhältlich)

Almogran kombiniert eine Reihe von Vorteilen verschiedener Triptane, in erster Linie eine schnelle Wirksamkeit, eine lange Wirkdauer und eine niedrige Wiederkehrkopfschmerzauftretensrate. Im Vergleich zur Pioniersubstanz Sumatriptan wirkt Almotriptan (Almogran) deutlich selektiver auf Blutgefäße der Hirnhäute als Sumatriptan. Zudem ist die Aufnahme in das Blutgefäßsystem nach der Magenpassage mit 70 % höher als bei allen anderen Triptanen. Dies führt zu einer besonders zuverlässigen Wirkung. 12,5 mg Almotriptan sind ähnlich gut wirksam wie 100 mg Sumatriptan. Innerhalb von zwei Stunden nach der Einnahme von Almotriptan gaben 64 % der Patienten eine Schmerzreduktion und 37 % eine komplette Schmerzfreiheit an. Die Wirkung setzt aber schon nach 30 Minuten ein. Zudem lässt die Wirksamkeit von Almotriptan im Langzeitverlauf nicht nach. Auch Wiederkehrkopfschmerzen sind bei Patienten, die Almotriptan einnahmen, mit 18 bis 27 % weniger häufig als bei Riza- und Sumatriptanbehandlung (30 bis 40 %).

## Anwendung

Almotriptan wird in einer Tablette zu 12,5 mg angeboten.

## Mögliche unerwünschte Wirkungen

In klinischen Studien zeigte sich Almotriptan sehr gut verträglich. Das Nebenwirkungsprofil entspricht dem der anderen Triptane. Unerwünschte Ereignisse sind unter 12,5 mg Almotriptan nicht häufiger als bei Placebobehandlung.

## Frovatriptan

(In Apotheken nur mit Rezept erhältlich)

Frovatriptan (Frova) ist ab dem Jahre 2002 als Filmtablette zu 2,5 mg erhältlich. Frovatriptan unterscheidet sich von den anderen Triptanen durch eine zusätzliche Bindung an weiteren Serotoninrezeptoren. Die Substanz bindet einerseits stark wie die anderen Triptane an $5HT_{1B/D}$-Rezeptoren, im Gegensatz zu Sumatriptan bindet Frovatriptan aber auch an $5HT_7$-Rezeptoren. Diese Rezeptor befinden sich insbesondere an den Blutgefäßen des Herzens. Ihre Aktivierung bedingt eine Gefäßerweiterung, d.h. die Durchblutung wird nicht reduziert. So fanden sich in einer Studie selbst mit einer extremen 40-fachen Überdosierung mit 100 mg Frovatriptan keine bedeutsamen Nebenwirkungen im Bereich des Herz-Kreislaufsystems bei Gesunden. Solche Nebenwirkungen im Herz- und Kreislaufsystem könnten daher theoretisch auch bei Migränepatienten weniger wahrscheinlich auftreten. Frovatriptan wird langsam im Magen-Darmtrakt aufgenommen. Nach 2 Stunden zeigen 38 % bzw. 37 % der Patienten, die 2,5 und 5 mg Frovatriptan erhalten hatten, eine bedeutsame Besserung der Migränekopfschmerzen. Nach 4 Stunden beträgt die Besserungsquote 68 % und 67 %. Frovatriptan hat eine ausgeprägt langanhaltende Wirkung, das Medikament eignet sich daher insbesondere für lang anhaltende Migräneattacken über zwei bis drei Tage. Die Wahrscheinlichkeit für Wiederauftreten der Kopfschmerzen nach initialer Wirksamkeit ist gering.

### Anwendung

Die empfohlene Einzeldosis liegt bei 2,5 mg Frovatriptan. Falls die Migräne nach einer initialen Besserung in Form von Wiederkehrkopfschmerzen erneut auftritt, kann eine zweite Dosis eingenommen werden, vorausgesetzt, es sind mindestens 2 Stunden nach Einnahme der ersten Dosis vergangen. Die Gesamttagesdosis sollte 5 mg Frovatriptan pro Tag nicht überschreiten.

## Mögliche unerwünschte Wirkungen

In klinischen Studien zeigte sich Frovatriptan als sehr gut verträglich. Das Nebenwirkungsprofil entspricht dem der anderen Triptane. Unerwünschte Ereignisse sind unter 2,5 mg Frovatriptan nicht häufiger als bei Placebobehandlung.

## Diclofenac-Kalium

(In Apotheken nur mit Rezept erhältlich)

Diclofenac-Kalium (Voltaren K Migräne) ist als einzige Darreichungsform dieses nicht steroidalen Antirheumatikums (NSAR) für die Migränetherapie zugelassen. Das Medikament zeichnet sich durch eine hohe und schnelle Löslichkeit aus. Eine gute Löslichkeit ist die Voraussetzung für eine rasche Aufnahme im Magen. Bereits nach wenigen Minuten nach der Einnahme lässt sich der Wirkstoff im Blut nachweisen. Im Unterschied zu Diclofenac-Natrium werden auch die maximalen Plasmakonzentrationen wesentlich früher, nämlich bereits nach 34 Minuten erreicht. Weil die Aufnahme im Magen erfolgt, ist die zusätzliche Einnahme eines Mittels gegen Übelkeit und für die Verbesserung der Darmtätigkeit im Falle von Diclofenac-Kalium nicht erforderlich. Diclofenac-Kalium ist gegenüber Sumatriptan in Vergleichstudien bei besserer Verträglichkeit ebenso wirksam.

## Anwendung

Die Dosierung beträgt 50 mg als Tablette. Die Medikation ist bei Patienten mit und ohne Aura wirksam. Auch die von vielen Migränepatienten als quälend empfundenen Begleitsymptome Lärm- und Lichtüberempfindlichekit sprechen auf die Behandlung mit Diclofenac-Kalium an.

## Unerwünschte Wirkungen

Magen-Darm-Beschwerden wie Übelkeit, Erbrechen und Durchfall, ebenso geringfügige Magen-Darm-Blutverluste, die in Ausnahmefällen eine Blutarmut verursachen können. Kopfschmerzen, Erregung, Reizbarkeit, Schlaflosigkeit, Müdigkeit,

Benommenheit und Schwindel. Überempfindlichkeitsreaktionen wie Hautausschlag und Hautjucken. Akute Nierenfunktionsstörung, die Nierenfunktion sollte daher regelmäßig kontrolliert werden. Leberschäden, die Leberwerte sollen daher regelmäßig kontrolliert werden. Störungen der Blutbildung, bei der Langzeittherapie sollte das Blutbild regelmäßig kontrolliert werden. Ödeme, besonders bei Patienten mit hohem Blutdruck oder eingeschränkter Nierenfunktion. Nicht anwenden bei bekannter Überempfindlichkeit gegen den Wirkstoff Diclofenac, einen der sonstigen Bestandteile des Arzneimittels oder andere Schmerz-, Entzündungs- und Rheumamittel; ungeklärten Blutbildungs- und Blutgerinnungsstörungen; Magen- und Darmgeschwüren, Blutungen. Kinder und Jugendlichen unter 15 Jahren dürfen Voltaren K Migräne nicht einnehmen, da keine ausreichenden Erfahrungen vorliegen.

## Antidepressiva

(In Apotheken nur mit Rezept erhältlich)

Wie der Name bereits sagt, werden sog. Antidepressiva primär zur Behandlung von Depressionen eingesetzt. Durch wissenschaftliche Untersuchungen hat sich jedoch herausgestellt, dass Medikamente aus dieser Gruppe, insbesondere das Amitriptylin, bei bestimmten Kopfschmerzerkrankungen ebenfalls wirksam sind. Kopfschmerzerkrankungen sind als Anwendungsgebiet nicht im Beipackzettel verzeichnet. In der Regel verordnet der Arzt dem Kopfschmerzpatienten Antidepressiva nicht wegen einer Depression oder anderer psychischer Erkrankungen. Diese Medikamente werden vielmehr eingesetzt, um die körpereigenen Schmerzregulationssysteme in ihrer Funktion zu normalisieren. Antidepressiva werden nicht zur Behandlung der akuten Kopfschmerzepisoden sondern zu deren Vorbeugung verwendet. Aus diesem Grund ist eine regelmäßige Einnahme über einen festgelegten Zeitraum, meist 6 bis 9 Monate erforderlich. Angewendet werden in der

Regel die sog. trizyklischen Antidepressiva, wie Amitriptylin, Clomipramin, Doxepin oder Trimipramin. Die neueren sog. selektiven Antidepressiva, wie z. B. Fluoxetin oder Fluvenamin werden trotz guter Verträglichkeit wegen mangelnder Wirksamkeitsnachweise nicht eingesetzt.

### Wirkungsbild

Reduktion der Schmerzempfindlichkeit, stimmungsaufhellend und angstlösend.

### Anwendung

Wichtiges Einsatzgebiet ist der chronische Kopfschmerz vom Spannungstyp. Erfolge stellen sich bei ca. 60 bis 70 % der behandelnden Patienten ein. Die erwünschte Wirkung wird meist erst nach 2 Wochen verspürt. In der Regel wird das Medikament nur einmal täglich zur Schlafenszeit eingenommen. Grund für den vorbeugenden Einsatz ist, dass Abhängigkeit und Gewöhnung anders als bei häufiger Schmerzmitteleinnahme nicht zu erwarten sind. In der stationären Behandlung kann das Medikament auch als Infusion eingesetzt werden.

### Vorsichtsmaßnahmen

Müdigkeit und Benommenheit können insbesondere zu Beginn der Behandlung in Einzelfällen ausgeprägt sein. Bei Teilnahme am Straßenverkehr oder anderen möglicherweise gefährlichen Tätigkeiten ist dies zu berücksichtigen. Alkohol muss während der Therapie verzichtet werden, da daraus eine Wirkungsverstärkung resultieren kann. Die gleichzeitige Einnahme von Schlaf- und Beruhigungsmitteln oder anderen Psychopharmaka darf nur nach eingehender Beratung mit dem Arzt erfolgen. Eine Schwangerschaft und das Stillen müssen während der Therapie vermieden werden. Vorsicht ist auch bei Harnblasenentleerungsstörungen, Herzerkrankungen, Magen-Darm-Erkrankungen, Lebererkrankungen und Epilepsie geboten.

### Mögliche unerwünschte Wirkungen

Nebenwirkungen sind häufig und treten insbesondere in den ersten Behandlungswochen auf. Aus diesem Grund wird die Behandlung einschleichend begonnen, d.h., man erhöht die Dosis langsam während 3 Wochen bis zur gewünschten Menge. Die Nebenwirkungen sind in der Regel mild. Bei über der Hälfte der Patienten treten Mundtrockenheit (Lutschbonbons verwenden) oder Müdigkeit auf. Eine Vielzahl weiterer, eher seltener Nebenwirkungen, wie z.B. Appetitsteigerung, Übelkeit, Schwitzen, Schwindel oder Verstopfung können auftreten.

## Cyclandelat

(In Apotheken mit oder ohne Rezept erhältlich)

Cyclandelat wird zur Behandlung von Durchblutungsstörungen, Schwindel und zur Vorbeugung der Migräne eingesetzt. In neueren Studien zeigte die Substanz eine vergleichbare Effektivität in der Vorbeugung von Migräneattacken wie $\beta$-Rezeptorenblocker. Appetitsteigernde und blutdrucksenkende Nebenwirkungen bestehen nicht.

### Wirkungsbild

Verminderung der Häufigkeit und Schwere von Migräneattacken. Der genaue Wirkmechanismus bei Migräne ist unklar.

### Anwendung

Die mittlere Dosis beträgt dreimal täglich eine Kapsel. Das Medikament sollte kurmäßig über mindestens 6 Monate verabreicht werden.

### Vorsichtsmaßnahmen

Das Medikament darf während der Akutphase eines Schlaganfalles, bei einer Schwangerschaft und in der Stillzeit nicht eingesetzt werden.

### Mögliche unerwünschte Wirkungen

Nebenwirkungen sind sehr selten und treten meist nur bei sehr hoher Dosierung auf. Es können Missempfindungen (Kribbeln, Prickeln), Erröten oder leichte Übelkeit vorkommen.

## Flunarizin

(In Apotheken nur mit Rezept erhältlich)

Das primäre Anwendungsgebiet von Flunarizin ist die Behandlung von Gleichgewichtsstörungen und Schwindel. Es zeigte sich jedoch, dass die regelmäßige Anwendung der Substanz auch zu einer Verbesserung der Migräne führen kann.

### Wirkungsbild

Vorbeugung von Migräneattacken. Der genaue Wirkmechanismus bei Migräne ist unklar.

### Anwendung

Die Dosierung von Flunarizin zur Migräneprophylaxe beträgt 5–10 mg am Abend. Das Medikament sollte über mindestens 6 Monate verabreicht werden.

### Vorsichtsmaßnahmen

Bei Neigung zu Depressionen, bestimmten Bewegungsstörungen (z. B. Zittern), während der Schwangerschaft und Stillzeit sollte das Medikament nicht eingenommen werden.

### Mögliche unerwünschte Wirkungen

Insbesondere bei Therapiebeginn kann vorübergehende Müdigkeit auftreten. Bei Langzeittherapie kann es zu Appetitsteigerung mit Gewichtszunahme kommen. Möglich sind in seltenen Fällen depressive Verstimmungen, bestimmte Bewegungsstörungen mit Zittern und Verlangsamung des Gangbildes (ähnlich einer Parkinson-Krankheit).

### β-Rezeptorenblocker

(In Apotheken nur mit Rezept erhältlich)

β-Rezeptorenblocker werden primär zur Behandlung von Herzrhythmusstörungen und hohem Blutdruck verwendet. Zur Vorbeugung von Migräneattacken haben sich am besten Metoprolol und Propranolol bewährt. Eine Besserung der Migräne, d.h. Reduktion der Attackenhäufigkeit und -schwere, kann oft erst nach regelmäßiger zwei- bis dreimonatiger Anwendung erzielt werden.

### Wirkungsbild

Vorbeugung von Migräneattacken. Der genaue Wirkmechanismus bei Migräne ist unklar.

### Anwendung

Die Behandlung erfolgt in langsam ansteigender Dosierung. Kreislaufstörungen können so vermieden werden. Die Sorge vor einer Senkung des Blutdruckes ist bei einer einschleichenden Dosierung in aller Regel unbegründet. Bei Metoprolol beträgt die Anfangsdosis 50 mg pro Tag. Innerhalb von 4 Wochen wird bis auf 100–200 mg hochdosiert. Bei Propranolol beträgt die Anfangsdosis 40 mg, die Enddosis nach vierwöchiger Aufdosierung sollte maximal 240 mg betragen. Das Medikament sollte über mindestens sechs bis neun Monate eingenommen werden.

### Vorsichtsmaßnahmen

Ein vorsichtiger Einsatz ist insbesondere bei Herzerkrankungen (Herzschwäche, Reizleitungsstörungen, Verlangsamung des Herzschlags), Lungenerkrankungen, Durchblutungsstörungen, Diabetes, strengem Fasten, ausgeprägtem niedrigen Blutdruck, Schwangerschaft und Stillzeit erforderlich. Bei Absetzen muss eine langsame Dosisreduktion erfolgen, um überschießende Reaktionen (Puls, Blutdruck etc.) zu vermeiden.

## Mögliche unerwünschte Wirkungen

Zu Beginn der Behandlung können Schwindel und Müdigkeit bestehen. Selten treten Potenzstörungen, Muskelkrämpfe, Hautausschläge, Mundtrockenheit, Blutdrucksenkung, Kribbelgefühle, Atemnot und Schlafstörungen, z.T. mit Alpträumen, auf.

## Spezialextrakt aus Petasites spissum (Pestwurz-Extrakt)

(In Apotheken mit und ohne Rezept erhältlich)

Nach früheren kleineren Studien konnte in einer aktuellen großen internationalen Studie die Wirksamkeit eines Spezialextraktes von Pestwurz (Petadolex) in der Migräneprophylaxe bei insgesamt 202 Patienten belegt werden. Im Vergleich zur Ausgangslage zeigte sich in der Placebogruppe 4 Wochen nach Behandlungsbeginn eine Reduktion der Attackenanzahl um 19%, nach 2 Monaten um 26%, nach 3 Monaten um 26% und nach 4 Monaten um 32%. Bei Behandlung mit 2-mal 50 mg Pestwurzextrakt zeigte sich eine entsprechende Reduktion um 24%, 37%, 42% und 40%. Die Reduktion der Attackenfrequenz in bei Behandlung mit 2-mal 75 mg Pestwurzextrakt betrug 38%, 44%, 58% und 51%. Die Patienten beurteilten sowohl die Behandlung mit 75 mg als auch mit 50 mg signifikant besser als die Behandlung mit Placebo.

## Anwendung

In den ersten vier Wochen der Behandlung sollten 2-mal 75 mg, d.h. 2-mal 3 Kapseln zu je 25 mg eingenommen werden. Ab der fünften Woche sollten dann 2-mal 50 mg, d.h. 2-mal 2 Kapseln zu je 25 mg verabreicht werden. Die Gesamtdauer der Behandlung beträgt üblicherweise 6 Monate, ggf. kann die Einnahme auch länger erfolgen.

## Mögliche unerwünschte Wirkungen

In klinischen Studien zeigte sich der Spezialextrakt aus Pestwurz (Petadolex) als sehr gut verträglich. Im Einzelfall kann Sodbrennen oder Aufstoßen auftreten.

### Valproinat

(In Apotheken nur mit Rezept erhältlich)

Valproinat (Valproinsäure) wird primär zur Behandlung von epileptischen Anfällen eingesetzt. Durch plötzliche Enthemmung von Nervenzellen entsteht eine nervliche Übererregung im Gehirn. Valproinat ist in der Lage, die Entladungsrate von Nervenzellen zu stabilisieren. Auch hemmt der Wirkstoff die Entstehung von Entzündungsprozessen an Blutgefäßen, die bei der Migräne eine große Rolle spielen. Valproinat wird bevorzugt eingesetzt, wenn Migränepatienten gleichzeitig an einer Epilepsie oder an einer Manie leiden.

### Anwendung

Die mittlere Tages-Dosis beträgt 400 bis 600 mg. Das Medikament sollte kurmäßig über mindestens 6 Monate verabreicht werden.

### Vorsichtsmaßnahmen

Nicht anwenden bei Kleinkindern, Knochenmarkschädigungen, Niereninsuffizienz, Hypoproteinämie, Blutgerinnungsstörungen, angeborenen Enzymmangelkrankheiten, keine gleichzeitige Anwendung von Acetylsalicylsäure mit Valproinsäure besonders bei Säuglingen und Kleinkindern.

### Mögliche unerwünschte Wirkungen

Passagerer Haarausfall (gelegentlich), Missempfindungen, Zittern, Schläfrigkeit (gelegentlich), Kopfschmerzen, Verwirrtheit, Tinnitus, Halluzinationen, erhöhter Appetit bzw. Appetitlosigkeit (gelegentlich), Gewichtszu- oder -abnahme (gelegentlich), Leberfunktionsstörungen, Blutbildveränderungen, Beeinträchtigung der Knochenmarksfunktion, Hautveränderungen.

## Serotonin-Rezeptor-Antagonisten

(In Apotheken nur mit Rezept erhältlich)

Serotonin-Rezeptor-Antagonisten waren die erste Wirkstoffgruppe, die zur Migränevorbeugung verwendet wurden. Ob die Deaktivierung von Serotoninrezeptoren alleine für die Wirkung verantwortlich ist, muss zum jetzigen Zeitpunkt offen bleiben. Auch andere Wirkmechanismen werden diskutiert, insbesondere die Hemmung von Entzündungsprozessen und die Blockade zu starker Botenstoffausschüttung im Nervensystem. Mehrere Substanzen werden eingesetzt, in erster Linie Methysergid, Pizotifen und Lisurid.

## Anwendung

Die mittlere Tages-Dosis beträgt für Pizotifen dreimal täglich eine Dragee. Methysergid wird in einer Dosis von einer Retard-Tablette täglich verwendet. Für Lisurid gilt die Dosierung dreimal täglich eine Tablette. Alle Wirkstoffe müssen langsam über mehrere Tage aufdosiert werden.

## Mögliche unerwünschte Wirkungen und Vorsichtsmaßnahmen

Lisurid: Übelkeit u. Schwindelgefühl. In seltenen Fällen Schlafstörungen, Müdigkeit, Muskelschwäche oder -schmerzen sowie Kältegefühl in Armen und Beinen.

Pizotifen: Besonders zu Beginn der Behandlung, Müdigkeit, bei Kindern auch zentralnervöse Störungen, wie z. B. Unruhe, Verwirrtheit, Schlafstörungen, Nervosität; seltener Benommenheit, Schwindel, Mundtrockenheit, Übelkeit und Verstopfung. Appetitsteigerung mit Gewichtszunahme – vor allem bei untergewichtigen Patienten.

Methysergid: Unruhe oder Benommenheit, Schwindel, Konzentrationsstörungen, Muskel- und Gelenkschmerzen. Gefäßverkrampfungen, pektanginöse Beschwerden, Missempfindungen, Halluzinationen, Ödeme, Schlafstörungen, Sodbrennen, Gewichtszunahme, Hautreaktionen, Haarausfall. Bei Langzeitbehandlung können Bindegewebsverwachsungen

(Häufigkeit 1:5000) auftreten, daher muss die Behandlung sorgfältig überwacht werden und nach 3 Monaten eine Pause eingehalten werden.

### Kombinationspräparate

(In Apotheken mit oder ohne Rezept erhältlich)

In unseren Apotheken sind ca. 300 verschiedene Schmerzmittelzubereitungen erhältlich. Mehr als 95 % davon bestehen aus Mischungen verschiedener Einzelsubstanzen und werden deshalb als Misch- oder Kombinationspräparate bezeichnet.

Neben der Kombination verschiedener Schmerzmittel befindet sich eine Vielzahl anderer Substanzen in solchen Präparaten, insbesondere Koffein, Codein, Barbiturate, Chinin, Belladona, Butalbital, Camylofin, Carbromal, Dimenhydrinat, Ethaverin, Ethenzamin, Inositolnicotinat, Mecloxamin, Pangamsäure, Papaverin, Pentobarbital, Phenobarbital, Phenyltoloxamin, Thiaminnitrat u. a.

Viele Hersteller wissen selbst nicht genau, warum diese Präparate in der jeweiligen Kombination zusammengestellt wurden. Da früher Kopfschmerzen nicht exakt eingeteilt wurden, hatte man versucht, im Gießkannenprinzip möglichst viele Substanzen mit unterschiedlichem Wirkmechanismus zu mischen, um eine breite Wirksamkeit zu erzielen.

Kopfschmerzen können mit solchen Mischpräparaten jedoch nicht gezielt und ausreichend dosiert behandelt werden. Außerdem führen viele Substanzen zur Gewöhnung und Abhängigkeit, da ihre belebende Wirkung zu einer Mehreinnahme führen kann. Die Folge können Dauerkopfschmerzen sowie schwere Schäden am Nervensystem, Leber, Niere und anderen Organen sein. Aus diesem Grunde gilt:

- Bei Kopfschmerzen keine Kombinationspräparate einnehmen.
- Schmerz und Migränemittel sollten *immer nur eine Wirksubstanz* beinhalten.
- Lassen Sie sich dies vom Arzt oder Apotheker versichern!

## Kopfschmerzspezialisten

Kopfschmerzbehandlung muss in der Regel langfristig geplant und immer wieder und an die Gegebenheiten angepasst werden. Deshalb sollte möglichst eine wohnortnahe Behandlung erfolgen. Von einem weit entfernten Kopfschmerzspezialisten kann auch bei bestem Willen eine Langzeitbetreuung nicht erwartet und realisiert werden.

Leider ist in der ärztlichen Praxis nicht immer genügend Zeit und Raum, Kopfschmerzprobleme individuell zu lösen. Während des sechsjährigen Medizinstudiums wurde in der Vergangenheit zudem das Problem Kopfschmerz nahezu völlig übergangen, sodass eine spezifische Ausbildung zur Kopfschmerzbehandlung nicht erfolgte. Immerhin wird an manchen Universitäten jetzt eine Stunde (!) während des sechsjährigen Studiums der Kopfschmerztherapie gewidmet. Auch in Kursen für die Zusatzausbildung „Spezielle Schmerztherapie" werden nur bis zu 6 Stunden für das Thema aufgebracht. Das alles ist nur ein Tropfen auf den heißen Stein.

Ärzte oder Psychologen zu finden, die sich spezifisch mit Kopfschmerzen beschäftigt haben, ist deshalb sehr schwierig. Banale, alltägliche Kopfschmerzen kann selbstverständlich jeder Arzt behandeln. Gerade aber bei Problemkopfschmerzen stellt sich oft die Frage, wie ein Spezialist für Kopfschmerzen gefunden werden kann. Allgemeine Schmerzambulanzen sind oftmals keine Lösung, da eine Spezialisierung auf die vielfältigen Kopfschmerzformen in den meisten Schmerzambulanzen nicht besteht. Aus diesem Grund wird auch auf die Auflistung solcher Adressen verzichtet. In erster Linie sollte man bei seiner Krankenkasse nachfragen, die eine Liste mit Ärzten vorliegen hat, die sich einer Ausbildung in spezieller Schmerztherapie unterzogen haben. Auch die Selbsthilfeinstitutionen können mit Adressen und Ratschlägen weiterhelfen. Eine aktuelle Liste von speziell weitergebildeten Kopfschmerzexperten ist im Internet unter der Adresse www.kopfschmerzzentrum.de aufrufbar. Unter dieser Adresse finden sich auch weitere aktuelle Informationen zum Thema Kopfschmerzen und Migräne, es lassen sich Kopfschmerzkalender ausdrucken und interaktive Anfragen stellen.

Die Deutsche Migräne- und Kopfschmerzgesellschaft hält im Internet eine Liste der Mitglieder unter der Adresse www.dmkg.org bereit.

## Stationäre Kopfschmerztherapie

Eine Schmerzklinik mit Spezialisierung für neurologische Schmerzerkrankungen, Migräne- und Kopfschmerzen ist eine Einrichtung zur gezielten Diagnostik und Behandlung von Kopfschmerzerkrankungen. Schmerzpatienten werden hier nicht nebenbei und unter anderen behandelt. Vielmehr kann man sich in einer Schmerzklinik ausschließlich auf die Belange von chronischen Schmerzerkrankungen konzentrieren und sämtliche moderne Therapieverfahren können fokussiert den Schmerzpatienten zur Verfügung gestellt werden. Typischerweise werden entsprechend spezialisierte Kliniken von einem multidisziplinären Team aus Neurologen, Psychiatern, Psychologen und anderen medizinischen Berufsgruppen geführt. Neurologisch-verhaltensmedizinische Schmerzkliniken sind auf die Diagnostik und die Behandlung von schweren und immer wiederkehrenden Kopfschmerzen spezialisiert.

Die Behandlung in einer Schmerzklinik kann aus folgenden Gründen notwendig sein:

- Die gestellte *Kopfschmerzdiagnose* bleibt nach einer entsprechenden Bewertung durch einen nichtspezialisierten Arzt zweifelhaft.
- Die *Behandlung* der Kopfschmerzerkrankung ist unbefriedigend oder von deutlichen Nebenwirkungen begleitet.
- Die kopfschmerzinduzierte *Behinderung* ist trotz Behandlungsbemühungen von Nichtspezialisten weiterhin ausgeprägt.

- Es besteht ein täglicher Dauerkopfschmerz bei *falscher Medikation,* insbesondere durch Medikamentenmissbrauch.
- Zusätzliche *Erkrankungen* komplizieren die Behandlung.
- Zusätzliche *psychische und soziale Belastungen* erschweren die Behandlung wesentlich.

Bei der spezialisierten stationären Kopfschmerztherapie besteht im deutschsprachigen Raum ein extremer Engpass. Es gibt in der Regel Wartezeiten von vielen Monaten bis zur Klinikaufnahme. Bisher werden eine Reihe von gesetzlichen Krankenkassen ihrem Versorgungsauftrag bei der speziellen stationären Kopfschmerztherapie nicht gerecht, Gesundheitspolitik und Wissenschaft sind ebenfalls nicht ausreichend tätig. Unspezifische Badekuren in Rehabilitationskliniken oder stationäre psychosomatische Behandlungen sind kein Ersatz für eine zeitgemäße adäquate spezialisierte Kopfschmerztherapie. Erfreulicherweise gibt es jedoch neue Entwicklungen, die der Bedeutung von Schmerzerkrankungen Rechnung tragen. Am Beispiel der *Schmerzklinik Kiel* kann dies deutlich gemacht werden: Die neurologisch-verhaltensmedizinische Schmerzklinik Kiel macht als Modellprojekt die Erkenntnisse der internationalen Schmerzforschung für die Bevölkerung verfügbar. Dies geschieht auf Grundlage der neu geschaffenen Bestimmungen des Sozialgesetzbuches (§ 63 ff SGB V) in Zusammenarbeit mit der AOK Schleswig-Holstein und in Kooperation mit dem Klinikum der Christian-Albrechts-Universität zu Kiel. Kriterien des Sozialgesetzbuches für die Anerkennung als Modellprojekt sind neben der innovativen, medizinischen Konzeption die kostengünstige Leistungserbringung.

Die Ziele der neurologisch-verhaltensmedizinischen Schmerzklinik Kiel sind:

- die Reduktion von Schmerzen, die Wiederherstellung von Lebensqualität und der Abbau von sozialer Isolation,
- der Aufbau einer aktiven, eigenen Lebensführung,
- die Erhaltung und Wiederherstellung der Arbeitsfähigkeit
- und Kostenreduktion durch Beendigung einer kontinuierlichen Inanspruchnahme von Gesundheitsdiensten aufgrund fehlender Klarheit über die Schmerzursache und deren Behandlungsmöglichkeit.

Das Besondere der neurologisch-verhaltensmedizinischen Schmerzklinik Kiel ist, dass erstmalig die Möglichkeit geschaffen wurde, in einer stationären und interdisziplinär arbeitenden Einrichtung ausschließlich Menschen mit entsprechenden chronischen Schmerzerkrankungen zu behandeln. Im Vordergrund der Maßnahmen steht der Einsatz aktueller diagnostischer Verfahren nach neuesten internationalen Standards und die interdisziplinäre Analyse der neurologischen und verhaltensmedizinischen Ursachen chronischer Schmerzen. Aufwendige diagnostische Fragen werden in Kooperation mit den schmerztherapeutischen Einrichtungen der Universität Kiel gelöst. Realisiert wird ein multidimensionales stationäres Behandlungskonzept, das nichtmedikamentöse und medikamentöse Strategien im Sinne eines ganzheitlichen Ansatzes verbindet. Darüber hinaus stellt die neurologisch-verhaltensmedizinische Schmerzklinik Kiel auch eine Weiterbildungsstätte zur Verbesserung der ambulanten Versorgung von chronischen Schmerzpatienten dar. Die Weiterentwicklung der wissenschaftlichen Standards auf dem Gebiet der Schmerztherapie ist ein weiteres Charakteristikum der Schmerzklinik Kiel, wobei die Forschung und die Lehre im Bereich der Migräne und der Kopfschmerzerkrankungen in Kooperation mit dem Klinikum der Universität Kiel ebenfalls einen Schwerpunkt dieser Tätigkeiten darstellt.

Weitere Informationen sind über die Adressen

**Internet: www.kopfschmerzzentrum.de**
**E-Mail:    hg@kopfschmerzzentrum.de**
**Telefon:   0700-56737246**

abrufbar.

Adressen regionaler stationärer schmerztherapeutischer Einrichtungen sind bei den lokalen Krankenkassen erhältlich.

## Psychotherapie bei Kopfschmerzen

Bei der Auslösung und Aufrechterhaltung von Kopfschmerzen können auch psychische Mechanismen eine wichtige Rolle spielen. In solchen Fällen ist eine Psychotherapie wirksam. Allerdings gibt es sehr unterschiedliche Formen der Psychotherapie. Besonders bekannt sind die sog. aufdeckenden Verfahren und die verhaltenstherapeutischen Methoden. Als wirksamste Form bei Schmerzen wird die Verhaltenstherapie angesehen. Sie kann von speziell ausgebildeten Ärzten und Diplom-Psychologen durchgeführt werden. Die Krankenkassen übernehmen die Behandlungskosten auf Antrag.

### Psychoanalyse (aufdeckende Verfahren)

Diese Therapieformen gehen von der Annahme aus, dass Schmerzen Ausdruck eines Konfliktes zwischen der Erfüllung verbotener Wünsche und seiner Bestrafung sein können. Dieser Konflikt soll in der Therapie aufgedeckt werden. Psychoanalytische Verfahren sind in der Regel langwierig und bei Kopfschmerzen wenig erfolgreich.

## Verhaltenstherapie

Die Verhaltenstherapie sieht die psychischen Bedingungen von Schmerzen nicht in bestimmten Persönlichkeitseigenschaften oder in zurückliegenden Konflikten bzw. anderen psychischen Prozessen, sondern nimmt als eine Bedingung von hartnäckigen Schmerzproblemen Lernvorgänge an. Dazu gehören u. a. positive Verstärkung (z. B. Zuwendung durch den Partner), negative Verstärkung (z. B. Verschonung von bestimmten Arbeiten) oder Ausbleiben der Verstärkung von gesundem Verhalten (z. B. kein Erfolg bei sportlicher Tätigkeit). Beobachtungslernen, z. B. in der Familie, kann ebenfalls bei chronischen Schmerzen beteiligt sein. Neben äußerem kann auch inneres Verhalten, wie z. B. Gedanken oder körperliche Reaktionen, Schmerzen mitbedingen. In der Verhaltenstherapie wird versucht, das erlernte Problemverhalten durch Gegenmaßnahmen wieder zu verlernen und positives, gesundes Verhalten zum Ausgleich aufzubauen. Verhaltenstherapie zeigt bei Schmerzen von allen Psychotherapieformen den schnellsten und zuverlässigsten Effekt.

## Tonträger für Entspannungstrainings

Im Handel sind Tonbandkassetten oder Compact-Discs mit verschiedenen Entspannungstrainings erhältlich.

Speziell für den Einsatz bei Kopfschmerzen wurden von H. Göbel nachfolgende CDs entwickelt:

## Progressive Muskelrelaxation nach Jacobsen

Dieses Verfahren wird von den klassischen Entspannungstrainings bei Kopfschmerzen, insbesondere bei Migräne favorisiert, da es *am leichtesten erlernbar* ist und sich auch als *am effektivsten* erwiesen hat. Das Verfahren basiert auf einer *aktiven Wahrnehmung von Anspannung und Entspannung in den Muskeln* und befähigt, aktiv eine möglichst tiefe Entspanntheit im Körper, aber auch im Erleben herbeizuführen. Der Übende soll sich aktiv auf die Anspannung und die Entspannung, die er selbst herstellt, konzentrieren und dabei die Unterschiede zwischen diesen beiden Phasen wahrnehmen, sodass eine *direkte Erlebbarkeit von Anspannung* resultiert und auf die Anspannung positiv eingewirkt werden kann. Es ist dann möglich, dass eine Verspannung rechtzeitig erkannt wird und eine Gegenmaßnahme eingeleitet werden kann. Die CD stellt eine für die Kopfschmerzvorbeugung speziell eingerichtete Form des klassischen Entspannungstrainings zur Verfügung.

## Multimediale Entspannung.
## Das Entspannungstraining zur Vorbeugung von Migräne und Kopfschmerzen

Mit dieser neu entwickelten Entspannungsmethode werden die Ergebnisse aktueller wissenschaftlicher Untersuchungen zur Migräne- und Kopfschmerzentstehung für die praktische Anwendung verfügbar gemacht. Die *Hirnaktivität* wird zur Vorbeugung von Migräneattacken stabilisiert, damit plötzliche Störungen sich nicht auswirken können. Plötzliche, unvorhergesehene Veränderungen, Höhen und Tiefen, führen zu Störungen der Gehirntätigkeit und lösen einen Migräneanfall aus. Dagegen kann Entspannung und ein regelmäßiger Tagesablauf zu einer Synchronisation der Gehirntätigkeit führen und damit zu einer geringeren Störanfälligkeit beitragen.

## Tiefenentspannung durch Aktivatmung.
## Stressfrei, entspannt und regeneriert in 15 Minuten

Dieses neuartige Entspannungstraining funktioniert durch eine *systematische Anspannung* und durch eine *systematische Entspannung* der Atemmuskulatur. Darüber hinaus werden entspannende multimediale akustische und visuelle Suggestionen digital-stereophon vermittelt. Dies hat zur Folge, dass man sich nach Anhören der CD wohlig entspannt fühlt. Mit einiger

Übung sind die meisten Anwender in der Lage, sich *in vielfältigen Situation* aktiv zu entspannen. Wichtig ist dabei nicht nur, dass man sich entspannen kann, sondern dass auch eine *Harmonisierung der Steuerungsvorgänge im Gehirn* herbeigeführt werden kann. Das Entspannungstraining kann auch zu einem stressfreieren, befriedigenderen und ausgeglicheneren Tagesablauf hinführen.

### Relievision. Visualisierung zur Akuttherapie von Migräne, Spannungskopfschmerzen und Rückenschmerzen

Relievision ist die bildliche Vorstellung von Geschehnissen vor dem geistigen Auge durch Visualisierung. Die vorgestellten Szenen können zu direkten, aktiven Veränderungen im Körper benutzt werden. Durch die lebhafte Vorstellung von Bildern können Aktivitäten im zentralen Nervensystem erzeugt und damit die Abläufe im Sinne eines inneren „Biofeedback-Trainings" direkt beeinflusst werden. Die Visualisierungen auf dieser CD sind spezifisch entwickelt worden, um die Störungsvorgänge bei Migräne, Kopfschmerzen vom Spannungstyp und bei Rückenschmerzen aktiv zu verändern. Sie basieren auf aktuellen Forschungsergebnissen. Für jede dieser drei Störungsbilder sind spezielle Visualisierungen zum Zuhören und Entspannen auf der CD enthalten.

**Die CDs können zum Preis von je 19,– Euro bestellt werden bei**

**NEURO-MEDIA GmbH**
**Zum Hegenwohld 15 a**
**24214 Noer**
**Fax: 0 43 46-3 60 04**
**e-mail: info@neuro-media.de**
**Internet: www.neuro-media.de**

## Selbsthilfegruppen

Selbsthilfegruppen sind ein sehr wichtiger Bestandteil einer effektiven Behandlung von Kopfschmerzen. Über das Bestehen von Selbsthilfegruppen können Sie sich entweder bei Ihrer Krankenkasse oder bei folgenden Adressen informieren:

### Überregional

AOK-Selbsthilfeservice
Schmerzklinik Kiel
Heikendorfer Weg 9–27
24149 Kiel
Tel: 0431-2009939
Fax: 0431-2009999

Deutsche Schmerzliga
Roßmarkt 23
60311 Frankfurt am Main
Tel: 069-29988075
Fax: 069-29988033

Migräne Liga e.V.
Westerwaldstraße 1
65462 Ginsheim-Gustavsburg

NAKOS
Nationale Kontakt und Informationsstelle zur Anregung und Unterstützung von Selbsthilfegruppen der Deutschen Arbeitsgemeinschaft Selbsthilfegruppen e.V.
Albrecht-Achilles-Straße 65
10709 Berlin
Tel: 030-8914019
Fax: 030-8934014

Aktive Schmerzhilfe e. V.
Gemeinnütziger Selbsthilfeverein
Postfach 206
47702 Krefeld
Tel.   02 51/76 17 97

## Regional

### Baden-Württemberg
Landesarbeitsgemeinschaft der Kontakt und Informations-
stellen für Selbsthilfegruppen Baden-Württemberg
c/o KISS Stuttgart
Waltraud Trukses
Marienstraße 9
70178 Stuttgart
Tel:   07 11-6 40 61 17
Fax: 07 11-6 07 45 61

### Bayern
Landesarbeitsgemeinschaft der Selbsthilfekontaktstellen
in Bayern
c/o Die MITARBEIT e. V.
Hannes Lachenmair
Einsteinstraße 111, 2. OG
81675 München
Tel:   0 89-4 70 65 03
Fax: 0 89-6 88 53 05

### Berlin
SELKO e. V. Verein zur Förderung
von Selbsthilfekontaktstellen in Berlin
Karin Stötzner
Albrecht Achilles Straße 65
10709 Berlin
Tel:   0 30-8 92 66 02
Fax: 0 30-8 93 54 94

**Bremen**
Selbsthilfeunterstützerstellen (Sehunt)
c/o Bremer Gesundheitsladen e.V.
Jobst Pagel
Braunschweiger Straße 53b
28205 Bremen
Tel: 0421-4988634
Fax: 0421-4984252

**Hamburg**
c/o KISS Altona
Astrid Estorff-Klee
Gaußstraße 21
22765 Hamburg
Tel: 040-395767
Fax: 040-396098

**Hessen**
Hessische Arbeitsgemeinschaft der Kontaktstellen
für Selbsthilfegruppen
c/o Kontaktstelle für Selbsthilfegruppen
Jürgen Matzat
Friedrichstraße 33
35392 Gießen
Tel: 0641-7022478

**Mecklenburg-Vorpommern**
c/o KISS Schwerin
Uta Schwarz
Anne-Frank-Straße 31
19061 Schwerin
Tel: 0385-3924333
Fax: 0385-3924333

**Niedersachsen**
Arbeitskreis Niedersächsischer Kontakt und Beratungsstellen
im Selbsthilfebereich
c/o BeKoS Monika Klumpe
Lindenstraße 12 a
26123 Oldenburg
Tel:   0441-884848
Fax: 0441-883444

**Nordrhein-Westfalen**
Arbeitsgemeinschaft Kontakt und Informationsstellen
für Selbsthilfe und Selbsthilfegruppen in Nordrhein-
Westfalen AG KISS NW
c/o Wiese e. V.
Dr. Karl Deiritz
Pferdemarkt 7
45127 Essen
Tel:   0201-207676
Fax: 0201-207408

**Rheinland-Pfalz**
Selbsthilfebüro am Ministerium für Arbeit,
Soziales und Gesundheit
Christiane Gerhardt
Bahnhofstraße 9
55021 Mainz
Tel:   06131-162007
Fax: 06131-164375

**Saarland**
KISS Kontakt und Informationsstelle für Selbsthilfegruppen
im Saarland
Beate Ufer
Hafenstraße 4
66111 Saarbrücken
Tel:   0681-3757389
Fax: 0681-375748

## Sachsen

Landesarbeitsgemeinschaft der
Selbsthilfekontaktstellen Sachsens (LAG SKS)
c/o KISS Meißen – Dresden Land
Jana Graedtke, Regina Riedel
Dr. Wilhelm-Külz-Straße 4
01445 Radebeul
Tel: 0351-8387160

## Sachsen-Anhalt

Landesarbeitsgemeinschaft der Selbsthilfekontaktstellen
Sachsen Anhalt
c/o Kontaktstelle für Selbsthilfegruppen
in der Altmark
Frau Roßberg
Nicolaistraße 21
34576 Stendal
Tel: 03931-712855
Fax: 03931-712855

## Schleswig-Holstein

c/o KISS Lübeck
Irene Machmar
Schmiedestraße 7
23539 Lübeck
Tel: 0451-1225377
Fax: 0451-1225390

## Thüringen

Thüringer Selbsthilfeplenum e. V.
Kerstin Strähmel
Rathenaustraße 10
07745 Jena
Tel: 03641-615360
Fax: 03641-615360

## Gestaltung von Gruppentreffen

(Quelle: SEIN e.V., Kontaktstelle für Selbsthilfe und Initiative in Berlin-Mitte, Rungestr. 36, 10179 Berlin)

### Blitzlichtrunde

Am Anfang der Sitzung kommt jeder Teilnehmer kurz zu Wort: „Wie geht es mir, wie fühle ich mich selbst und im Verhältnis zur Gruppe und was erwarte ich vom heutigen Treffen?"

Auch am Ende jeder Sitzung erweist sich eine Blitzlichtrunde als sehr nützlich: „Wie ist es mir ergangen und wie fühle ich mich jetzt, was steht bis zum nächsten Mal für mich noch an zu klären?" Es ist auch möglich eine Blitzlichtrunde einzulegen, wenn sich Störungen in der Gruppe zeigen.

### Wechselnde Gruppenleitung

Eine oder zwei Teilnehmer übernehmen jeweils für ein Treffen die Moderation. Alle sollen nacheinander drankommen, damit die gemeinsame Verantwortung für die Gruppe wächst. Moderation heißt, darauf achten, dass pünktlich begonnen und beendet wird, Vereinbarungen eingehalten werden, jeder ausreden kann, niemand an den Rand gedrängt oder bedrängt wird, sich niemand den Raum allein nimmt, nicht gegenseitig interpretiert, analysiert oder wegdiskutiert wird, sondern jeder seine konkreten Erfahrungen einbringen kann.

Moderation kann auch heißen, der Gruppe ein Thema oder eine Übung vorzuschlagen.

### Selbstverantwortung

Jeder Teilnehmer ist selbst dafür verantwortlich, was er in der Gruppe macht oder sagt. Das bedeutet auch, dass er seinen Beitrag wie und wann einbringt, so wie er es will und braucht. Jeder Teilnehmer geht nur soweit, wie es ihm gut tut, auch

dann, wenn alle anderen meinen, er würde sich drücken oder
ablenken.

## Störungen haben Vorrang

Wenn jemand nicht mehr zuhören kann, beunruhigt ist, trau-
rig oder wütend, dann wird dieses zuerst besprochen, bis alle
wieder einverstanden mit dem Fortfahren sind. Jeder Teilnehmer hat die Verantwortung, Unstimmigkeiten zwischen den
Gruppenteilnehmer (Misstrauen, Konkurrenz, Dominanz)
möglichst bald auszusprechen.

## Eingrenzen auf ein Thema

Um zu vermeiden, dass manche mit einem frustrierten Gefühl
wieder gehen, kann es sinnvoll sein, sich für jedes Treffen ein
Thema zu suchen. War ein Thema ausgemacht, sorgt die Grup-
penleitung dafür, dass es auch angegangen wird. Allerdings
haben auch hier Störungen Vorrang.

## Sicherheit und Vertrauen

Der Aufbau von Vertrauen und Sicherheit ist ein Prozess, der
sich erst nach und nach entwickeln kann. Neue Mitglieder,
gegenseitige Verletzungen, mangelnde Bereitschaft sich einzu-
bringen usw. können das Vertrauensverhältnis in der Gruppe
stören. Es erfordert immer wieder Geduld, Zeit, gegenseitige
Akzeptanz und Verständnis, um das Vertrauen in der Gruppe
erneut herzustellen.

## Übungen

Übungen zu zweit, zu dritt oder in der Runde bieten Struktur
und damit auch Hilfe, sich selbst und dem Thema näherzu-
kommen. Ein Austausch darüber ist wichtig.

Hinweise zum Umgang mit Interaktionsübungen und Entspannungsverfahren können in der Kontaktstelle erfragt werden.

## Anleitung

Falls Sie noch mehr Handwerkszeug für den Umgang miteinander benötigen oder die Gruppe in einer Krise ist und nicht mehr alleine damit zurechtkommt (Anzeichen sind z. B. allgemeine Unzufriedenheit, zu viele Laberstunden, zu häufiges Aussteigen Einzelner, fruchtlose Streitereien usw.), dann melden Sie sich bitte in der Kontaktstelle.

# Kieler Fragebogen zur Schmerzgeschichte

**Lieber Patient!**

Sie werden auf den folgenden Seiten eine Reihe von Fragen finden. Diese sind zur Ursachenerkennung und zur Auswahl der Behandlung Ihres Schmerzproblems von besonderer Wichtigkeit. Bitte versuchen Sie deshalb, alle Fragen sorgfältig zu beantworten.

Name .................................................

Vorname .............................................

Geburtsdatum .........................................

Straße ...............................................

Wohnort .............................................

Entfernung des Wohnortes von der Klinik: ............ km

Telefonnummer (mit Vorwahl): ........................

Krankenkasse: .......................................

Beruf (mit genauer Angabe der ausgeübten Tätigkeit):

.................................................

.................................................

Name und Adresse des überweisenden Arztes:

.................................................

.................................................

## A) Lokalisation

1. Wo sind Ihre Schmerzen lokalisiert? Bitte zeichnen Sie im nachstehenden Körperschema ein, an welchen Körperteilen Ihre Schmerzen auftreten. Zur Kennzeichnung verwenden Sie bitte folgende Zeichen (s. nächste Seite):

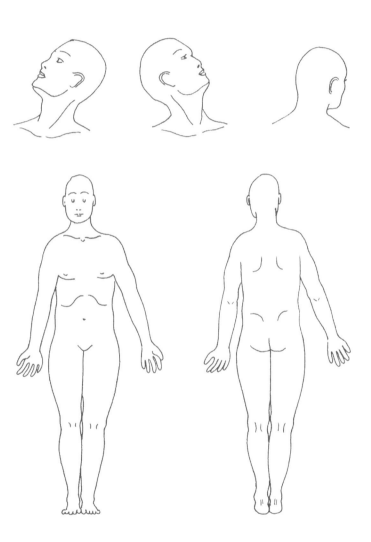

- Ein *Kreuz* (x), wenn der Schmerz eng umgrenzt bzw. punkt-
  förmig auftritt und Sie diese Körperstelle genau angeben
  können.
- Umgrenzen Sie den ungefähren Auftretensort mit einer
  *Linie,* wenn der Schmerz eher unklar lokalisiert ist.
- Falls Sie an mehreren Körperstellen Schmerzen verspüren,
  kennzeichnen Sie diese Orte entsprechend, und schreiben
  Sie bitte eine 1 an den Ort, an dem der Schmerz am stärksten ist.
- Falls der Schmerz in andere Körpergebiete ausstrahlt, kenn-
  zeichnen Sie dies mit einem *Pfeil.*

2. Befindet sich der Schmerz immer an der gleichen Körperstelle oder wandert er?
   - immer am gleichen Ort
   - wandert meist umher
   - der Schmerz wechselt von einer Körperhälfte zur
     anderen
   - die Schmerzen können prinzipiell an jeder Körper-
     stelle auftreten

3. Wo tritt der Schmerz auf?
   - eher tiefliegend, im Körperinneren
   - eher oberflächlich, in Hautnähe
   - sowohl tiefliegend als auch in Hautnähe

4. Strahlt der Schmerz aus?
   - vom Kopf in die Nacken- und Schulterregion
   - vom Nacken über den Hinterkopf zu Stirn und Schläfen
   - vom Hals in den rechten Arm
   - vom Hals in den linken Arm
   - vom Rücken in das rechte Bein
   - vom Rücken in das linke Bein

5. Falls Sie an Kopfschmerzen leiden: Welche Aussagen treffen für Sie zu?

○ Ich habe oft einen dumpfen Druck im gesamten Kopf.

○ Ich habe einen *ständigen* dumpfen Druck im gesamten Kopf.

○ Ich habe oft einen dumpfen Druck im gesamten Kopf und zusätzlich einzelne, meist pulsierende Kopfschmerzanfälle.

○ Ich habe immer einen dumpfen Druck im gesamten Kopf und zusätzlich einzelne, meist pulsierende Kopfschmerzanfälle.

## B) Intensität

6. Bitte geben Sie mit Hilfe der folgenden Skala an, welche Intensität Ihr Schmerz im Allgemeinen hat. Stellen Sie dazu zuerst fest, in welchen Bereich der Skala Ihr Schmerz gehört, in den sehr schwachen, schwachen, mittleren, starken oder sehr starken. Innerhalb des Bereiches haben Sie die Möglichkeit feiner einzuteilen; dazu brauchen Sie nur die passende Zahl anzukreuzen.

51 . . . . . . . . . . . . . . . . . . . . . . . . . .
50
49
48
47
46    sehr starker Schmerzreiz
45
44
43
42
41 . . . . . . . . . . . . . . . . . . . . . . . . . .
40
39
38
37
36    starker Schmerzreiz
35
34
33
32
31 . . . . . . . . . . . . . . . . . . . . . . . . . .
30
29
28
27
26    mittlerer Schmerzreiz
25
24
23
22
21 . . . . . . . . . . . . . . . . . . . . . . . . . .
20
19
18
17
16    schwacher Schmerzreiz
15
14
13
12
11 . . . . . . . . . . . . . . . . . . . . . . . . . .
10
9
8
7
6    sehr schwacher Schmerzreiz
5
4
3
2
1 . . . . . . . . . . . . . . . . . . . . . . . . . .
0    kein Schmerzreiz

## C)  Zeitlicher Verlauf

7.  Seit wann leiden Sie unter Schmerzen?
  - ○ seit weniger als 1 Monat
  - ○ seit 1 bis 2 Monaten
  - ○ seit 2 bis 4 Monaten
  - ○ seit 4 bis 6 Monaten
  - ○ seit 6 bis 12 Monaten
  - ○ seit 1 bis 2 Jahren
  - ○ seit 2 bis 5 Jahren
  - ○ länger als 5 Jahre, ungefähr ......... Jahre

8.  Wie häufig leiden Sie unter Schmerzen?
  - ○ ständig

  Wie oft pro Tag, falls Schmerzen täglich mehrmals auftreten?

  ○ ○ ○ ○ ○ ○ ○ ○ ○
  1  2  3  4  5  6  7  8  9 ... mal

  An wie vielen Tagen pro Woche, falls der Schmerz nicht täglich auftritt?

  ○ ○ ○ ○ ○ ○ ○
  1  2  3  4  5  6  7

  An wie vielen Tagen pro Monat, falls der Schmerz nicht jede Woche auftritt?

  ○ ○ ○ ○ ○ ○ ○ ○     ○
  1  2  3  4  5  6  7  8–14   15 und mehr

  An wieviel Tagen pro Jahr, falls der Schmerz nicht jeden Monat auftritt?

  ○ ○ ○ ○ ○ ○ ○   falls mehr Tage, bitte Zahl
  1  2  3  4  5  6  7   hier eintragen ...........

9.  Wie beginnen Ihre Schmerzen normalerweise?
  - ○ plötzlich, blitzartig
  - ○ langsam stärker werdend, einschleichend
  - ○ sind ständig vorhanden

10. Wie gestaltet sich der Schmerzverlauf normalerweise?
    ○ kurze, blitzartige Schmerzverläufe
    ○ die Schmerzintensität ändert sich ständig in kurzen
       Abständen, ist eher pulsierend und pochend
    ○ die Schmerzintensität besitzt einen eher gleichmäßi-
       gen, dumpfen Verlauf
    ○ ein typischer Verlauf kann nicht angegeben werden

11. Falls die Schmerzen wiederkehrend auftreten, wie lange
    dauern die Schmerzphasen in der Regel an?

    | ○ | ○ | ○ | ○ |
    |---|---|---|---|
    | bis 10 Min | bis 30 Min | 1 Std | 2 Std |
    | ○ | ○ | ○ | |
    | 3 Std | 4 Std | mehr als 4 Std | |
    | | | etwa ...... Std | |

12. Zu welcher Tageszeit treten Ihre Schmerzen im allgemei-
    nen auf?
    ○ Die Schmerzen treten wechselhaft auf und sind von
       der Tageszeit unabhängig
    ○ Die Schmerzen treten eher zu bestimmten Tageszei-
       ten auf.
       Falls dies der Fall sein sollte, tragen Sie bitte zu den ent-
       sprechenden Zeiten in das untenstehende Stunden-
       schema Kreuzchen ein:

    | ○ | ○ | ○ | ○ | ○ | ○ | | ○ | ○ | ○ | ○ | ○ | ○ |
    |---|---|---|---|---|---|---|---|---|---|---|---|---|
    | 0 | 1 | 2 | 3 | 4 | 5 | | 6 | 7 | 8 | 9 | 10 | 11 |
    | ○ | ○ | ○ | ○ | ○ | ○ | | ○ | ○ | ○ | ○ | ○ | ○ |
    | 12 | 13 | 14 | 15 | 16 | 17 | | 18 | 19 | 20 | 21 | 22 | 23 |

13. Wurden Ihre Schmerzen beim ersten Auftreten durch ein
    besonderes Ereignis hervorgerufen, wie z. B.:
    ○ Unfall
    ○ Operation
    ○ Amputation

○ berufliche Veränderung
○ etwas anderes, nämlich
○ ein besonderes Ereignis ist mir nicht bekannt

## D) Charakter

14. Welchen Charakter hat Ihr Schmerz am ehesten?
    ○ schneidend
    ○ stechend
    ○ pulsierend
    ○ scharf
    ○ dumpf
    ○ drückend
    ○ reißend
    ○ ziehend
    ○ hämmernd
    ○ bohrend
    ○ klopfend
    ○ blitzartig
    ○ krampfartig
    ○ brennend
    ○ der Schmerzcharakter kann nicht klar beschrieben werden

15. Hat sich der Auftretensort oder der Charakter des Schmerzes in letzter Zeit geändert?
    ○ Nein
    ○ Ja; wenn ja, wie? . . . . . . . . . . . . . . . . . . . . . . . . . . . . . . . . . . . .

## E) Begleitereignisse

16. Wird der Schmerz von bestimmten Ereignissen begleitet?
    ○ Hautrötung
    ○ Hautblässe
    ○ Schwellung
    ○ Berührungsempfindlichkeit

&#9711; vermehrte Schweißbildung

&#9711; verringerte Schweißbildung

&#9711; Missempfindungen. Wenn ja, wo? . . . . . . . . . . . . . . . . . .

&#9711; Gefühlsstörungen. Wenn ja, wo? . . . . . . . . . . . . . . . . . . . .

&#9711; Tränenfluss

&#9711; Augenrötung

&#9711; Änderung der Pupillenweite

&#9711; Doppeltsehen

&#9711; vorübergehende Sehstörungen

&#9711; Schielen

&#9711; Augenmuskellähmungen

&#9711; Erblindung eines Auges

&#9711; Lichtüberempfindlichkeit

&#9711; Zick-Zack-Linien im Gesichtsfeld

&#9711; Geräuschüberempfindlichkeit

&#9711; Sprachstörungen

&#9711; behinderte Nasenatmung

&#9711; Unsicherheit beim Gehen

&#9711; Bewegungseinschränkungen

&#9711; Muskelschwäche; wenn ja, wo? . . . . . . . . . . . . . . . . . . . . .

&#9711; Muskellähmungen; wenn ja, wo? . . . . . . . . . . . . . . . . . .

&#9711; Durchfall

&#9711; Harndrang

&#9711; Erbrechen

&#9711; Müdigkeit

&#9711; Schwindel

&#9711; Bewusstlosigkeit

&#9711; Nein, bestimmte Begleitreaktionen bestehen nicht.

17. Wann treten diese Begleitereignisse auf. Wie lange bestehen sie? Die Begleitereignisse

   &#9711; entwickeln sich vollständig innerhalb 4 Minuten bevor die Schmerzen beginnen

   &#9711; entwickeln sich in 5 – 20 Minuten bevor die Schmerzen beginnen und bestehen eine Stunde, dann schließen sich die Schmerzen an

○ entwickeln sich mit den Schmerzen und klingen mit diesen ab

○ entwickeln sich mit den Schmerzen und bleiben länger als diese bestehen

○ treten erst nach Beendigung der Schmerzen auf

○ die Begleitsymptome entwickeln sich vor Schmerzbeginn und dauern länger als eine Stunde bis maximal eine Woche an

○ die Begleitsymptome entwickeln sich vor Schmerzbeginn und dauern länger als eine Woche an

○ wenn anders, wie? ..............................

18. Leidet ein Verwandter 1. Grades an ähnlichen Schmerzen wie Sie und bestehen ähnliche Begleitsymptome

○ nein

○ ja;    wer? (z. B. Mutter, Tochter usw.)? ..............

welche Schmerzen? ........................

welche Begleitsymptome? ..................

19. Hatten Sie in **Ihrer** Kindheit häufiger folgende Beschwerden?

○ Unwohlsein

○ Erbrechen

○ Bauchweh

○ Kopfweh

○ Schwindel

○ Angstgefühl

○ Atemnot

○ Augenflimmern

○ leichtes Schwitzen, Schweißausbrüche

○ Reisekrankheit

○ wenn andere, welche? ...........................

○ nein, keine häufigeren Beschwerden in der Kindheit

20. Wenn Sie Kinder haben, leiden diese häufiger unter folgenden Beschwerden?
    ❍ Unwohlsein
    ❍ Erbrechen
    ❍ Bauchweh
    ❍ Kopfweh
    ❍ Schwindel
    ❍ Angstgefühl
    ❍ Atemnot
    ❍ Augenflimmern
    ❍ leichtes Schwitzen, Schweißausbrüche
    ❍ Reisekrankheit
    ❍ wenn andere, welche? ...........................
    ❍ nein, die Kinder haben keine häufigen Beschwerden

21. Welche Ereignisse können Ihre Schmerzen **verschlimmern?**
    ❍ körperliche Betätigung; wenn ja, welche? ............
    ❍ Ruhe
    ❍ bestimmte Jahreszeiten; wenn ja, welche? ............
    ❍ Wetterlage; wenn ja, welche? ......................
    ❍ bestimmte Nahrungsmittel; wenn ja, welche? ........
      ...............................................
    ❍ bestimmte Genussmittel; wenn ja, welche? ..........
      ...............................................
    ❍ bestimmte Medikamente; wenn ja, welche? ..........
      ...............................................
    ❍ Monatsblutung
    ❍ unbequeme Kopf- oder Körperhaltung
    ❍ seelische Belastungen; wenn ja, welche? .............
      ...............................................
    ❍ anderes; und zwar ...............................
    ❍ keine, die Schmerzen sind von äußeren Einflüssen unabhängig

22. Beobachten Sie einen Zusammenhang zwischen dem Auftreten der Schmerzen und
    - ○ zu langem Schlaf
    - ○ zu kurzem Schlaf
    - ○ Feierabend
    - ○ Wochenende
    - ○ Urlaub
    - ○ Verzehr von Molkereiprodukten
    - ○ Verzehr von Schokolade
    - ○ Verzehr von Zitrusfrüchten
    - ○ Hunger
    - ○ Übersättigung
    - ○ Verzehr stark gewürzter Speisen
    - ○ Hektik und Stress
    - ○ Ärger im Beruf
    - ○ Ärger in der Familie
    - ○ anderem, nämlich ..............................

23. Welche Bedingungen können Ihre Schmerzen **lindern?**
    - ○ körperliche Betätigung; wenn ja, welche? ...........
      ...............................................
    - ○ Arbeit; wenn ja, welche? ........................
      ...............................................
    - ○ Urlaub
    - ○ Wochenende
    - ○ körperliche Ruhe
    - ○ gesellige Veranstaltungen, Besuch von Bekannten usw.
    - ○ anderes und zwar ...............................
    - ○ keine, die Schmerzen sind von äußeren Einflüssen unabhängig

24. **Diese Frage ist nur von Frauen auszufüllen:**
    Wann war Ihre erste Monatsblutung?
    Haben Sie noch eine regelmäßige Monatsblutung
    - ○ ja
    - ○ nein
    - ○ Wann war Ihre letzte Regelblutung? ................

Sind Ihre Schmerzen
- ○ vor der Monatsblutung häufiger
- ○ vor der Monatsblutung seltener
- ○ während der Monatsblutung häufiger
- ○ während der Monatsblutung seltener
- ○ nach der Monatsblutung häufiger
- ○ nach der Monatsblutung seltener
- ○ unabhängig von der Monatsblutung

Falls Sie schwanger waren, waren Ihre Schmerzen in dieser Zeit
- ○ häufiger
- ○ seltener
- ○ stärker
- ○ schwächer
- ○ unabhängig von der Schwangerschaft

Falls Sie die Pille nehmen: Haben Sie eine Änderung Ihrer Schmerzen dadurch bemerkt?
- ○ nein
- ○ ja; wenn ja, welche? ..............................

Haben Sie eine Unterleibsoperation hinter sich?
- ○ nein
- ○ ja; wenn ja, welche? ..............................

25. Beeinträchtigen die Schmerzen Ihre gesellschaftlichen bzw. beruflichen Betätigungen?
- ○ nein
- ○ teilweise
- ○ sehr, besonders ...................................

26. Bitte beschreiben Sie möglichst genau die Situation und den Ablauf der letzten Schmerzattacke (wann, wo, was geschah, was haben Sie gemacht, wie haben andere reagiert?).
........................................................
........................................................
........................................................
........................................................
........................................................
........................................................
........................................................
........................................................

27. Sind Sie Rechts- oder Linkshänder?
   - ◯ Rechtshänder
   - ◯ Linkshänder
   - ◯ ein deutlich bevorzugter Gebrauch einer Hand besteht bei mir nicht

28. Welche Genussmittel gebrauchen Sie?
   - ◯ Alkohol; wenn ja, was und wieviel? ................
   - ◯ Nikotin; wenn ja, was und wieviel? ................
   - ◯ Kaffee .......................................
   - ◯ sonstige Drogen; wenn ja, was und wieviel? ..........
   ........................................................

29. Leiden Sie unter einer der folgenden Krankheiten?
   - ◯ Herzerkrankungen
   - ◯ Nerven- oder Gemütsleiden
   - ◯ Unfall mit Kopfverletzung
   - ◯ Kreislauf- oder Gefäßerkrankungen
   - ◯ Lungen- oder Atemwegserkrankungen
   - ◯ Lebererkrankungen
   - ◯ Magen-Darm-Erkrankungen
   - ◯ Nierenerkrankungen
   - ◯ Stoffwechsel- oder Hormonerkrankungen
   - ◯ Erkrankungen des Skelettsystems

30. Bei welchen Berufsgruppen haben Sie sich bereits wegen
    der Schmerzen behandeln lassen und wie oft?

    ○ Akupunkteur  … mal    ○ Krankenschwester … mal
    ○ Allergologe    … mal    ○ Lungenarzt      … mal
    ○ Allgemeinarzt … mal    ○ Masseur         … mal
    ○ Anästhesiologe … mal    ○ Mund-Kiefer-
    ○ Apotheker      … mal       Gesichtschirurg … mal
    ○ Augenarzt      … mal    ○ Naturheilkundler … mal
    ○ Bademeister    … mal    ○ Nervenarzt      … mal
    ○ Chiropraktiker … mal    ○ Neurologe       … mal
    ○ Chirurg        … mal    ○ Neurochirurg    … mal
    ○ Endokrinologe … mal    ○ Onkologe        … mal
    ○ Frauenarzt     … mal    ○ Orthopäde       … mal
    ○ Geistheiler    … mal    ○ Proktologe      … mal
    ○ Hals-Nasen-    … mal    ○ Priester        … mal
       Ohrenarzt              ○ Psychiater      … mal
    ○ Hautarzt       … mal    ○ Psychologe      … mal
    ○ Heilpraktiker  … mal    ○ Psychotherapeut … mal
    ○ Hypnotiseur    … mal    ○ Radiologe       … mal
    ○ Internist      … mal    ○ Rheumatologe    … mal
    ○ Kardiologe     … mal    ○ Sozialarbeiter  … mal
    ○ Kinderarzt     … mal    ○ Urologe         … mal
    ○ Kranken-       … mal    ○ Zahnarzt        … mal
       gymnast

31. Wo und wie wurden Ihre Schmerzen bereits behandelt?
    Bitte geben Sie den Namen des Arztes (evtl. auch des Heil-
    praktikers usw.), die Behandlungsart (z. B. Medikament,
    Massage, usw.) sowie die Behandlungszeit (Jahr, Dauer)
    an:
    1) ...................................................
       ...................................................
    2) ...................................................
       ...................................................
    3) ...................................................
       ...................................................

4) . . . . . . . . . . . . . . . . . . . . . . . . . . . . . . . . . . . . . . . . . . . . . . .

. . . . . . . . . . . . . . . . . . . . . . . . . . . . . . . . . . . . . . . . . . . . . . .

5) . . . . . . . . . . . . . . . . . . . . . . . . . . . . . . . . . . . . . . . . . . . . . . .

. . . . . . . . . . . . . . . . . . . . . . . . . . . . . . . . . . . . . . . . . . . . . . .

6) . . . . . . . . . . . . . . . . . . . . . . . . . . . . . . . . . . . . . . . . . . . . . . .

. . . . . . . . . . . . . . . . . . . . . . . . . . . . . . . . . . . . . . . . . . . . . . .

(sollten Sie mehr Platz brauchen, verwenden Sie bitte ein Extra-Blatt)

32. Mussten Sie wegen der Schmerzen in einem Krankenhaus stationär behandelt werden?
    ○ nein
    ○ ja; wenn ja, wo, wann, was wurde unternommen? . . . . .
    . . . . . . . . . . . . . . . . . . . . . . . . . . . . . . . . . . . . . . . . . . . . . . .
    . . . . . . . . . . . . . . . . . . . . . . . . . . . . . . . . . . . . . . . . . . . . . . .

33. Erhalten Sie finanzielle Hilfen wegen der Schmerzen?
    ○ nein
    ○ Krankengeld:
       seit wann? . . . . . . . . . . . . .   Wie lange noch? . . . . . . . . .
    ○ Rente bzw. Pension:
       seit wann? . . . . . . . . . . . . .   Wie lange noch? . . . . . . . . .
    ○ Arbeitslosengeld:
       seit wann? . . . . . . . . . . . . .   Wie lange noch? . . . . . . . . .
    ○ andere Versicherungsleistungen:
       Welche . . . . . . . . . . . . . . . . . . . . . . . . . . . . . . . . . . . . . .
       seit wann? . . . . . . . . . . . . .   Wie lange noch? . . . . . . . . .
    ○ bis jetzt noch nicht, ich beabsichtige aber Hilfen zu beantragen oder habe solche bereits beantragt

34. Haben Sie bereits Medikamente gegen die Schmerzen eingenommen?

    ○ nein

    ○ ja, und zwar:

    | Name | Dosis | seit wann oder wie lange |
    |------|-------|--------------------------|

    1) ...................................................

    2) ...................................................

    3) ...................................................

    4) ...................................................

    5) ...................................................

    (bitte Extra-Blatt benutzen, falls der Platz nicht ausreicht)

35. Haben diese Medikamente geholfen?

    ○ nein, überhaupt nicht

    ○ nur kurzfristig

    ○ ja

36. Erfordern Ihre Schmerzen, dass Sie immer häufiger Schmerzmittel einnehmen müssen?

    ○ ja

    ○ nein

37. Beobachten Sie unerwünschte Nebenwirkungen dieser Medikamente?

    ○ nein

    ○ ja; wenn ja, welche? ...............................

38. Welche anderen Medikamente nehmen Sie ein?

    | Name | Dosis | seit wann oder wie lange |
    |------|-------|--------------------------|

    1) ...................................................

    2) ...................................................

    3) ...................................................

    4) ...................................................

5) . . . . . . . . . . . . . . . . . . . . . . . . . . . . . . . . . . . . . . . . . . .
6) . . . . . . . . . . . . . . . . . . . . . . . . . . . . . . . . . . . . . . . . . . .
7) . . . . . . . . . . . . . . . . . . . . . . . . . . . . . . . . . . . . . . . . . . .
8) . . . . . . . . . . . . . . . . . . . . . . . . . . . . . . . . . . . . . . . . . . .

Falls etwas Wesentliches über Ihre Schmerzen bisher nicht
gefragt wurde, beschreiben Sie dies bitte nachfolgend:

. . . . . . . . . . . . . . . . . . . . . . . . . . . . . . . . . . . . . . . . . . . . . . . . .
. . . . . . . . . . . . . . . . . . . . . . . . . . . . . . . . . . . . . . . . . . . . . . . . .
. . . . . . . . . . . . . . . . . . . . . . . . . . . . . . . . . . . . . . . . . . . . . . . . .
. . . . . . . . . . . . . . . . . . . . . . . . . . . . . . . . . . . . . . . . . . . . . . . . .
. . . . . . . . . . . . . . . . . . . . . . . . . . . . . . . . . . . . . . . . . . . . . . . . .
. . . . . . . . . . . . . . . . . . . . . . . . . . . . . . . . . . . . . . . . . . . . . . . . .
. . . . . . . . . . . . . . . . . . . . . . . . . . . . . . . . . . . . . . . . . . . . . . . . .
. . . . . . . . . . . . . . . . . . . . . . . . . . . . . . . . . . . . . . . . . . . . . . . . .
. . . . . . . . . . . . . . . . . . . . . . . . . . . . . . . . . . . . . . . . . . . . . . . . .
. . . . . . . . . . . . . . . . . . . . . . . . . . . . . . . . . . . . . . . . . . . . . . . . .
. . . . . . . . . . . . . . . . . . . . . . . . . . . . . . . . . . . . . . . . . . . . . . . . .
. . . . . . . . . . . . . . . . . . . . . . . . . . . . . . . . . . . . . . . . . . . . . . . . .
. . . . . . . . . . . . . . . . . . . . . . . . . . . . . . . . . . . . . . . . . . . . . . . . .
. . . . . . . . . . . . . . . . . . . . . . . . . . . . . . . . . . . . . . . . . . . . . . . . .
. . . . . . . . . . . . . . . . . . . . . . . . . . . . . . . . . . . . . . . . . . . . . . . . .
. . . . . . . . . . . . . . . . . . . . . . . . . . . . . . . . . . . . . . . . . . . . . . . . .
. . . . . . . . . . . . . . . . . . . . . . . . . . . . . . . . . . . . . . . . . . . . . . . . .
. . . . . . . . . . . . . . . . . . . . . . . . . . . . . . . . . . . . . . . . . . . . . . . . .
. . . . . . . . . . . . . . . . . . . . . . . . . . . . . . . . . . . . . . . . . . . . . . . . .
. . . . . . . . . . . . . . . . . . . . . . . . . . . . . . . . . . . . . . . . . . . . . . . . .
. . . . . . . . . . . . . . . . . . . . . . . . . . . . . . . . . . . . . . . . . . . . . . . . .
. . . . . . . . . . . . . . . . . . . . . . . . . . . . . . . . . . . . . . . . . . . . . . . . .
. . . . . . . . . . . . . . . . . . . . . . . . . . . . . . . . . . . . . . . . . . . . . . . . .
. . . . . . . . . . . . . . . . . . . . . . . . . . . . . . . . . . . . . . . . . . . . . . . . .
. . . . . . . . . . . . . . . . . . . . . . . . . . . . . . . . . . . . . . . . . . . . . . . . .
. . . . . . . . . . . . . . . . . . . . . . . . . . . . . . . . . . . . . . . . . . . . . . . . .

39. Bitte beantworten Sie nun folgende Fragen zu Ihrem All-
gemeinbefinden:

Gewicht ...... kg          Körpergröße ...... cm

Haben Sie in letzter Zeit zu- oder abgenommen?

○ Zunahme ...... kg

○ Abnahme ...... kg

...... Gewicht blieb konstant

Kreuzen Sie nun jeweils an, wie stark die folgenden Beschwerden bei Ihnen gegeben sind:

| | stark | mäßig | kaum | gar nicht |
|---|---|---|---|---|
| 1. Kreuz- oder Rückenschmerzen | ○ | ○ | ○ | ○ |
| 2. Überempfindlichkeit gegen Wärme | ○ | ○ | ○ | ○ |
| 3. Überempfindlichkeit gegen Kälte | ○ | ○ | ○ | ○ |
| 4. Kurzatmigkeit | ○ | ○ | ○ | ○ |
| 5. Stiche, Schmerzen oder Ziehen in der Brust | ○ | ○ | ○ | ○ |
| 6. Kloßgefühl, Engig- keit oder Würgen im Hals | ○ | ○ | ○ | ○ |
| 7. Starkes Schwitzen | ○ | ○ | ○ | ○ |
| 8. Schweregefühl in den Beinen | ○ | ○ | ○ | ○ |
| 9. Unruhe in den Beinen | ○ | ○ | ○ | ○ |
| 10. Nacken- oder Schulterschmerzen | ○ | ○ | ○ | ○ |
| 11. Schwindelgefühl | ○ | ○ | ○ | ○ |
| 12. Übermäßiges Schlafbedürfnis | ○ | ○ | ○ | ○ |
| 13. Schlaflosigkeit | ○ | ○ | ○ | ○ |
| 14. Kopfschmerzen, bzw. Druck im Kopf oder Gesichtsschmerzen | ○ | ○ | ○ | ○ |
| 15. Erstickungsgefühl | ○ | ○ | ○ | ○ |

| | stark | mäßig | kaum | gar nicht |
|---|---|---|---|---|
| 16. Appetitlosigkeit | ○ | ○ | ○ | ○ |
| 17. Herzklopfen, Herzjagen oder Herzstolpern | ○ | ○ | ○ | ○ |
| 18. Verstopfung | ○ | ○ | ○ | ○ |
| 19. Mangel an geschlechtlicher Erregbarkeit | ○ | ○ | ○ | ○ |
| 20. Taubheitsgefühl (Einschlafen, Brennen oder Kribbeln) | ○ | ○ | ○ | ○ |
| 21. Störungen beim Wasserlassen | ○ | ○ | ○ | ○ |
| 22. Geschwollene Beine | ○ | ○ | ○ | ○ |
| 23. Blut im Stuhl | ○ | ○ | ○ | ○ |
| 24. Anfallsweise Atemnot | ○ | ○ | ○ | ○ |
| 25. Neigung zum Weinen | ○ | ○ | ○ | ○ |
| 26. Gelenk- oder Gliederschmerzen | ○ | ○ | ○ | ○ |
| 27. Mattigkeit | ○ | ○ | ○ | ○ |
| 28. Übelkeit | ○ | ○ | ○ | ○ |
| 29. Grübelei | ○ | ○ | ○ | ○ |
| 30. Innere Unruhe | ○ | ○ | ○ | ○ |
| 31. Schwächegefühl | ○ | ○ | ○ | ○ |
| 32. Schluckbeschwerden | ○ | ○ | ○ | ○ |
| 33. Leibschmerzen (einschließlich Magen- oder Unterleibsschmerzen) | ○ | ○ | ○ | ○ |
| 34. Kalte Füße | ○ | ○ | ○ | ○ |
| 35. Frieren | ○ | ○ | ○ | ○ |
| 36. Trübe Gedanken | ○ | ○ | ○ | ○ |
| 37. Chronischer Husten | ○ | ○ | ○ | ○ |
| 38. Durchfall | ○ | ○ | ○ | ○ |
| 39. Juckreiz | ○ | ○ | ○ | ○ |
| 40. Reizbarkeit | ○ | ○ | ○ | ○ |

|  | stark | mäßig | kaum | gar nicht |
|---|---|---|---|---|
| 41. Zittern | O | O | O | O |
| 42. Druck- oder Völle-<br>gefühl im Leib | O | O | O | O |
| 43. Gleichgewichts-<br>störungen | O | O | O | O |
| 44. Angstgefühl | O | O | O | O |
| 45. Konzentrations-<br>schwäche | O | O | O | O |
| 46. Innere Gespanntheit | O | O | O | O |
| 47. Müdigkeit | O | O | O | O |
| 48. Schluckauf | O | O | O | O |
| 49. Aufsteigende Hitze,<br>Hitzewallungen | O | O | O | O |
| 50. Energielosigkeit | O | O | O | O |
| 51. Rasche Erschöpf-<br>barkeit | O | O | O | O |
| 52. Heißhunger | O | O | O | O |
| 53. Vergesslichkeit | O | O | O | O |
| 54. Ohnmachtsanfälle<br>oder andere Anfälle<br>von Bewusstlosigkeit | O | O | O | O |
| 55. Berufliche oder<br>private Sorgen | O | O | O | O |
| 56. Unverträglichkeit<br>bestimmter Speisen | O | O | O | O |
| 57. Bei Frauen:<br>Regelbeschwerden | O | O | O | O |
| 58. Sodbrennen oder<br>saures Aufstoßen | O | O | O | O |
| 59. Leichtes Erröten | O | O | O | O |
| 60. Gewichtsabnahme | O | O | O | O |
| 61. Starker Durst | O | O | O | O |
| 62. Sehstörungen | O | O | O | O |
| 63. Lebensmüdigkeit | O | O | O | O |
| 64. Erbrechen | O | O | O | O |
| 65. Hautveränderungen | O | O | O | O |

*Beantworten Sie bitte folgende
Fragen:*

*Treten bei Ihnen Kopfschmerzen
auf, die so oder ähnlich aussehen?*

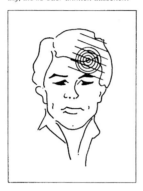

– Dauer ohne Behandlung:
  4 bis 72 Stunden

– anfallsweises Auftreten,
  zwischen den Anfällen keine
  Kopfschmerzen

– einseitiges Auftreten

– pochender, pulsierender oder
  hämmernder Schmerz

– Übelkeit, Erbrechen, Lärm-
  oder Lichtempfindlichkeit
  können den Schmerz begleiten

*Falls bei Ihnen solche oder ähnliche
Kopfschmerzen auftreten, beantwor-
ten Sie bitte die folgenden Fragen.
Treten solche Kopfschmerzen bei
Ihnen nicht auf, setzen Sie bitte die
Beantwortung bei der Frage 13 fort.*

### 1
*Dauern diese Kopfschmerzanfälle 4
bis 72 Stunden an, wenn Sie kein
Medikament einnehmen oder eine
Behandlung erfolglos bleibt?*
❑ JA                    ❑ NEIN

### 2
*Können sich diese Kopfschmerzen
auf eine Kopfhälfte beschränken?*
❑ JA                    ❑ NEIN

### 3
*Können diese Kopfschmerzen einen
pulsierenden Charakter haben?*
❑ JA                    ❑ NEIN

### 4
*Können diese Kopfschmerzen Ihre
übliche Tagesaktivität erheblich
beeinträchtigen?*
❑ JA                    ❑ NEIN

### 5
*Können diese Kopfschmerzen beim
Treppensteigen oder durch andere
körperliche Aktivität verstärkt wer-
den?*
❑ JA                    ❑ NEIN

### 6
*Können diese Kopfschmerzen von
Übelkeit begleitet werden?*
❑ JA                    ❑ NEIN

### 7
*Können diese Kopfschmerzen von
Erbrechen begleitet werden?*
❑ JA                    ❑ NEIN

### 8
*Können diese Kopfschmerzen von
Lichtempfindlichkeit begleitet wer-
den?*
❑ JA                    ❑ NEIN

### 9
*Können diese Kopfschmerzen von
Lärmempfindlichkeit begleitet wer-
den?*
❑ JA                    ❑ NEIN

### 10
*Sind bei Ihnen schon mindestens fünf
Kopfschmerzanfälle aufgetreten, die
der Beschreibung entsprechen?*
❑ JA                    ❑ NEIN

### 11
*Wie lange leiden Sie an solchen
Kopfschmerzanfällen? Geben Sie
bitte die entsprechende Anzahl in
Jahren an:*
                    ...... JAHRE

### 12
*An wievielen Tagen pro Monat lei-
den Sie durchschnittlich an entsprechenden Kopfschmerzanfällen?
Geben Sie bitte die Anzahl der Tage
pro Monat an:*
                    ...... TAGE

## 13

*Treten bei Ihnen Kopfschmerzen auf, die man wie folgt beschreiben kann?*

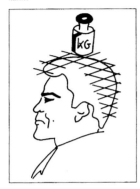

- Dauer ohne Behandlung: 30 Minuten bis 7 Tage
- beidseitiges Auftreten
- kann anfallsweise oder täglich auftreten
- drückender, ziehender, dumpfer Schmerz
- kein Erbrechen oder starke Übelkeit

*Falls bei Ihnen solche oder ähnliche Kopfschmerzen auftreten, beantworten Sie bitte die folgenden Fragen. Treten solche Kopfschmerzen bei Ihnen nicht auf, ist die Befragung abgeschlossen.*

## 14

*Dauern diese Kopfschmerzen gewöhnlich 30 Minuten bis maximal 7 Tage an, wenn Sie kein Medikament einnehmen oder eine Behandlung erfolglos bleibt?*

❏ JA                    ❏ NEIN

## 15

*Können diese Kopfschmerzen einen dumpfen, drückenden bis ziehenden Charakter haben?*

❏ JA                    ❏ NEIN

## 16

*Können Sie trotz dieser Kopfschmerzen Ihrer üblichen Tagesaktivität nachgehen?*

❏ JA                    ❏ NEIN

## 17

*Können diese Kopfschmerzen bei Ihnen beidseitig auftreten?*

❏ JA                    ❏ NEIN

## 18

*Bleiben diese Kopfschmerzen durch körperliche Aktivitäten (z.B. Treppensteigen) unbeeinflußt?*

❏ JA                    ❏ NEIN

## 19

*Können diese Kopfschmerzen von Übelkeit begleitet werden?*

❏ JA                    ❏ NEIN

## 20

*Können diese Kopfschmerzen von Erbrechen begleitet werden?*

❏ JA                    ❏ NEIN

## 21

*Können diese Kopfschmerzen von Lichtempfindlichkeit begleitet werden?*

❏ JA                    ❏ NEIN

## 22

*Können diese Kopfschmerzen von Lärmempfindlichkeit begleitet werden?*

❏ JA                    ❏ NEIN

## 23

*Sind bei Ihnen schon mindestens zehn Kopfschmerzanfälle aufgetreten, die der angegebenen Beschreibung gleichen?*

❏ JA                    ❏ NEIN

## 24

*An wievielen Tagen pro Monat leiden Sie durchschnittlich an solchen Kopfschmerzanfällen? Geben Sie bitte die entsprechende Anzahl an:*

...... TAGE

## 25

*Leiden Sie schon länger als sechs Monate an solchen Kopfschmerzen?*

❏ JA                    ❏ NEIN

## 26

*Seit wievielen Jahren leiden Sie an solchen Kopfschmerzen? Geben Sie bitte die entsprechende Zahl an:*

...... JAHRE

## *AUSWERTUNG*

### *MIGRÄNE*

|  | *Kriterien* | *erfüllt* |  |
|---|---|---|---|
| *Frage 1* | *ja* | ❏ | *Es müssen* |
| *Fragen 2 - 5* | *mindestens zwei ja* | ❏ | *alle Kriterien* |
| *Fragen 6 - 9* | *mindestens ein ja* | ❏ | *erfüllt sein.* |
| *Frage 10* | *ja* | ❏ |  |

### *EPISODISCHER KOPFSCHMERZ VOM SPANNUNGSTYP*

|  | *Kriterien* | *erfüllt* |  |
|---|---|---|---|
| *Frage 14* | *ja* | ❏ | *Es müssen* |
| *Fragen 15 - 18* | *mindestens zwei ja* | ❏ | *alle Kriterien* |
| *Fragen 19, 20* | *zwei nein* | ❏ | *erfüllt sein.* |
| *Fragen 21, 22* | *mindestens ein nein* | ❏ |  |
| *Fragen 23, 24* | *23 = ja und weniger als* | ❏ |  |
|  | *15 Kopfschmerztage pro Monat* | ❏ |  |

### *CHRONISCHER KOPFSCHMERZ VOM SPANNUNGSTYP*

|  | *Kriterien* | *erfüllt* |  |
|---|---|---|---|
| *Fragen 15 - 18* | *mindestens zwei ja* | ❏ | *Es müssen* |
| *Frage 20* | *nein* | ❏ | *alle Kriterien* |
| *Fragen 19, 21, 22* | *mindestens zwei nein* | ❏ | *erfüllt sein.* |
| *Fragen 24, 25* | *25 = ja und mindestens* | ❏ |  |
|  | *15 Kopfschmerztage pro Monat* | ❏ |  |

| Kopfschmerzanfall | ▼1 | ▼2 | ▼3 | ▼4 | ▼5 | ▼6 | ▼7 | ▼8 | ▼9 | ▼10 |
|---|---|---|---|---|---|---|---|---|---|---|
| **Datum** | | | | | | | | | | |
| **Schmerzstärke** <br> **1 = schwach; 2 = mittel;** <br> **3 = stark; 4 = sehr stark** | | | | | | | | | | |
| Einseitiger Kopfschmerz | ☐ | ☐ | ☐ | ☐ | ☐ | ☐ | ☐ | ☐ | ☐ | ☐ |
| Beidseitiger Kopfschmerz | ☐ | ☐ | ☐ | ☐ | ☐ | ☐ | ☐ | ☐ | ☐ | ☐ |
| Pulsierend oder pochend | ☐ | ☐ | ☐ | ☐ | ☐ | ☐ | ☐ | ☐ | ☐ | ☐ |
| Drückend, dumpf bis ziehend | ☐ | ☐ | ☐ | ☐ | ☐ | ☐ | ☐ | ☐ | ☐ | ☐ |
| Erheblich hinderlich bei üblicher Tätigkeit | ☐ | ☐ | ☐ | ☐ | ☐ | ☐ | ☐ | ☐ | ☐ | ☐ |
| Verstärkung bei körperlicher Aktivität | ☐ | ☐ | ☐ | ☐ | ☐ | ☐ | ☐ | ☐ | ☐ | ☐ |
| Übelkeit | ☐ | ☐ | ☐ | ☐ | ☐ | ☐ | ☐ | ☐ | ☐ | ☐ |
| Erbrechen | ☐ | ☐ | ☐ | ☐ | ☐ | ☐ | ☐ | ☐ | ☐ | ☐ |
| Lichtscheu | ☐ | ☐ | ☐ | ☐ | ☐ | ☐ | ☐ | ☐ | ☐ | ☐ |
| Lärmscheu | ☐ | ☐ | ☐ | ☐ | ☐ | ☐ | ☐ | ☐ | ☐ | ☐ |
| **Anfallsdauer** (Stunden) | | | | | | | | | | |
| Arbeits-/Schulausfall (Stunden) | | | | | | | | | | |
| Reduzierung der Leistungsfähigkeit (Stunden) | | | | | | | | | | |
| **Medikamente oder** **andere Behandlung** (bitte eintragen, ggfs. zusätzliches Blatt verwenden) | | | | | | | | | | |

*bitte wenden*

| Wirkung: | gut | ☐ | ☐ | ☐ | ☐ | ☐ | ☐ | ☐ | ☐ | ☐ | ☐ |
|---|---|---|---|---|---|---|---|---|---|---|---|
| | mäßig | ☐ | ☐ | ☐ | ☐ | ☐ | ☐ | ☐ | ☐ | ☐ | ☐ |
| | schlecht | ☐ | ☐ | ☐ | ☐ | ☐ | ☐ | ☐ | ☐ | ☐ | ☐ |

| Kopfschmerzanfall | 1 | 2 | 3 | 4 | 5 | 6 | 7 | 8 | 9 | 10 |
|---|---|---|---|---|---|---|---|---|---|---|
| **Datum** | | | | | | | | | | |
| **Schmerzstärke** 1 = schwach; 2 = mittel; 3 = stark; 4 = sehr stark | | | | | | | | | | |
| Einseitiger Kopfschmerz | ☐ | ☐ | ☐ | ☐ | ☐ | ☐ | ☐ | ☐ | ☐ | ☐ |
| Beidseitiger Kopfschmerz | ☐ | ☐ | ☐ | ☐ | ☐ | ☐ | ☐ | ☐ | ☐ | ☐ |
| Pulsierend oder pochend | ☐ | ☐ | ☐ | ☐ | ☐ | ☐ | ☐ | ☐ | ☐ | ☐ |
| Drückend, dumpf bis ziehend | ☐ | ☐ | ☐ | ☐ | ☐ | ☐ | ☐ | ☐ | ☐ | ☐ |
| Erheblich hinderlich bei üblicher Tätigkeit | ☐ | ☐ | ☐ | ☐ | ☐ | ☐ | ☐ | ☐ | ☐ | ☐ |
| Verstärkung bei körperlicher Aktivität | ☐ | ☐ | ☐ | ☐ | ☐ | ☐ | ☐ | ☐ | ☐ | ☐ |
| Übelkeit | ☐ | ☐ | ☐ | ☐ | ☐ | ☐ | ☐ | ☐ | ☐ | ☐ |
| Erbrechen | ☐ | ☐ | ☐ | ☐ | ☐ | ☐ | ☐ | ☐ | ☐ | ☐ |
| Lichtscheu | ☐ | ☐ | ☐ | ☐ | ☐ | ☐ | ☐ | ☐ | ☐ | ☐ |
| Lärmscheu | ☐ | ☐ | ☐ | ☐ | ☐ | ☐ | ☐ | ☐ | ☐ | ☐ |
| **Anfallsdauer** (Stunden) | | | | | | | | | | |
| Arbeits-/Schulausfall (Stunden) | | | | | | | | | | |
| Reduzierung der Leistungsfähigkeit (Stunden) | | | | | | | | | | |
| **Medikamente oder andere Behandlung** (bitte eintragen, ggfs. zusätzliches Blatt verwenden) | | | | | | | | | | |

*bitte wenden*

| Wirkung: | | 1 | 2 | 3 | 4 | 5 | 6 | 7 | 8 | 9 | 10 |
|---|---|---|---|---|---|---|---|---|---|---|---|
| | gut | ☐ | ☐ | ☐ | ☐ | ☐ | ☐ | ☐ | ☐ | ☐ | ☐ |
| | mäßig | ☐ | ☐ | ☐ | ☐ | ☐ | ☐ | ☐ | ☐ | ☐ | ☐ |
| | schlecht | ☐ | ☐ | ☐ | ☐ | ☐ | ☐ | ☐ | ☐ | ☐ | ☐ |

| Kopfschmerzanfall | 1 | 2 | 3 | 4 | 5 | 6 | 7 | 8 | 9 | 10 |
|---|---|---|---|---|---|---|---|---|---|---|
| **Datum** | | | | | | | | | | |
| **Schmerzstärke** <br> 1 = schwach; 2 = mittel; <br> 3 = stark; 4 = sehr stark | | | | | | | | | | |
| Einseitiger Kopfschmerz | ☐ | ☐ | ☐ | ☐ | ☐ | ☐ | ☐ | ☐ | ☐ | ☐ |
| Beidseitiger Kopfschmerz | ☐ | ☐ | ☐ | ☐ | ☐ | ☐ | ☐ | ☐ | ☐ | ☐ |
| Pulsierend oder pochend | ☐ | ☐ | ☐ | ☐ | ☐ | ☐ | ☐ | ☐ | ☐ | ☐ |
| Drückend, dumpf bis ziehend | ☐ | ☐ | ☐ | ☐ | ☐ | ☐ | ☐ | ☐ | ☐ | ☐ |
| Erheblich hinderlich bei üblicher Tätigkeit | ☐ | ☐ | ☐ | ☐ | ☐ | ☐ | ☐ | ☐ | ☐ | ☐ |
| Verstärkung bei körperlicher Aktivität | ☐ | ☐ | ☐ | ☐ | ☐ | ☐ | ☐ | ☐ | ☐ | ☐ |
| Übelkeit | ☐ | ☐ | ☐ | ☐ | ☐ | ☐ | ☐ | ☐ | ☐ | ☐ |
| Erbrechen | ☐ | ☐ | ☐ | ☐ | ☐ | ☐ | ☐ | ☐ | ☐ | ☐ |
| Lichtscheu | ☐ | ☐ | ☐ | ☐ | ☐ | ☐ | ☐ | ☐ | ☐ | ☐ |
| Lärmscheu | ☐ | ☐ | ☐ | ☐ | ☐ | ☐ | ☐ | ☐ | ☐ | ☐ |
| **Anfallsdauer** (Stunden) | | | | | | | | | | |
| Arbeits-/Schulausfall (Stunden) | | | | | | | | | | |
| Reduzierung der Leistungs-fähigkeit (Stunden) | | | | | | | | | | |
| **Medikamente oder andere Behandlung** (bitte eintragen, ggfs. zusätzliches Blatt verwenden) | | | | | | | | | | |

*bitte wenden*

| Wirkung: | gut | ☐ | ☐ | ☐ | ☐ | ☐ | ☐ | ☐ | ☐ | ☐ | ☐ |
|---|---|---|---|---|---|---|---|---|---|---|---|
| | mäßig | ☐ | ☐ | ☐ | ☐ | ☐ | ☐ | ☐ | ☐ | ☐ | ☐ |
| | schlecht | ☐ | ☐ | ☐ | ☐ | ☐ | ☐ | ☐ | ☐ | ☐ | ☐ |

*Kopfschmerzen können in sehr unterschiedlicher Weise auftreten. Eine möglichst genaue
Kenntnis der Erscheinungsweise der Kopfschmerzen ist für die richtige Diagnose und insbesondere optimale Behandlung unbedingt erforderlich.*
*Dieser Kopfschmerzkalender dient dazu, eine genaue Beschreibung Ihrer Kopfschmerzanfälle
zu ermöglichen.*
*Bitte tragen Sie bei jedem Kopfschmerzanfall zunächst das Datum ein. Beschreiben Sie dann
mit Hilfe der Kästchen, (je Kopfschmerzanfall von oben nach unten) wie Ihr Kopfschmerz aus-
sieht. Wenn eine Aussage zutrifft, schreiben Sie bitte ein Kreuz in das entsprechende Kästchen.*

# MIGRÄNE OHNE AURA

**Attackenzahl:** wenigstens fünf vorangegangene Attacken

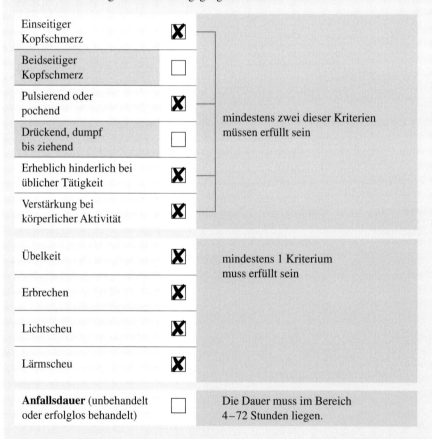

| | | |
|---|---|---|
| Einseitiger Kopfschmerz | ☒ | |
| Beidseitiger Kopfschmerz | ☐ | mindestens zwei dieser Kriterien müssen erfüllt sein |
| Pulsierend oder pochend | ☒ | |
| Drückend, dumpf bis ziehend | ☐ | |
| Erheblich hinderlich bei üblicher Tätigkeit | ☒ | |
| Verstärkung bei körperlicher Aktivität | ☒ | |
| Übelkeit | ☒ | mindestens 1 Kriterium muss erfüllt sein |
| Erbrechen | ☒ | |
| Lichtscheu | ☒ | |
| Lärmscheu | ☒ | |
| **Anfallsdauer** (unbehandelt oder erfolglos behandelt) | ☐ | Die Dauer muss im Bereich 4–72 Stunden liegen. |

Der Ausschluss symptomatischer Kopfschmerzen muss durch klinische Untersuchung und
ggf. weiterführende Diagnostik erfolgen!

*In die übrigen Felder tragen Sie bitte die erfragte Zeitdauer in Stunden ein. Wenn Sie Medikamente zur Behandlung Ihrer Kopfschmerzen eingenommen haben, vermerken Sie bitte die Namen und die Menge der Medikamente auf dem senkrechten Strich.*
*Notieren Sie auch, welche Aktivitäten Sie im Zusammenhang mit den Kopfschmerzen durchgeführt haben und ob Sie bestimmte Kopfschmerzauslöser erkennen können.*
*Der Kopfschmerzkalender sollte regelmäßig ausgefüllt werden, um ein umfassendes Bild Ihrer Kopfschmerzen zu erhalten. Bringen Sie bitte den Kalender zur nächsten Sprechstunde mit.*

# EPISODISCHER KOPFSCHMERZ VOM SPANNUNGSTYP

**Attackenzahl:** wenigstens zehn vorangegangene Attacken
weniger als 15 Kopfschmerztage pro Monat

| | | |
|---|---|---|
| Einseitiger Kopfschmerz | ☐ | |
| Beidseitiger Kopfschmerz | ☒ | angekreuzt |
| Pulsierend oder pochend | ☐ | |
| Drückend, dumpf bis ziehend | ☒ | angekreuzt |
| Erheblich hinderlich bei üblicher Tätigkeit | ☐ | nicht angekreuzt |
| Verstärkung bei körperlicher Aktivität | ☐ | nicht angekreuzt |

mindestens zwei dieser vier Aussagen müssen zutreffen

| | | |
|---|---|---|
| Übelkeit | ☐ | dürfen nicht erfüllt sein |
| Erbrechen | ☐ | |

| | | |
|---|---|---|
| Lichtscheu | ☐ | maximal eine der beiden Kriterien darf erfüllt sein |
| Lärmscheu | ☐ | |

| | | |
|---|---|---|
| **Anfallsdauer** (unbehandelt oder erfolglos behandelt) | ☐ | Die Dauer muss im Bereich 30 Minuten – 7 Tage liegen. |

Der Ausschluss symptomatischer Kopfschmerzen muss durch klinische Untersuchung und ggf. weiterführende Diagnostik erfolgen!

# Stichwortverzeichnis